MAYO CLINIC
Guide to Fertility and Conception

梅奥备孕全书

主编 〔美〕伊丽莎白·斯图尔特
　　　〔美〕贾尼·延森
主译　乔 杰
译者　（按姓名拼音排序）
　　　李 嘉　李 蓉　李红真　马彩虹　庞天舒
　　　宋 颖　王 颖　王海燕　杨 蕊　杨 硕
　　　（译者均来自北京大学第三医院）

MAYO CLINIC GUIDE TO FERTILITY AND CONCEPTION by Jani R. Jensen, Elizabeth A. Stewart:
Copyorigt © 2015 Mayo Foundation for Medical Education and Research (MFMER)
Simplified Chinese translation copyright © 2018
by Beijing Science and Technology Publishing Co., Ltd.
This edition published by arrangement with Da Capo Press, an imprint of Perseus Books, LLC, a subsidiary of Hachette Book Group, Inc., New York, New York, USA.
through Bardon-Chinese Media Agency

ALL RIGHTS RESERVED

著作权合同登记号 图字：01-2016-3908

图书在版编目（CIP）数据

梅奥备孕全书 /（美）伊丽莎白·斯图尔特,（美）贾尼·延森主编；乔杰主译. —— 北京：北京科学技术出版社, 2018.1（2024.5 重印）
书名原文：Mayo Clinic Guide to Fertility and Conception
ISBN 978-7-5304-9097-6

Ⅰ.①梅… Ⅱ.①伊… ②贾… ③乔… Ⅲ.①优生优育—基本知识 Ⅳ.① R169.1

中国版本图书馆 CIP 数据核字（2017）第 135879 号

主　　编：〔美〕伊丽莎白·斯图尔特〔美〕贾尼·延森		主　　译：乔　杰	
策划编辑：赵美蓉		责任编辑：刘瑞敏	
责任校对：贾　荣		封面设计：MXK DESIGN STUDIO	
责任印制：李　茗		图文设计：旻　同	
出 版 人：曾庆宇		出版发行：北京科学技术出版社	
社　　址：北京西直门南大街 16 号		邮政编码：100035	
电话传真：0086-10-66135495（总编室）		0086-10-66113227（发行部）	
0086-10-66161952（发行部传真）			
电子信箱：bjkj@bjkjpress.com		网　　址：www.bkydw.cn	
经　　销：新华书店		印　　刷：北京宝隆世纪印刷有限公司	
开　　本：720 mm×1000 mm　1/16		字　　数：350 千字	
印　　张：18.5		版　　次：2018 年 1 月第 1 版	
印　　次：2024 年 5 月第 7 次印刷			

ISBN 978-7-5304-9097-6

定价：98.00 元

京科版图书，版权所有，侵权必究。
京科版图书，印装差错，负责退换。

推荐序一

梅奥诊所是很多医务人员向往的地方,梅奥诊所在管理、技术和服务方面都有独到之处,即使是在美国,梅奥诊所也是一个非常独特的存在。

梅奥诊所除了有自己完整的医院、诊所体系以外,还有自己的医学院。不仅如此,梅奥诊所还建立了自己庞大的专业知识体系,这个知识体系不仅仅包括医务人员的知识体系,还包括对患者进行健康教育的知识体系。

和美国其他的著名医院一样,梅奥诊所并没有在美国以外的地方建立自己医疗机构的分支体系,因为他们深知,想在不同的国度去复制一个复杂的医疗机构几乎是一项不可能完成的任务。但是梅奥诊所正在尝试在全球范围内介绍和推广自己的管理理念和知识体系。无论是在美国还是全世界其他国家,不少医疗机构在积极引进梅奥诊所的管理经验和知识体系。

《梅奥备孕全书》的作者就是梅奥诊所生殖领域的专家。该书系统全面地介绍了备孕、常见的生育问题以及相关的辅助生殖技术。作者利用自己的专业知识娓娓道来,问题都很有针对性，不仅仅针对临床问题进行回答，还有生动的故事帮助你去理解和感受。

在我看来，一本好的科普书籍应该具有以下几个特点：简单明了，生动有趣，有科学证据的支持，但是不枯燥；不长篇大论，可以随时拿起来读，以后拿起来再接着读时不会觉得接不上。

《梅奥备孕全书》就是一本符合所有这些条件的好书，所以我愿意诚心推荐给各位！

段 涛
上海市第一妇婴保健院教授
上海春田医院管理公司创始人
2017 年 12 月

推荐序二

自20世纪威廉·沃勒尔·梅奥医师开办梅奥诊所至今，在医疗护理、医学研究和教育领域，梅奥诊所都处于世界领先地位，也是世界最具有影响力和代表世界最高医疗水平的医疗机构之一。梅奥诊所每年都被列入《美国新闻与世界报道》的"美国最佳医院"榜单中，帮助过的患者不计其数。

《梅奥备孕全书》英文原版已经多次印刷，国内不少备孕女性及孕妈妈已经读过英文原版，很多医护人员读后也受益匪浅。本书对女性备孕及常见的生育问题做了详细的医学阐述；提供了特殊时期可能需要的心理帮助建议；对备孕期间男性需要改善和面对的问题给予了科学指导；每个章节末的总结性实例故事，让科普内容更便于理解。

人们对孕育一个新生命有着天生的期望和幸福感，而孕育的过程因为激素的变化常常给女性带来很多疑问和顾虑，原因之一是对未知可能性的恐惧。我行医18年来，遇到很多被备孕和孕期问题困扰的女性，她们的问题有些是身体上的，有些是心理上的。增加对孕育本身的了解，减少误区，遇到备孕和孕期问题时根据医嘱进行调整，很多问题就迎刃而解了。如果需要进行治疗，也就不会产生过大的心理压力。这对解决备孕及孕期问题有着重要作用。

不孕症的发生率在全球范围内高达20%，估计在国内有5000万左右的人群面临着生育问题，如何科学备孕和助孕，是一个很常见的医学问题。目前在国内，在互联网和现实医疗中都充斥着良莠不齐的信息时，《梅奥备孕全书》可以成为备孕、不孕症患者的首选。

《梅奥备孕全书》不仅仅是一本科普书，它能让人读到在文字背后，是梅奥诊所在医疗服务中的用心和"将患者的需求放在首位"的核心价值观。从患者需求出发，使更多人受益，让读者从医学角度了解自己，了解孕育本身，这也正是科普的价值。

龚晓明

医学博士

妇产科自由执业医师

沃医妇产名医集团联合创始人

2017年12月

推荐序三

欣闻《梅奥备孕全书》中文版即将付梓，北京科学技术出版社的编辑请我为之作序。虽自觉责任重大，但仍欣然接受。

该书的作者，是来自梅奥医疗集团妇产科的资深生殖内分泌与不孕症专家，能为她们所著的图书作序，实在是一件荣幸的事。梅奥一直是全世界医学界和护理界公认的圣地，在最新发布的《美国新闻和世界报道》的"美国最佳医院排行榜"中，梅奥再次拔得头筹，在所有参加排名的16个临床科室中有6个科室排名第一，其中就包括妇产科。同时，梅奥也是公认的为普通消费人群提供权威医学科普图书的医疗机构，谷歌、苹果及CNN的健康和医疗科普知识就是由梅奥提供的。

准备迎接新生命是一个欣喜的过程，也是一个彷徨的过程，各位准爸爸准妈妈除了需要专业的备孕与生育指导，还需要更多的贴心关怀。而患者愿意到梅奥就诊，不仅因为能享受到最权威、最顶尖的医疗服务，更为重要的是，梅奥一直秉承着"患者需求至上"的宗旨，让患者在就诊时感觉更安心、更舒适。

惠每医疗作为梅奥在华合资公司，自成立以来不仅致力于帮助更多中国患者到梅奥接受先进的治疗，还积极引进和本土化梅奥的精神、理念、知识、技术、管理和培训体系，其中一项很重要的工作就是进行患者（消费者）的医疗知识普及。

看到《梅奥备孕全书》的中文版即将出版，我感到非常高兴，这可以让广大中国老百姓，足不出户，就能获取最顶级的医疗资源，享受到优质而又人性化的医疗服务，从一个侧面实现了我们惠每医疗"让健康惠及每一个人"美好愿景。

在此，我非常诚挚地向大家推荐这本值得信赖的《梅奥备孕全书》，它不仅好读，更权威、科学、严谨。从某种意义上说，做它的读者，您就享受到了妇产科全美排名第一的医疗机构提供的服务。希望更多读者能从本书中获益。

罗如澍

Mayo Clinic 高级投资官兼惠每医疗 CEO

2017 年 12 月

译者前言

虽然每一对夫妻都想生一个健康聪明的宝宝，不希望孩子"输在起跑线上"，但当前在世界范围内，非计划妊娠的数量仍占妊娠总数的一半以上，而发展中国家的这一比例很可能更高。现在的产前检查已经较为普及，但由于晚婚晚育、工作生活压力、环境和食品污染等诸多问题，国内的出生缺陷率还是在逐年显著增加，由此就突显出备孕的重要性。备孕指育龄妇女有计划地怀孕，并为优孕做必要的前期准备，是优孕与优生优育的重要前提。孕期准备充分与否直接关系着孕育和哺育新生命的质量，并对女性及其下一代的健康产生长期影响。

当前越来越多的年轻夫妇有了备孕的意识和需求，但现实生活中能得到全程连贯指导和服务的地方却并不多。网络上凌乱、纷杂、片面的内容远远不能满足备孕女性关于孕前咨询准备、孕期自我管理相关内容的需求，甚至出现一个小问题就会让一家人手足无措，更严重的情况是有的年轻夫妇听从长辈所谓的经验或者网上的分享内容陷入误区。

《梅奥备孕全书》是一部真正意义上关于备孕生活指导的全书，书中详细阐述了备孕期间生活方式的调整、饮食营养的搭配、疾病的监控、用药的指导，并且通俗易懂地介绍了排卵、受孕的生理机制，常见妊娠期并发症的处理，更加重要的是本书针对不孕、辅助生殖助孕技术、生育力保存等内容进行了详细的介绍。

作为一名生殖医学工作者，面对大量存在生育力问题的患者，更加体会到备孕过程的重要性，尤其是生活中的各种细节，只有将夫妻双方身心调整到最佳受孕状态，才能提高妊娠概率，改善下一代的健康。《梅奥备孕全书》正是提供了备孕相关的充分知识，值得每一对备孕夫妇阅读。

乔 杰

主任医师，教授，博士生导师

北京大学第三医院院长

中国医师协会生殖医学专业委员会主任委员

2017 年 12 月

前言

决定组建家庭是一个改变终生的决定。或许你最近刚刚决定备孕,或许你已经努力了一段时间,然而,决定一旦做出,一系列的不确定性都将摆在你的面前,包括这条路到底是轻松的,还是艰难的。

或许你内心已有很多疑问:如何提高怀孕的成功率?为了健康怀孕,需要进行哪些养生计划?如果面临怀孕困难,可以寻求哪些医疗援助?如果无法受孕或者刚经历过流产,哪里可以寻求情感援助呢?尝试多久算是充分试孕了呢?

梅奥诊所的生育专家可以帮助你不断努力,直至成功生育。《梅奥备孕全书》为广大备孕夫妻常见的问题提供了翔实的解答与说明,是一本便于使用和理解的书籍。从生活方式到膳食建议,从理解排卵周期到寻求医学帮助,再到改善生育力的过程,本书覆盖了全方位的备孕知识。

在本书章节中,读者还可以看到诸多夫妇或个人备孕过程的案例,他们往往因为各种因素,包括健康状况、不明原因不孕症或是生活环境,而使备孕过程困难重重。这些案例会让你知道备孕之路并不孤单,多给自己一些时间和耐心,成功怀孕的希望很大。

本书凝结了许多专家和团队的心血,感谢所有让这本书成功付梓的朋友。

本书使用指南

《梅奥备孕全书》是一本全方位解答生育力相关的医学参考书籍，为了便于使用，本书共分为5部分。

第一部分：积极备孕

这部分主要介绍可能影响受孕能力的日常生活习惯及医疗问题，包括合理的锻炼、饮食、药物使用以及合并的慢性疾病管理。你可以根据本书内容确定备孕过程中所需的步骤。

第二部分：如何受孕

第二部分主要介绍备孕过程中的复杂情况。这部分内容你将会了解如何监控排卵期、何时是最佳的受孕时间以及采取哪些措施来提高受孕的机会。除此之外，还可以了解怀孕的初期表现以及需要警惕的一些问题。

第三部分：常见的生育问题

有时，不孕不育是由于某些特殊的健康问题导致的。这部分内容将介绍一些常见的以及罕见的影响男性和女性生育力的疾病。本部分还探讨了年龄与怀孕的关系，由于越来越多的女性面临高龄生产，所以对这方面知识的了解尤为重要。

第四部分：当需要帮助时

这部分内容将介绍最新的辅助生殖技术，读者可以了解一些改善生育力的药物治疗、人工授精等助孕技术，以及体外受精和其他一些辅助生殖技术。此外，你还可以了解到第三方生殖问题，其中可能涉及捐赠精子、卵细胞或胚胎，以及代孕等。

第五部分：特殊考虑

本书最后一部分涉及特殊情况下可供考虑的选择，以及如何面对不孕症最终无法治愈的情况。

目录

第一部分 积极备孕 ····································· 2

第一章 调整生活方式 ································· 3

体重 ··· 4

体重影响受孕的原因

体重指数自量表

体重管理

运动 ··· 6

适度运动效果最佳·运动员与生育力·运动与体重·准备开始

一份全面的健身计划

压力 ··· 8

身体与压力·生育力与压力·性爱与压力

放松技巧

睡眠 ··· 12

睡眠与综合健康·夜班与生育力

高质量睡眠的八个秘诀

烟、酒及其他有毒物质 ································· 14

酒精·烟草

提问：我在饮酒时并不知道自己怀孕，是否已经伤害到胎儿了呢？·戒烟的技巧

其他软性毒品·其他有毒物质

饮食 ··· 17

道恩的故事 ·· 18

第二章　饮食与怀孕 ································ 21

碳水化合物：纯天然、未加工 ················ 22

碳水化合物的解释·碳水化合物与血糖·碳水化合物与生育力

膳食脂肪：寻求有益脂肪 ······················ 23

淘汰反式脂肪·检查食品标签·你应该吃什么呢？

优质脂肪·劣质脂肪

蛋白质：多吃豆类和坚果 ······················ 25

蛋白质计划

问题：我究竟需要多少蛋白质？

牛奶制品：含乳脂的奶制品是更好的选择 ······ 27

咖啡因与受孕·咖啡因含量·有助生殖的食物

关注你的健康 ···································· 31

第三章　额外准备 ································· 33

停止避孕 ·· 33

药物治疗与辅助措施 ··························· 34

问题：如果我服用了抗抑郁药，怎么办？

产前维生素 ······································· 36

哪种产前维生素最好呢？

疫苗接种 ·· 37

疫苗接种指南

孕期接种疫苗·流感疫苗·破伤风、白喉、百日咳混合疫苗

慢性疾病 ·· 40

问题：如果我只有一个卵巢，还能怀孕吗？

基因检测 ·· 41

人群筛查

振作精神 ·· 43

第四章　健康的精子 ······························· 45

精子健康与生育力 ······························· 45

数量・结构・运动能力

如何改善精子健康 ································· 48

维持健康体重・摄入健康膳食・运动

哪些是提高精子质量的营养补充剂?

管理压力・预防与治疗感染

应该避免什么 ····································· 51

笔记本电脑、热水浴与精子问题・四角裤与三角裤

第二部分 如何受孕 ································ 54

第五章 宝宝从何而来 ···························· 55

生殖器官 ······································· 55

女性生殖器官・男性生殖器官

排卵 ··· 57

受精 ··· 59

男孩还是女孩?

着床 ··· 60

现实还是神话?

妊娠 ··· 61

多胎妊娠 ······································· 61

双胎

第六章 排卵和受精的征象 ······················· 65

月经周期 ······································· 65

卵泡期:准备阶段・排卵期:排卵・黄体期:善后阶段

受孕时机 ······································· 66

日历法・监测体温・观察宫颈黏液变化・综合使用

一些辅助产品 ··································· 70

排卵试纸・生育力监测仪・其他监测设备

确认排卵的方法

要勇于寻求帮助 ································· 73

安布尔的故事 ··································· 74

第七章　提高怀孕成功率的小窍门 ················ 77

早计划 ················ 77

明确受孕时机 ················ 78

怀孕与顺利分娩

同房频率 ················ 79

同房频率与精子质量

问题：你能决定宝宝的性别吗？

忽略姿势和惯例 ················ 81

不要用润滑剂 ················ 81

享受乐趣 ················ 81

第八章　你怀孕了吗 ················ 85

早期征兆 ················ 85

乳房胀痛•乏力•少量出血或下腹绞痛•恶心，伴或不伴呕吐•厌食或食欲大增•小便频率增加•头痛头晕•情绪波动•基础体温升高

家用验孕测试 ················ 87

问题：什么时候可以把怀孕的好消息分享给大家呢？

结果解读•检测准确性•后续的血液检测

什么时候应该去医院 ················ 89

紧急情况•流产和异位妊娠

第九章　自然流产和异位妊娠 ················ 93

自然流产 ················ 93

症状和体征•病因

问题：自然流产能预防吗？

自然流产的类型•就医•治疗•恢复

复发性流产 ················ 97

病因

问题：如果有一次自然流产史，再次发生自然流产的风险大吗？

评估•治疗

异位妊娠 ················ 99

症状和体征•治疗•下次怀孕

宫内妊娠合并异位妊娠

再次尝试 ··· 101

心理恢复•生理恢复

日本的习俗

克里斯汀和克里斯的故事 ··································· 104

第三部分 常见的生育问题 ································· 106

第十章 年龄对怀孕的影响 ································ 107

女性生殖时限 ··· 107

女性生育力与年龄 ······································· 108

过去的生育力

自然受孕

当今的生育力

相关风险 ··· 111

流产

提问：如果我月经周期正常，那么是什么问题呢？

染色体异常•其他并发症

母亲年龄与唐氏综合征风险

男性生育力与年龄 ······································· 114

对生育率的影响•大龄男性精子的健康状况

相关风险 ··· 115

何时寻求帮助 ··· 117

简的故事 ··· 118

第十一章 女性问题：常见问题与罕见问题 ················ 121

排卵与激素问题 ··· 121

甲状腺疾病•催乳素升高•下丘脑功能障碍•多囊卵巢综合征•原发性卵巢功能不全•黄体功能不全

结构和解剖问题 ··· 127

输卵管损伤和梗阻•子宫内膜异位症

问题：什么是输卵管积水？

先天性异常

提问：我被诊断为"后倾子宫"，请问这是否会造成受孕困难？

子宫新生物•宫颈狭窄或阻塞
不明原因不孕 135

第十二章　男性问题：常见问题与罕见问题 137

精子问题 138
导致精子总量低的原因•无精子症
白细胞精子症：是否是个问题？

结构与解剖问题 140
精索静脉曲张•隐睾症•输精管道异常
预约专家时有何期待？
尿道下裂•肿瘤

激素紊乱 144
原发性性腺功能低下•继发性性腺功能低下

射精问题 147
逆行射精与不射精症•勃起障碍

染色体缺陷 149

接下来将发生什么 149
评估不孕的过程

第四部分　当需要帮助时 152

第十三章　就医 153

何时就医 153
该求助什么医师？

医师应该做什么 155
如何选择生殖内分泌医师或生殖医疗机构
病史•体格检查•生育力相关检查

女性检查项目 158
排卵测试•卵巢储备功能检测•子宫和输卵管检查•激素检查

男性检查 163
精液分析•其他检查

保持乐观心态 164
你不需要接受的检查

丽莎和斯考特的故事 ·················· 166

第十四章 药物与手术 ·················· 169

多种选择 ·················· 169

助孕药物 ·················· 170

氯米芬•芳香化酶抑制剂•促性腺激素•人绒毛膜促性腺激素•二甲双胍

特殊情况药物 ·················· 173

问题：助孕药物会不会致癌？

助孕操作及手术 ·················· 174

宫腔内人工授精

问题：为什么要用药物治疗？为什么不直接进行体外受精呢？•问题：一次不孕不育问题是否意味着终身都不能自然妊娠？

女性生殖手术•男性生殖手术

展望未来 ·················· 181

第十五章 辅助生殖技术 ·················· 183

什么是辅助生殖技术 ·················· 183

第一个试管婴儿•如今的体外受精

体外受精如何操作 ·················· 187

超促排卵 ·················· 187

一种更温和的方式

取卵•精子采集或取精•受精

问题：如何挑选胚胎？

胚胎移植•冷冻多余的胚胎•体外受精的风险

其他先进技术 ·················· 199

合子输卵管内移植 (ZIFT)•配子输卵管内移植 (GIFT)•辅助孵化•胚胎植入前遗传学检查

马库斯还是米歇尔？

辅助生殖的成功 ·················· 201

关于体外受精成功率的解读

费用

多余的胚胎 ·················· 203

不孕治疗：总结 ·················· 204

第十六章　第三方辅助生殖 ……………………………… **207**

捐赠卵母细胞 ……………………………………………… 207
是否需要捐赠的卵母细胞？• 卵母细胞捐赠如何操作？

精子捐赠 …………………………………………………… 210
是否需要捐赠的精子？

冷冻捐赠的卵细胞

精子捐赠如何操作？

捐赠的胚胎 ………………………………………………… 213
代孕和妊娠载体 …………………………………………… 213
是否需要妊娠载体？• 妊娠载体如何操作？

非常规选择

挑选捐赠者 ………………………………………………… 215
卵母细胞捐赠者 • 精子捐赠者 • 妊娠载体 • 认识的捐赠者

告诉你的孩子他（她）是通过捐赠卵母细胞与精子孕育的

费用与合同 ………………………………………………… 217
捐赠的精子 • 捐赠的卵母细胞

捐赠的胚胎 • 妊娠载体 • 认识的捐赠者

放松心情 …………………………………………………… 219
阿什利和苏西的故事 ……………………………………… 220

第十七章　应对与支持 ………………………………………… **223**

压力与不孕 ………………………………………………… 223
压力来源

压力的表现 • 何时寻求帮助

性功能障碍

应对措施 …………………………………………………… 228
支持团队与咨询 • 其他应对措施

问题：压力是否会影响生殖治疗取得成功？

第五部分　特殊考虑 ……………………………………… **232**

第十八章　生育力保存 ………………………………………… **233**

生育力保存的原因 ………………………………………… 233

癌症・其他药物・个人因素

咨询专科医师 ······ 235

女性的选择 ······ 235

胚胎冻存

卵巢组织保存

卵母细胞冻存・放疗防护・卵巢移位・宫颈锥切术和广泛宫颈切除术

男性的选择 ······ 238

精子冻存

儿童和青少年的生育力保存

放疗防护

展望 ······ 241

第十九章　特殊情况 ······ 243

选择成为单身父母 ······ 243

需要考虑的问题

生殖选择 ······ 244

没有男性伴侣的女性

建立监护权・选择认识的供者

没有女性伴侣的男性・同性伴侣

出生证明上写谁的名字?

文化和宗教的考虑 ······ 248

关于体外受精的问题・性生活的限制・精液采集

梅丽莎的故事 ······ 250

第二十章　其他的选择 ······ 253

何时考虑替代选择 ······ 253

夫妻双方的决定

领养 ······ 254

需要考虑的问题・选择领养的资源・如何开始这个过程・论坛和互助小组

没有孩子的生活 ······ 257

无子女生活的传说和现实・没有孩子的好处・与孩子相处的其他方式

寻找支持 ······ 259

索引 ······ 260

第一部分
积极备孕

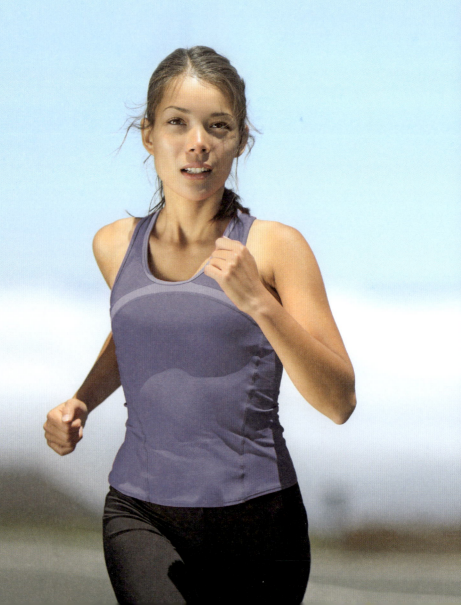

第一章

调整生活方式

备孕是一件激动人心的事情，也许生个小宝贝只是我们脑海里曾经一闪而过的念头，但现在我们已经做好准备或正在努力准备迎接新生命的到来。大多数女性朋友之前总是更多地关注如何避孕，可能还意识不到成功受孕不是一件简单的事。我们往往认为怀孕是一件很简单的事，一场欢愉的性爱后就可以生儿育女，但事实上，它也许比你认为的要复杂得多，所以，如果你对备孕有所担忧，希望本书可以帮到你。

《梅奥备孕全书》可以帮助备孕夫妻改善生育力，从而自然受孕并生育一个健康的宝宝。但是，大多数备孕夫妻可能会面临各种各样的问题，当出现困扰时，不妨在本书目录的指引下寻找答案。尽管备孕之路或有崎岖，有时甚至需要一些医疗辅助，但首先还是要树立信心，85%的备孕家庭在认真备孕的一年内可以成功受孕，而剩下的15%中有一半会在备孕的第二年完成任务，所以我们要有乐观的心态。

首先，我们来审视自己的生活习惯及周边环境，因为它们会影响生育力。当然，有一些人很容易受孕，并不受生活方式和生活环境的影响。但是研究数据显示，健康的生活方式绝对有益于生育力的提升。这并非要求我们必须拥有完美的身材及健康状态，才可以生儿育女，而是说从开始备孕这天起，我们就应该选择健康的生活方式，以期增加成功受孕并且孕育健康宝宝的概率。

开始备孕后，你们可以先从自己着手做一些改变。首先是一些常识性的事情，比如远离包括烟酒等的有害物质，以防降低受孕率或产生不利于胎儿发育的外部环境。当然，我们也可以采取很多积极有力的措施来提高生育力。比如，合理调整自身压力、充足的睡眠、规律的运动、健康的膳食等。这些生活方式的改善会使我们的身体更健康,更加顺利和快捷地受孕;相反,如果忽视这些细节,怀孕可能会变得比较困难。

给自己一分钟时间来审视日常生活习惯,想想哪些方面需要改善。如果你已经处于健康的状态,那么你已经领先一步;如果你确实需要做出一些调整,不要急于求成,大多数时候,循序渐进的改变往往效果最好而且持续时间最长。另外,备孕是需要夫妻两个人一起努力的事,本书提供的建议和意见同时适用于夫妻双方。在备孕过程中,夫妻需要通力合作、互相支持。

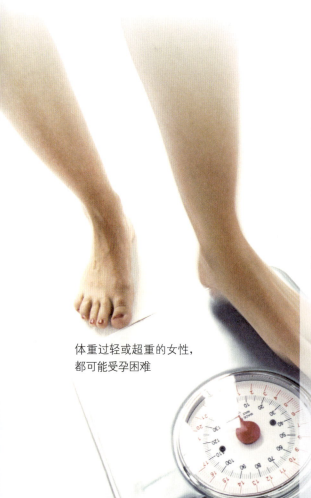

体重过轻或超重的女性,都可能受孕困难

体重

不论体重如何,绝大多数女性都能顺利怀孕。但是有些时候,体重会成为一些夫妇怀孕道路上的"拦路虎"。根据体重指数(BMI),体重过轻或肥胖的女性,往往排卵异常,从而导致受孕困难。

体重影响受孕的原因

人大脑中的脑垂体生成两种促排卵激素——促卵泡激素(FSH)和黄体生成素(LH)。这两种激素可以促进卵泡每月周期性的生长发育并排卵,如果没有受精就会有月经来潮,如果成功与精子结合成为受精卵,就意味着受孕成功。如果体重处于BMI量表的两个极端,就会影响上述激素分泌,进而影响受孕。

如果一位女性体重过轻,即BMI指数低于19,就会影响促卵泡激素和黄体生成素的周期性分泌,表现为月经失调或闭经和无排卵。这时,尽管卵巢功能正常、卵泡可以发育,但却缺少了促使卵泡成熟和顺利排出的关键因素。

如果BMI过高,达到27或者以上,也会影响排卵及受孕。如果超重,会导致体内胰岛素分泌过多,从而产生过多的雄性激素,影响卵泡发育,进而导致无排卵。另外,其他一些激素也会同时影响排卵以及卵巢功能。

对于超重的女性,即使是月经周期正常也会面临受孕困难的问题。肥胖本身与导致女性不孕的多种因素密切相关,比如多囊卵巢综合征,这是一种性激素

体重指数自量表

BMI 是目前常用的衡量人体胖瘦程度以及是否健康的一个标准。根据此表可以测算自己的 BMI，首先根据左列确定自己的身高（以英尺为单位），然后横向找寻最接近自己体重的坐标，再根据首行数值确定自己 BMI 的具体范围（正常、超重、肥胖）。

BMI	正常		超重					肥胖				
	19	24	25	26	27	28	29	30	35	40	45	50
以磅为单位												
4'10"	91	115	119	124	129	134	138	143	167	191	215	239
4'11"	94	119	124	128	133	138	143	148	173	198	222	247
5'0"	97	123	128	133	138	143	148	153	179	204	230	255
5'1"	100	127	132	137	143	148	153	158	185	211	238	264
5'2"	104	131	136	142	147	153	158	164	191	218	246	273
5'3"	107	135	141	146	152	158	163	169	197	225	254	282
5'4"	110	140	145	151	157	163	169	174	204	232	262	291
5'5"	114	144	150	156	162	168	174	180	210	240	270	300
5'6"	118	148	155	161	167	173	179	186	216	247	278	309
5'7"	121	153	159	166	172	178	185	191	223	255	287	319
5'8"	125	158	164	171	177	184	190	197	230	262	295	328
5'9"	128	162	169	176	182	189	196	203	236	270	304	338
5'10"	132	167	174	181	188	195	202	209	243	278	313	348
5'11"	136	172	179	186	193	200	208	215	250	286	322	358
6'0"	140	177	184	191	199	206	213	221	258	294	331	368
6'1"	144	182	189	197	204	212	219	227	265	302	340	378
6'2"	148	186	194	202	210	218	225	233	272	311	350	389
6'3"	152	192	200	208	216	224	232	240	279	319	359	399
6'4"	156	197	205	213	221	230	238	246	287	328	369	410

对于绝大多数女性而言，当 BMI 接近 25 时就面临一定的健康威胁了。亚洲女性，一旦超过 23 则视为存在健康威胁。

美国国立卫生研究院，1998 年

注：1 英尺 ≈ 0.3 米，1 磅 ≈ 0.454 千克。

异常的疾病，表现为月经周期异常、痤疮、面部及身体毛发过多，以及其他一些生理变化等。

肥胖并非是仅仅针对女性的问题，男性也会面临同样的困扰。尽管男性肥胖与生育困难的研究不如女性的那么深入，但有数据指出，男性BMI对备孕时间的长短确实有影响。和女性激素失调一样，过度肥胖也会影响男性的性激素水平，进而影响受孕。如果夫妻双方都超重，那么怀孕所需的时间可能更长。此外，若一方超重，另一方体重过低，也会影响受孕。

体重管理

如果我们采取措施维持较为健康的体重，即将BMI保持在19~26，排卵的频率和规律性都将得以改善，受孕机会也将随之增加。如果超重，哪怕是减去体重的5%~10%，都将会提高你的生殖能力。对于绝大多数人来说，可能只意味着减去10磅体重（约4.54千克），或者更少。其实，增加受孕的概率只是告别肥胖的理由之一，远离肥胖还能给我们带来很多其他益处。你可以和伴侣一起享受减肥时光。摄入较少热量，进行更多运动是大家公认的减肥方法，此外，你还可以请保健医师制定一份减肥计划。

而对于BMI低于正常标准的女性，要想恢复正常排卵，就必须努力增重。在这个过程中，要注意摄入适当的食物及饮品，比如有益身体健康的牛油果、坚果、全麦食品、水果、蔬菜等。与此同时，还需要保证规律的膳食间隔。

第二章将介绍更多健康饮食的内容，以及如何通过饮食提高生育力。

运动

一提到运动锻炼，很多人都会唉声叹气、愁眉苦脸。即便你不是热衷于运动的人，但是当你考虑备孕时，就应该将运动锻炼列入日程。锻炼对于人体健康有数之不尽的好处，其中就包括改善生育力。

丹麦最新开展了一项关于锻炼与生育的相关研究，在长达1年的时间内，调查者们对3000多名不借助任何生育治疗、尝试自然受孕的丹麦女性展开了追踪调查，通过网络问卷的形式，受查者对诸多生活细节进行反馈，比如锻炼时间及运动强度等，然后调查者跟踪记录下每位女性受孕所需要的时间。

适度运动效果最佳

研究发现，每周花费5小时或更多时间，进行一些强度适中健身锻炼的女性，备孕时间最短。尽管适度的锻炼没有特别巨大的成效，但足以产生影响。

就像睡眠是身体健康的必需品，适度运动也是保持健康体质的基本要素。运动可以帮助你增加身体的灵活性和柔韧性、延缓衰老，抵御慢性疾病，另外，运动还可以通过释放让人感觉良好的内啡肽来缓解压力，改善焦虑的状态。综合以上各要素，我们就具备了顺利备孕所需的"天时、地利、人和"。

那么什么是适当的锻炼方式呢？健步走、悠闲的骑行以及高尔夫球都是较好的适度运动。

运动员与生育力

适度运动可以改善生育力，但是过度运动反而会适得其反。一些研究表明，每周超过 5 小时的快跑或快速骑行等剧烈的有氧运动会削弱生育力。这可能是由于进行了过量的运动，从而导致人体内储存资源的损耗变化，例如，肌肉骨骼系统所需的能量增加，会导致体内激素调节系统等所需能量的减少。

尽管部分研究明确指出，剧烈运动对生育力有损害，但该结论并未获得最终确认。在丹麦的研究中发现，备孕者在剧烈运动上所耗费的时间越长，其备孕的周期就越长。但对于专业运动员或者经常进行 5 小时以上剧烈运动的女性而言，并不意味着备孕要完全停止所有运动，而是可以考虑用柔和的运动取代部分剧烈运动。如果你对这方面有疑虑，不妨咨询保健医师，以寻求最佳的运动方式。

运动与体重

运动对生育力最大的影响也许是运动后的体重减轻。越来越多的证据显示，超重与生殖问题紧密相关，尤其是对于肥胖的备孕女性(详见本书 5 页)。运动对于维持健康体重至关重要，定期锻炼可以帮助你甩去多余脂肪，使 BMI 接近易于受孕的数值，即使只减去了体重的 5%~10%，也会有显著效果。

有趣的是，丹麦研究表明，对于超重或肥胖的女性，剧烈运动有益而无害。对于正常体重的女性，剧烈运动会降低生育力，而对于肥胖女性，剧烈运动却可以在一定程度上改善生育力。

对于需要减重的女性来说，运动量越大，效果越好。

准备开始

多大的运动量才合适呢？首先，做总比不做好，不管花费时间多少，只要锻炼了，就比不锻炼要好。大多数卫生组织认为，健康成人最好每天进行 30 分钟的适度有氧运动，并且坚持每周 2 次的力量训练。

开始一项减肥计划可以改变生活，但并不意味着必须要轰轰烈烈地开场，只有仔细计划、把握节奏，我们才可以将有益健康的运动习惯贯彻终身。

首先，制定一份适合自己的运动计划。选择你所喜爱的运动，避免因厌倦或抵触情绪导致计划失败。比如，假设你讨厌跑步，就不要选择慢跑，可以尝试游泳或去健身房参加一些健美操课程。如果实在想不出做什么，不妨坚持每天户外行走 30 分钟。

比起锻炼的具体形式，是否规律及能否坚持才更为重要。同时，我们需要带动伴侣一起参与，使两人都受益。

需要注意的一点是：对于有健康问题或很长时间未运动的人来说，在进行新一轮健身计划前，最好咨询保健医师。

一份全面的健身计划

你可以采用各种各样的运动方式，不同的运动形式则会带来不一样的效果。通常只要是适度锻炼，不管以何种形式，都会促进生育力的改善。然而，特定形式的运动往往带来特定的效果，尤其是对于孕妇而言。不管你是健身领域的新人，还是高能达人，以下要点都是在健身中需要考虑的。

有氧运动

有氧运动可以帮助你呼吸得更深、更快，从而提高血液中的氧含量。有氧健身的效率越高，你的心脏、肺部以及血管传输氧气的效率就越高，从而使你更易于完成健身任务。此外，有氧运动可以帮助增强自身的体力和能量，从而改善妊娠早期的疲惫感。

有氧健身包括散步、慢跑、骑行、游泳、舞蹈以及水中有氧运动等，尽可能保持每天30分钟的有氧运动。

力量训练

在你减轻体重，试图改善生殖能力的过程中，力量训练有助于保持肌肉含量。力量训练还可以帮助你提升骨骼力量以及保持肌肉健壮，这非常重要，因为怀孕可能影响骨骼健康，导致关节、韧带松弛或拉伤。

压力

这是一个值得研究的问题：压力，尤其是高强度压力，是否会影响生育力？你可能会想到问这个问题，因为大多数人也许都有意无意中听到过有人备孕时由压力太大、过度焦虑造成难以受孕。事实上，压力并不会导致不孕。迄今为止，还没有明确数据证明压力会降低生育力。一项为期6个月的针对备孕女性的调查显示，日常压力与生育力并无明确联系。同样的结论也被丹麦研究人员所证实。但是，压力对身心健康总归是不利的，最好尽可能控制并调节自身的压力。

身体与压力

处于压力状态时，大脑会指使身体释放大量激素加强你的应激能力。肾上腺素可加快心率、升高血压及增加能量供应。而作为最基础的压力激素，肾上腺皮质激素会增加体内葡萄糖的利用率，而减弱那些目前不必要的系统功能，比如消化系统功能。

当压力性事件结束后，你的身体会

大多数健身中心会提供多种抗阻力健身器材、力量训练器及其他力量训练的工具。另外，手持或自制重物，如装满水或者沙子的塑料矿泉水瓶，也可以派上用场。每周保持2次力量训练。

核心肌群训练

核心肌群指的是腹部、下背部以及骨盆部的肌肉，负责保护背部及保护脊椎的稳定。核心肌群训练可以帮助你训练肌肉以更好支撑脊柱，提高上半身和下半身肌肉的灵活性。拥有强健的核心肌群可以帮助你容纳不断撑开的子宫，降低分娩时的难度。

那么什么是核心肌群训练呢？它是指像仰卧起坐这种不借助外力、依靠自身躯干的运动形式。此外，你也可以借助健身球来进行各式各样的核心肌群训练。

柔韧性及延展性训练

延展性训练可以提升你的柔韧性，改善关节活动范围。同时，定期的延展性训练还可以更好地塑形，帮助缓解压力。此外，延展性训练还可以减少运动时身体受伤，缓解怀孕期间因身体变化而带来的疼痛及不适感。

延展性训练的最佳时间是锻炼结束后——肌肉处于温热状态、易于延展的状态下进行。对于非定期锻炼的人群，需要保持每周至少3次延展性训练，以保持身体的柔韧性。同时，瑜伽也可以保持身体的柔韧性。

恢复正常状态。如果压力是持续性的，你的身心将持续处于警戒状态。而你对潜在压力性事件的可控性将会越来越弱，面临压力时挫败感就越来越强烈。长期的应激系统激活，加上体内过多肾上腺皮质激素及其他压力激素的分泌，会扰乱人体正常的生理过程。

持续性压力会带来诸多健康隐患，比如心脏疾病、睡眠问题以及抑郁症。

生育力与压力

尽管没有研究表明压力自身会降低生育力，但并不代表在研究生育力时可以将压力因素排除在考虑之外。事实上，备孕失败本身就会产生压力，通常备孕等待的时间越长，夫妻两人的压力越大，且逐月递增。尤其是当你采取用测算排卵期的方法备孕时，压力就会更大。

在一项针对120多对备孕夫妻的调查中，我们发现，无论男性还是女性都会面临性爱问题以及抑郁的困扰。其中，男性出现勃起障碍及抑郁症状的概率比想象的更高。而女性面临的问题大多来自性欲、性唤起以及性高潮。

　　备孕长达2年或以上的女性中，抑郁指数达到最高，尽管随着备孕时间的继续延长，抑郁指数有下降趋势。与此同时，当夫妻一方遭受性爱问题困扰时，另一方也容易受到干扰。

　　研究者从这项研究中得出结论，备孕失败的压力会引发性功能障碍及抑郁，这将进一步加大受孕难度。

性爱与压力

　　倘若压力已经干扰到你们的性生活，以致于感觉不到乐趣，那么是时候冷静分析一下当前状况了，如果需要，也可以寻求医学指导，至少要让性爱成为令人享受并且向往的一种生活情趣。这可能意味着应将受孕的顾虑暂时抛到一边，收起温度计及测排卵试纸，与伴侣共同分享更多纯粹而又欢乐的时光。不可否认，一旦造人计划开始，你们很难心无旁骛。但要记住，有时候鱼和熊掌可以兼得，你们完全可以在愉悦的性爱时光中缔造属于自己的健康宝宝。

　　与此同时，请不要将工作压力带回家。如果你们的工作强度太大，适当减少工作量，并适时学会向领导说不，从而营造更多属于伴侣的二人时光。除了陪伴，其他一些解压方式还包括规律的锻

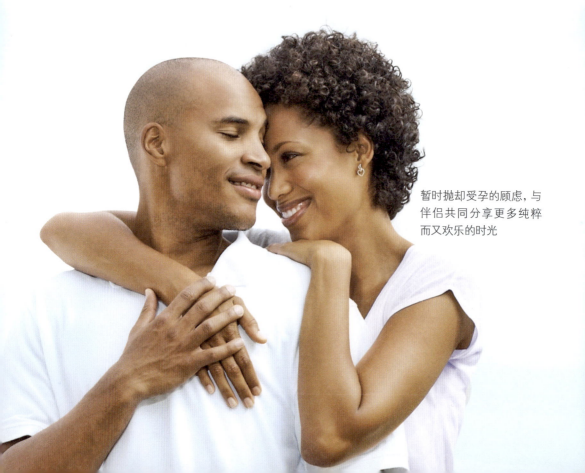

暂时抛却受孕的顾虑，与伴侣共同分享更多纯粹而又欢乐的时光

放松技巧

可以通过很多途径缓解压力,比如按摩、瑜伽以及冥想等。可以去健身馆或者健身课堂,通过专业老师的指导掌握放松技巧,或者也可以自学。

为了达到最佳效果,必须有规律地进行日常放松,并与其他诸如定期健身、合理饮食以及良好睡眠等有益健康的习惯相结合。

总之,放松技巧旨在将注意力转移到能够自我沉静及自我感官的事情上。采取何种放松技巧并不重要,关键是能否一直坚持。

积极的自我对话

当你受到压力困扰时很容易迷失自我,一个负面想法很容易滋生出另一个负面想法,很快你就会精神崩溃。所以,你要积极乐观,而不是一味地自我暗示问题,"我不可能成功怀孕",相反你要对自己说:"最糟的还没发生,不用怕,夫妻同心,其利断金。"

渐进式肌肉放松

在一天劳碌之后,感觉肌肉紧绷不适时,可以采取下面这个方法来放松。集中注意力,保持每个肌群匀速地先紧绷后放松,在这个过程中注意肌肉紧绷和放松的不同感受。先从脚趾开始,然后慢慢地自下而上延伸至颈部和头部,或者也可以采取自上而下的顺序。按照紧绷肌肉 5 秒、然后放松 30 秒的节奏重复。

视觉化

你可以借助脑海中的想象引领自己进入一个安静平和的空间,在视觉化过程中,尽可能地运用身体的感知方式,比如嗅觉、视觉、听觉以及触觉。假设想象在海边放松身心,那么就可以联想海水的味道、浪花拍打的声音以及阳光照射在皮肤上的融融暖意,你要做的,就是寻一僻静处,闭目冥想。

当下的感受

这个方法简单易行,如果你经常练习,效果特别好。它主要帮助你明确此时此地的真实感受,因为人们通常很容易沉浸在过去的回忆或者未来的憧憬中,而忽视眼下的乐趣。所以当你急于完成一项任务时,不妨放慢脚步,感受一下周边现有的一切。比如,当你接水时,注意聆听水花从水龙头里飞跃出来那清脆悦耳的声音,注意熄灯之后,房间里阴影的形状,以及钻进被子里肌肤感受到床品的丝滑。关注当下的生活细节有助于缓解你对未来或者过去的种种焦虑。

炼、足够的睡眠、健康的膳食以及放松技巧的训练，建立和谐友善的朋友圈，寻求生活中有趣的一面，必要时还可以寻求专业的指导和帮助。

尽管还不确定压力是否直接影响受孕，但有效管理压力情绪可以改善你自身以及周围环境，让你拥有阳光健康的心态。

睡眠

睡眠对你有好处，可以更新免疫系统预防疾病，还可以调整生物钟。高质量的睡眠不仅可以维持身心健康，还可以缓解压力，维持体内性激素等主要激素的正常分泌。

不要以为间断的小憩可以解决睡眠问题，久而久之，你必定会为睡眠不足付出代价。

睡眠与综合健康

一旦尝试过通宵熬夜，你就会立刻发现睡眠不足的弊端：情绪喜怒无常、注意力无法集中、行动较为迟缓。或者，为了连续一周的忙碌工作而牺牲睡眠时间，这都会造成压力。

睡眠不足不仅会影响情绪，还会给你带来疾病的困扰。在睡眠过程中，免疫系统会释放一些被称为细胞因子的蛋白质，其中部分细胞因子是有助于入睡的。

当人体抵御感染、炎症或者外部压力时，需要某些细胞因子的支援。而睡眠缺乏会减少这些细胞因子的生成，从而降低人体免疫力。

研究表明，持续的睡眠缺乏增加肥胖症、糖尿病、心血管疾病的发病风险，而这些疾病都将成为备孕旅途中的"拦路虎"。

那么维持健康所需的睡眠量应该是多少？绝大多数成人的最佳睡眠时间为每晚7~8小时。下面将介绍如何获得优质睡眠。

夜班与生育力

对于上夜班的女性而言，可能会顾虑自己作息的不规律是否会影响备孕。许多研究表明，长期处于夜班模式的女性比作息正常女性面临更高的不孕概率。这是为什么呢？

人类生来就是日出而作、日落而息，这与我们人体的生物节律息息相关。人体生物钟就像人体内的闹钟，掌管着我们的睡醒周期、新陈代谢以及体温变化。所以，颠倒的作息时间会打乱我们人体的生物钟，进而影响体内生殖激素的调控以及月经周期。一连数月的日夜倒班将会导致月经周期过短（短于21天）或过长（长于40天），显然会影响生育力。

日夜倒班与生殖激素紊乱之间的关系并不十分清楚，其可能与褪黑素含量的高低有关。褪黑素是一种通常在夜间释放、有助于睡眠的激素。也可能是睡醒模式的改变直接影响黄体生成素(LH)的释放，而这种激素对于维持规律的月经周期有至关重要的作用。

高质量睡眠的八个秘诀

如果你不能获得良好的睡眠,不妨尝试以下睡眠技巧。

1. 关注日常饮食。 首先,避免在空腹或者腹胀的情况下上床休息,这种不适感会让你难以入睡。咖啡因和酒精也会让你兴奋,从而影响睡眠质量。

2. 作息时间规律。 尽量固定每日入睡和起床的时间,在周末或者假期也不例外。这种持续性可以帮助你稳固生物钟,带来更高的睡眠质量。

3. 养成一种入睡习惯。 每晚入睡前尽量坚持做同样的事情,以此来提醒身体入睡时间的临近。你可以洗个热水澡,读一本书,或者听一些舒缓的音乐,这时最好把灯光调暗。这些放松活动可以帮助你避免失眠或者嗜睡,提升睡眠质量。此外,睡前要避免看电视、浏览邮件或者使用其他电子设备。

4. 创造舒适的环境。 通常你需要一间舒爽、昏暗、安静的房间,有助于睡眠的床垫及枕头,确保你可以随意伸展疲乏的四肢。总之,一切以舒适为前提。

5. 控制日间的小睡时间。 过长的日间小睡会干扰夜间睡眠,尤其是对失眠及睡眠质量欠佳的人群。如果需要日间小睡,请尽量安排在午后,且控制在 10~30 分钟。当然,需要夜班工作的人群另当别论,她们应该拉紧窗帘,避免阳光的照射,以免生物钟紊乱。

6. 保持规律性的每日运动。 规律性的日间运动可以改善睡眠,缩短入睡时间并带来深度睡眠。但是,锻炼的时间很重要,如果睡前锻炼,会因身体能量过分集中而难以入睡,最好在白天早些时候完成锻炼。

7. 合理调节压力。 当你有很多工作要处理,很多问题要思考时,睡眠时间就很难得到保障。因此,要想过上宁静的生活,就要学会合理调节压力。比如,将工作有序化、分清主次轻重、适量减少工作量,确保在上床之前搁置脑中未完的任务,安心入睡。

8. 及时联系医师。 几乎所有人都会偶尔遭遇失眠之夜,并能够自行调整,如果长时间受到失眠困扰,应该联系保健医师,让他们识别并调节导致失眠的潜在因素,获取更高质量的睡眠。

如果尝试备孕，夜班模式的作息绝非理想状态。当然，有时夜班是无法避免的，那么应尽量在非工作时间补足睡眠。可能在白天睡觉比较困难，或者还有一些跑腿的事情需要在休息的时间做，但是获得充足的休息是非常重要的。

此外，夜班模式的人群还需调整排卵的监测方式。举例而言，对于睡眠不规律的人群，基础体温的测量可能不准确，而是需要使用测排卵试纸，通过监测排卵前黄体生成素的高峰值来判断排卵时间(详见第六章)。此外，还应考虑最好调整性爱时间，选择在开始夜班工作之前，而非夜班结束后疲惫不堪之时。

烟、酒及其他有毒物质

习惯于每天饮酒或吸烟的人们，可能抱有侥幸心理，认为只要怀孕后远离烟酒就不会对怀孕有影响。但事实上，这些物质不仅会延长备孕时间，还会影响怀孕过程的平顺健康。

那么饮酒或吸烟是不是意味着你没有了为人父母的机会呢？答案并不确定。但众所周知，烟酒对怀孕有害，我们很难把控安全范围内的摄入量。在备孕状态中，尤其是怀孕过程中，一定要杜绝烟酒。

除了远离烟酒，还要警惕日常生活中可能接触到的其他有毒物质，如果备孕夫妻一方工作中接触杀虫剂或其他有毒物质，那么就必须采取一些预防措施。

酒精

在备孕过程中，最好远离酒精。最大的原因是在尚未察觉怀孕的早孕期，如果你摄入酒精，可能会造成胎儿出生缺陷。不管是啤酒、白酒还是其他酒类，只要含有酒精都会对胎儿产生伤害，因为血液中的酒精会通过胎盘屏障，进而影响胎儿。孕期长时间饮酒将增加流产、死胎以及严重的出生缺陷的风险。即使是适度饮酒，也可能给婴儿带来上述问题。

此外，酒精也会影响受孕。许多研究发现，过量饮酒的女性与适量饮酒的女性相比，需要花费更长时间才能受孕。适量饮酒指的是每周 3~13 杯，过量饮酒则是指每周 14 杯以上。对男士而言，过

提问：我在饮酒时并不知道自己怀孕，是否已经伤害到胎儿了呢？

回答：怀孕过程中应该尽量避免饮酒，因为过量的酒精对胎儿是危险的。但是研究并未发现，在不知道怀孕的情况下，受孕者在极偶尔或突发的场合下饮酒，一定会带来上述问题。所以，放松自己的心情，不要继续自责。少量的酒精对胎儿不会产生实质性的伤害，但是既然现在你已知晓自己怀孕，就请尽量避免饮酒，因为我们很难测定具体多少饮酒量对胎儿是安全的，所以最好的选择是远离酒精。

戒烟的技巧

戒烟并非易事,很多人都是尝试数次才成功戒烟。但我们不能放弃,如果一种方法行不通,我们可以采取另一种。或者咨询你的卫生保健提供者,使用一些联合的方法来帮助你戒烟。下面介绍一些成功案例的经验。

- 突然完全停用法(定好戒烟日,突然强行戒烟)。
- 服用戒烟药物。
- 寻求个人或团队咨询。
- 催眠。
- 采用治疗方案。

其实,戒烟的决心远不如切实有效的戒烟方法重要。从家人朋友那里得到援助,并时刻提醒自己戒烟的种种好处,尤其是可以帮助备孕!

量饮酒会减少睾酮及精子的生成,并造成阳痿。

烟草

如果你吸烟,你就应该知道戒烟有多么困难。毫无疑问,吸烟有害健康。一项对数千名女性的调查研究显示,吸烟极大地降低受孕机会。香烟中的一些有害物质会破坏小的未成熟卵泡,并引发卵巢早衰。与此同时,吸烟也会降低精子质量、导致激素水平紊乱,从而降低男性的生育力。

此外,一旦孕妇在怀孕期间吸烟,会增加死胎、早产、低出生体重儿、婴儿猝死综合征(SIDS)的概率,甚至还会伤害

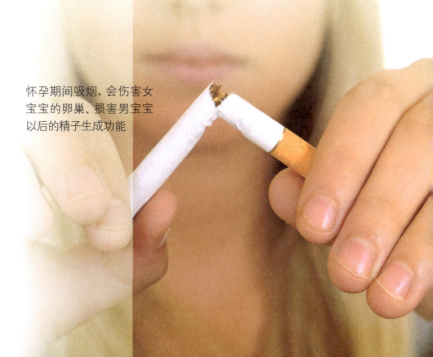

怀孕期间吸烟,会伤害女宝宝的卵巢、损害男宝宝以后的精子生成功能

女宝宝的卵巢，导致她日后受孕困难，而对男宝宝而言，则会损害他日后的精子生成。

香烟烟雾中富含成千上万的有害化学物质，其中最主要的两种（一氧化碳和尼古丁）会减少对发育中胎儿的氧气供应。此外，尼古丁会加快心率、升高血压；同时，吸烟会导致血管收缩，从而减少经胎盘转运的营养供给。

戒烟可以改善身体的健康状况，提升受孕机会以及顺利分娩一个健康宝宝的概率。如果已经做好决定戒烟，不妨从保健医师那里获取专业建议，在权衡不同戒烟药物利弊的基础上合理制定戒烟计划。

其他软性毒品

大麻是许多育龄女性常用的非法药物。尽管大麻与生育之间的关系研究并不全面，但专家强烈建议备孕夫妻远离大麻。

大麻对男性和女性均有影响。有证据显示，大麻会造成女性月经周期和排卵周期的紊乱，降低男性精子质量和体内睾酮浓度，同时大麻还会减慢精子游动的速度，并和精子发生畸变相关。上述因素都会导致妻子受孕困难。

其他软性毒品，比如促蛋白合成类固醇和可卡因也会导致女性月经周期紊乱以及男性精子异常，从而影响生育。

其他有毒物质

尽管并不常见，但有时工作环境也会影响受孕过程。你需要审视一下日常生活，是否会接触一些有毒物质，比如铅、汞、电离辐射（X射线）、抗癌药物、一氧化二氮和混合溶剂等。

如果你在制造类企业或者医疗机构工作，就很可能遇到这些物质。在美国，根据联邦法律的规定，企业需以成文的形式反馈工作场所内有毒物质的含量，并将结果公示给员工。总体来说，倘若个人以及所供职的企业能够遵循安全规定处理有毒物质，人体受伤害的概率就比较低。

你需要对保健医师坦白工作中接触到任何化学物质、药物以及放射性物质的可能性，以及为此采取的防护措施，如工作服、手套、面具及通风系统等。保健医师可以由此判断是否存在风险，以及如何应对。

部分女性对塑料中含有的一些化学物质表示担忧，比如双酚A（BPA）和邻苯二甲酸盐。BPA通常用来制作耐磨的聚碳酸酯塑料，例如水杯、一些罐头食品的蜡质涂层。邻苯二甲酸盐通常用来制作柔软、灵活的塑料容器以及聚氯乙烯（PVC）产品。由于这些物质有引起健康隐患以及影响胎儿发育的危险，已经开始引起人们的重视。

关于上述物质与生育力的关联性研究还未得到最终结果。目前，许多容器生产商已经选择不含BPA的材料。你可以借鉴以下经验，尽可能避免与上述物质的接触。

▶ 避免使用底部有No.7和No.3字样的水杯，因为它们分别代表含有BPA和邻苯二甲酸盐。
- 避免在微波炉中使用塑料容器加热,用玻璃器皿代替。
- 减少罐装食品的食用。
- 尽量使用玻璃、不锈钢、瓷器或不含BPA材质的器皿储藏食物或饮品。

饮食

作为生活中重要的一部分,饮食对人体健康以及受孕也起着至关重要的作用。尽管没有明确的"助孕食谱",但有数据证明,一些食物确实可以改善生育力。均衡合理的膳食不仅可以保持健康、有助减肥,而且比任何一种单独的食物更有益于提升受孕率。当然,也可以尝试一下某些特定的食物。

下一章,我们将探讨助孕的食物以及备孕期间夫妻双方需谨慎食用的食物。

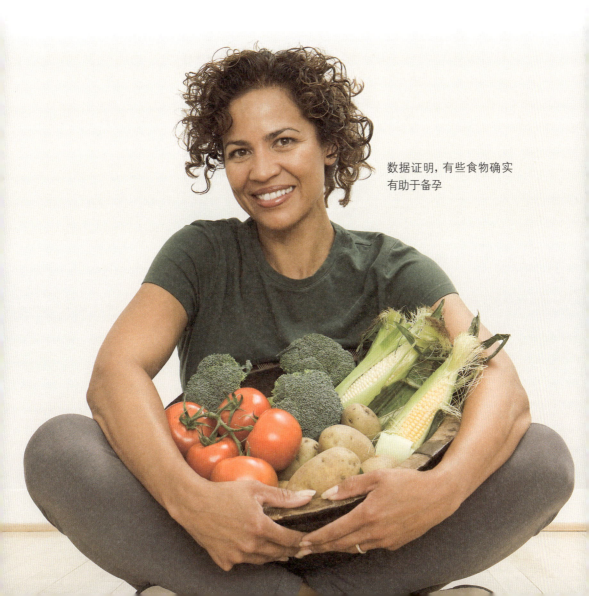

数据证明,有些食物确实有助于备孕

道恩的故事

在25岁时,我和丈夫结婚了,当时的我们特别渴望自己的小家。我在读本科时就被检查出患有多囊卵巢综合征,这会引起激素紊乱以及受孕困难。但当时的我压根来不及考虑这个,因为我很快就怀孕了,婚后13个月,我迎来了我们的大儿子。

我们希望尽量缩小孩子们的年龄差距,因此在儿子15个月大时,我们就启动了二胎计划。我们本以为这次会和第一次一样顺利,结果却大失所望。

一连好几个月过去了,我还是没能怀孕。起初,我以为是压力的原因,因为当时我一边做全职护士,一边攻读护理学学士学位,还要照顾儿子。但随后,我们发现问题来源于多囊卵巢综合征,因为我发现自己停止排卵,甚至一度闭经了。

在连续10个月的备孕失败后,妇产科医师给我开具了促排卵的枸橼酸氯米芬(克罗米芬)。我和丈夫都以为克罗米芬是二胎宝宝的敲门砖,结果还是失败了。

更糟的是我感觉身边的女性朋友都怀孕了,几乎每个月都有朋友分享怀孕的喜讯。有一些和我们同时结婚的朋友已经怀上了第三胎,我们开始抱怨老天爷的不公平。

在连续服用克罗米芬半年、努力备孕一年半之后,妇产科医师建议我们咨询生殖专家。

这时的我,沮丧无比,甚至是筋疲力尽。自那时起,我不再节制自己的生活,所以在不知不觉中,体重逐渐增加,直到发现工作服都穿不上了。

当我隔了很长时间再次站在体重秤上时,我吓了一跳,原本以为自己胖了30磅(约13.31千克)左右,结果居然是70磅(约31.75千克),医师告知我已经接近病态肥胖,"在备孕开始之前,你必须减肥"。

我几乎崩溃了,"我到底做了什么?"长久以来,我一心想要再生一个孩子,结果却是自己亲手扼杀了机会。我越来越不安,也越来越难受孕。我放肆地大哭了一场,痛定思痛,然后决定改变一切。首先,我联系了一位营养学家,帮助我制定目标,她教会我只有实现短期目标,才有望达成长期目标——减肥,然后怀孕。

我开始养成有益健康的生活习惯,记录下吃的所有食物,遵循膳食组合,摄入更多蔬菜而非淀粉。

我开始拒绝含热量的饮品,为了告别含有400卡(约1.67千焦)的调味咖啡,我开始自制不含奶油的咖啡。我将所需的零食分量装袋,每袋3块曲奇、8块咸饼干,这样我就不会贪食过量。

同时,我发现在繁忙的工作日我可以增加运动量。我不再直接乘坐电梯到7楼的办公室,而是先爬两层楼梯再搭乘电梯。

我丈夫也承诺配合健身计划,重新担任篮球裁判。

起初,我以为减肥见效非常缓慢,但事实上5个月之后我就减去了将近70磅(约

31.75 千克），回到了怀第一个孩子时的体重，这时距离我的理想目标仅有 10 磅（约 4.51 千克）的差距了。

当我 11 月份找医师复查时，她告诉"维持这种状态到圣诞节后，从 1 月份开始，你就可以继续克罗米芬的疗程了。"

我欣喜若狂，在整个圣诞节期间没有任何反弹，并于 12 月和医师完成身体评估，从 1 月起继续服用克罗米芬。这时，我们已经备孕超过 2 年了，随着我体重的恢复，我们越来越自信。在服用克罗米芬的同时，我还尝试用丈夫的精子做人工授精。我对这充满了希望，并期待当月就能顺利怀孕。

医师通知我受精 2 周后就可以做早孕测试。前一晚，我彻夜失眠，忍不住想："明天我就可以做早孕测试啦！"清晨 4 点，我实在等不及了，用验孕棒进行了测试，接着，我忍不住大哭起来，跑到卧室扑到爱人身上，喊："快起来，起来，阳性啦！"

9 个月后，在备孕满 3 年的时候，我迎来了我的小儿子。当他 16 个月大时，我又怀孕了，这次是个女儿。

从那时起，我和丈夫一直坚持健康的生活方式，现在也将它延续给了我们的孩子。我们维持了体重的稳定，并且活力四射。我的丈夫训练两个儿子打篮球，我们也会时不时踢踢足球或打打棒球。我们住得离自行车道不远，所以时常骑行。我们还养了一只狗，借着遛狗保证每天的日常散步。

感谢这种健康的生活方式给我们带来了五口之家，我们希望健康幸福万年长。

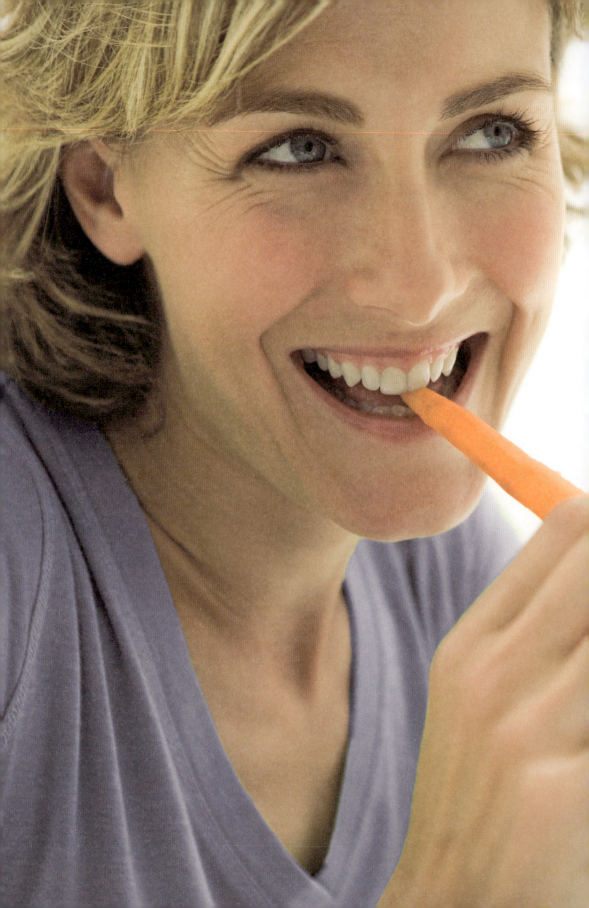

第二章
饮食与怀孕

正如生活细节影响一切，日常饮食也会对人体健康产生至关重要的作用，甚至会影响生育力。尽管饮食和生育力之间关系如何并没有最新定论，但是许多营养学家认为饮食对生育力的影响有利有弊。

迄今为止，关于两者关系最具说服力的数据来自20世纪70年代中期开始的、调查时间最长的一项女性健康研究，即著名的护士健康研究。每隔几年，调查者们就会从几十万名注册护士那收集问卷，获取诸如使用口服避孕药、孕史、更年期状况、日常饮食、吸烟以及其他生活细节等问题的数据。截至目前，已经有三批受访者参与了该项研究。

由哈佛大学公共卫生学院Walter Willett教授牵头的一组调查人员，针对护士健康研究的第二批受访者开展了饮食如何影响生育力的调查，其中有18000名女性正处于备孕状态，在随后的8年中，调查者发现绝大多数女性都顺利受孕，但有部分女性经历了不孕的困扰，甚至数百名女性存在排卵异常，她们被确诊患有"无排卵性不孕症"。通过对比正常受孕女性与受孕困难女性的饮食习惯，调查者们发现了一些有趣的结论。

备注：此外，业内也开展了部分针对营养摄入与男性生育力的关系研究，在第四章将介绍更多改善男性生育力的知识。

毫无疑问，饮食改善生育力和饮食促进健康的原理是相似的。所以，如果你的膳食习惯处于健康状态，那么将有利于备孕。如果你进一步改善目前的饮食方式，那么将会给你的心脏、血管、大脑以及其他身体部位，尤其是生殖系统，带来益处。此外，对于有体重困扰的人群，合理膳食可以实现良好的体重指数，从而进一步提高受孕率。那么为了达到这个目的，你需要避免些什么呢？请在下文Willett教授及其团队的研究发现中寻找答案吧。

碳水化合物：纯天然、未加工

近十年，碳水化合物可谓是臭名昭著，尤其在涉及减肥问题时。许多广受欢迎的减肥食谱都建议摄入极少量或者不摄入碳水化合物。事实上，碳水化合物并非一无是处，绝大多数时候，它们是你体内能量的主要来源。

然而，当涉及提高受孕率，或者改善整体健康时，碳水化合物的功效不尽相同。护士健康研究的结论表明，部分碳水化合物比其他一些营养物质更有助于生育。

碳水化合物的解释

许多食物和饮料中都富含碳水化合物。身体会通过消耗碳水化合物来得到血液中的糖（葡萄糖），并会流经各级血管，为机体维持正常功能提供所需能量。

碳水化合物分为两种：复合碳水化合物和单纯碳水化合物。复合碳水化合物包括含有淀粉及膳食纤维的食物，比如，淀粉质蔬菜、豆类蔬菜以及全麦食品（指用没有去掉麸皮的小麦磨成面粉所做的食品）。单纯碳水化合物包括水果中的自然糖分及蔬菜、牛奶、食品加工过程中添加的糖分。

碳水化合物与血糖

碳水化合物还可据其对人体血糖指数的影响不同进行区分。单纯碳水化合物极易被吸收，很快转化为葡萄糖，尤其是像白面包、糖果、蛋糕以及早餐麦片这样的精加工食品，这些食品对人体血糖指数影响极大，会促使体内葡萄糖含量急升骤降。

对血糖指数影响较小的碳水化合物有很多种，它们大多数富含纤维、需要较长的时间消化、能量转化进程缓慢，主要包括燕麦、大麦、糙米、蔬菜、水果、鹰嘴豆、扁豆和其他豆类等食物。

来自人体胰腺的两种激素负责调节血糖水平。当人体血糖水平过高时，胰岛素将糖从血管转移至细胞；当血糖水平过低时，胰高血糖素释放一些肝脏储藏的糖原。这个过程帮助机体获取适宜的能量，维持较为稳定的血糖水平。

如果食用过多富含葡萄糖的碳水化合物，你将面临血糖水平激增以及慢性血糖指数偏高的风险。倘若体内血糖和胰岛素水平居高不下，或忽高忽低，你的身体会反应迟缓，时间一长，将导致胰岛素抵抗。

在这种情况下，尽管胰腺分泌胰岛素，但人体对胰岛素不敏感，因此血糖水平持续偏高；接着，胰腺继续分泌更多胰岛素，直到身体的反应性跟上，继而导致血糖急剧下降。胰岛素抵抗会引发一系列健康问题，比如 2 型糖尿病、心脏病，有时还会带来生育问题。

碳水化合物与生育力

护士健康研究发现，女性摄入的碳水化合物总量并不会影响生育力，但是当总是摄入单纯或精制碳水化合物，即摄入高血糖负荷的食物时，会比正常女性面临更高风险的排卵异常。这类女性更常发生不孕症。与此相反，那些平时摄入含糖量较低食物的女性面临排卵问题的风险较低。

这可能与胰岛素抵抗及其对性激素的影响有关。此外，调查者们通过计算机模型对女性饮食进行分析后发现，女性在减少天然脂肪酸摄入的前提下摄入精制碳水化合物，就如同用一袋薯片取代一把坚果，这种买椟还珠的做法会增加无排卵性不孕症的概率。何况天然脂肪酸尤其是不饱和脂肪酸，可以提升受孕率。

那么碳水化合物的摄入底线是多少呢？只要情况允许，请告别薯条、饼干、超大份意大利面、米饭，而选择摄入全麦谷物、蔬菜、水果和豆类。尽管这意味着你要经常自备午餐或者无法在心爱的餐厅里随心所欲地点餐，但请相信，这种付出是值得的。后一类食物可以为身体提供健康、长效的能量，维持血糖平衡，确保体内激素正常分泌，并在此基础上加快备孕进程。

膳食脂肪：寻求有益脂肪

谈到脂肪与生育力，就不得不提一个特殊的反面角色——反式脂肪。根据护士健康研究发现，影响卵巢功能的既不是人体摄入的脂肪总量，也不是如饱和脂肪、单不饱和脂肪或多不饱和脂肪之类的特殊脂肪。

事实上，他们发现，当人体摄入较多反式脂肪，取代较为健康的不饱和脂肪时，将会增加无排卵性不孕症的概率。尤其是当人体用反式脂肪取代单不饱和脂肪时，哪怕仅仅是 2% 的热量变化，也会使不孕的概率翻番。

淘汰反式脂肪

所幸的是，将反式脂肪从你的饮食中去除将不再是件难事。美国食品药品监督管理局（FDA）已经要求食品行业将反式脂肪淘汰出局，这对你的健康和备孕都是好消息。

尽管反式脂肪也天然存在于一些食物中，但绝大多数都是由于食品加工过程中对不饱和脂肪的不完全氢化造成的。这种加工使得脂肪更易于烹饪，不易腐败。这些脂肪被称为人造反式脂肪。

尽管科学家并不清楚具体原因，但氢化后的植物油比其他脂肪更能引起胆固醇指标的上升。研究表明，人造反式脂肪会增加不健康的低密度脂蛋白（LDL）胆固醇，并降低健康的高密度脂蛋白（HDL）胆固醇，继而增加心血管疾病的风险。

检查食品标签

一般来说，烘焙类食品如饼干、曲奇、蛋糕以及许多油炸食品如甜甜圈和薯条，通常都含有反式脂肪。此外，起酥油和人造奶油通常也是反式脂肪的主要来源。

近年来，随着人们越来越关注饮食健康，反式脂肪已渐渐淡出食品行业，甚至正在被取缔，而在其正式退出食品行业前，人们最好查看营养标签以确认有无反式脂肪。

想要知道反式脂肪酸对生育力的破坏程度并不困难，试想，人体一天内摄入2000卡（约8.37千焦），而其中2%化成热量，等同于200卡（约0.84千焦）或者4克反式脂肪。

这意味着什么呢？美国及其他许多国家的食品制造商都会在食物外包装的产品营养标签上注明反式脂肪的含量，但是看破这些数据背后的把戏，还着实要费些工夫。以美国为例，假设每份食物的反式脂肪含量低于0.5克，则营养标签上就可标示反式脂肪的量为0，而一旦你食用几份，你将很快摄入4克反式脂肪。烤面包上的人造奶油，起酥油制成的饼干，一份甜甜圈和薯条，不经意间就让你摄入过量反式脂肪。

有一个非常简单的方式可以帮助识别反式脂肪，即在产品营养标签中确认有无"部分氢化植物油"的字样。

你应该吃什么呢？

根据上文，你可能认为必须从此告别甜甜圈，事实上，偶尔吃一个并不会造成多大伤害。需要注意的是，确实要避免长期摄入富含反式脂肪或部分氢化植物油的食品，这些食品通常富含热量，却缺乏营养。

人体可以从一些食物，尤其是植物性食物中汲取天然脂肪。比如，橄榄油、花生油和菜籽油中含有的单不饱和脂肪，对人体是有益的。坚果和牛油果也是非常不错的选择，它们同样富含单不饱和脂肪。

研究表明，单不饱和脂肪有助于控制胰岛素及血糖含量，而这两项指标的稳定有助于提升生育力。多不饱和脂肪

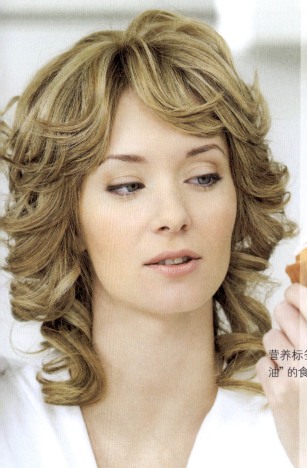

营养标签中有"部分氢化植物油"的食品应该避免食用

优质脂肪

单不饱和脂肪酸	多不饱和脂肪酸
橄榄油	大豆油
菜籽油	玉米油
花生油	红花籽油
牛油果	多脂鱼(鲑鱼、鲭鱼、长鳍金枪鱼)
坚果	豆奶

劣质脂肪

饱和脂肪酸	反式脂肪酸
肥肉	带包装的零食(薯片、咸饼干)
带皮的鸡	饼干、蛋糕
黄油	油炸食品
芝士	冷冻比萨
冰激凌	人造奶油

则是另一个理想的选择,其主要来自于鱼类、豆类食品以及多种植物油。

以下建议可以帮助你调节日常饮食中的脂肪含量。

- 检查食物营养标签,避免食用带有部分氢化植物油的成分。
- 用橄榄油代替黄油。
- 用橄榄油制作沙拉酱及卤汁,用菜籽油来烘焙。
- 尽量用鸡蛋替代品来取代全蛋。
- 将杏仁、果仁或瓜子撒在沙拉上,而不用培根丁或油炸面包丁。
- 闲暇时可以吃一小把坚果,但不要吃薯片或加工饼干。同时,无盐花生、核桃、杏仁、开心果也是不错的选择。另外,未添加黄油和盐的空气爆米花也很不错。
- 试着将未氢化的花生酱或者其他未氢化的坚果酱涂抹在芹菜、香蕉或全麦面包上。
- 汉堡中使用牛油果片而不是芝士或沙拉酱。
- 每周食用 2 次三文鱼或马鲛鱼来取代猪肉,每顿食用不超过 4 盎司(约 113.40 克)的海鲜食物。

蛋白质:多吃豆类和坚果

牛肉怎么样?或者说,猪肉、鸡肉、火鸡怎么样?肉类和家禽是美国人饮食的主要组成部分,它们可以提供身体所需的关键营养素——蛋白质。人体内的蛋白质是各个细胞、组织和器官的物质基础,蛋白质还参与修复和更新受损细胞、传输营养以及调节人体新陈代谢。然而这些勤劳的蛋白质并非永久性的,相反,它们在不断地被分解。为了补充这些被分解的蛋白质,人体会从饮食中摄取蛋白质。

肉类和家禽是蛋白质的主要来源,但不是唯一的。海鲜、鸡蛋、豆角、豌豆、坚果和种子也可以很好地提供蛋白质。如果你正在努力备孕,最好也关注一些其他富含植物蛋白质的食物。偶尔享受一顿多汁牛排无可厚非,但是如果主要依靠肉类食品获取蛋白质,将会不利于怀孕。

护士健康研究中的受访者反映的饮食要素之一就是蛋白质的摄入量。在统计结果时,尤其是和其他可能影响生育力的因素(如体重、吸烟和锻炼等)进行比对后,调查者们发现,相对于蛋白质摄入量较低的女性而言,摄入量较高的女性更容易发生排卵问题。调查者们还发现,如果在保持热量摄入持续稳定的同时,每天增加一份肉质食物(大多数受查者食用鸡肉和火鸡),患无排卵性不孕的概率将会增加32%。

调查组将数据输入计算机模型,以验证如果持续用一种能量来源代替另一种,会产生什么后果。结果显示,消耗5%来自肉类或家禽而非碳水化合物的能量,就会使不孕症概率增加19%;而获取5%来自植物蛋白质而非碳水化合物的能量,将会使不孕症概率降低43%。而一旦选择用植物蛋白质取代动物蛋白质,将使不孕症概率降低一半,这对于超过32岁的女性而言更为明显。

蛋白质计划

如果你的饮食习惯和绝大多数美国人一样,那么肉类在你的饮食中占重要地位。改变现有饮食方式很难,尤其是当你为家人烹饪时,再加上工作繁忙,烹饪时间紧张,你很难静下心来考虑新菜单。

微小的变化终会聚少成多,提前计划是个好办法。每周一开始,你就可以

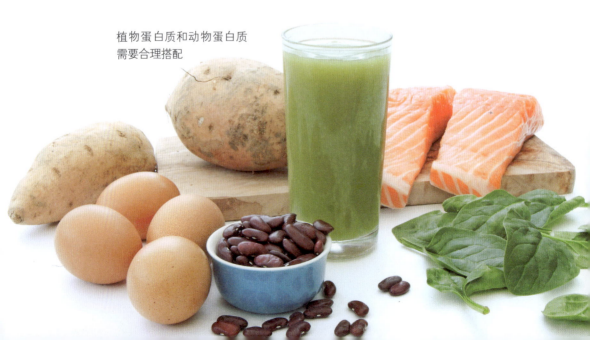

植物蛋白质和动物蛋白质需要合理搭配

> **问题：我究竟需要多少蛋白质？**
>
> 回答：通常，对于 19 岁以上的女性，每天需要摄入 46 克蛋白质。为了帮助你对食物中蛋白质的含量有更清晰的认知，下面举一些例子。
> - 1 盎司（约 28.35 克）杏仁（24 颗）=6 克蛋白质
> - 1 杯牛奶 =8 克蛋白质
> - 1 份百吉饼 =8 克蛋白质
> - 8 盎司（约 226.80 克）瓶装酸奶 =12 克蛋白质
> - 1 杯黑豆奶 =15 克蛋白质
> - 3 盎司（约 85.05 克）鳕鱼 =15 克蛋白质
> - 1/2 去骨、去皮的鸡胸肉 =26 克蛋白质

制定一周的菜单，多准备一些富含植物蛋白质的食物，少准备一些富含动物蛋白质的食物。

提前计划可以让你带着购物单去超市，便于集中性购买健康食物。在你的饮食计划中，最好每周给自己安排一顿素食晚餐。尽可能食用豆角和豌豆，这里包含各种易于保存的豆类植物（嫩菜豆和豌豆不属于豆类食物，被认为是蔬菜）。豆类植物富含蛋白质，能够很好地替代动物蛋白质，而且它们很好搭配，物美价廉。

常见豆类植物如下：

- 白豆和海军豆；
- 利马豆；
- 斑马豆和黑豆；
- 豇豆；
- 去皮干豌豆；
- 棕色扁豆和红扁豆；
- 鸡豆（鹰嘴豆）。

豆类植物的烹饪方式有很多种。这里为你提供一些建议：

- 用黄豆、豌豆或者小扁豆做汤或者炖菜，或者用它们来配米饭；
- 在沙拉里加入鹰嘴豆或者黑豆；
- 用磨碎的豆泥做调味汁和果酱。

鸡蛋、牛奶和奶制品同样可以提供蛋白质。坚果提供蛋白质和健康的不饱和脂肪像豆腐和味增之类的豆制品也同样可以提供蛋白质。

牛奶制品：含乳脂的奶制品是更好的选择

你也许会开玩笑式地问：在我们备孕的过程中，难道不可以偶尔放纵一下？答案是肯定的，你也许会惊讶地发现，在选择牛奶和奶制品的时候，全脂的、含乳脂成分高的反而对怀孕有益。从护士健康研究的数据中发现，与低脂或者脱脂的奶制品相比，食用全脂奶制品反而可以增加怀孕概率。

咖啡因与受孕

如果你和绝大多数美国女性一样,那么咖啡因在你的日常饮食中肯定是不可或缺的。不管是清晨的咖啡还是早茶,苏打水或是能量饮料,咖啡因总是可以及时唤醒你,并支撑你度过繁忙的一天。过去,关于健康饮食中能否有咖啡因的话题一直争议不断。通常孕妇都被告诫尽量避免咖啡因摄入,备孕女性也试图了解咖啡因的摄入是否影响其受孕。

迄今为止,并没有明确证据显示,每天喝 1~2 杯咖啡会对生育力产生多大危害。但是,一些研究发现了咖啡因摄入与受孕率降低存在联系,尤其是大剂量摄入(每天饮用 5 杯以上咖啡)。但后续的研究,包括一些调查其他生育力影响因素的研究,并没有明确这两者之间的联系。部分研究发现,苏打降低受孕概率,而茶叶则提升受孕率。所以研究者们很难认定,排除其他因素后,咖啡因本身是否会影响受孕。

尽管缺乏明确的数据,许多生殖专家还是建议将备孕女性应将每日咖啡因的摄入量控制在 200~300 毫克。此外,你还需注意咖啡和茶里面的其他物质,比如不含奶的奶制品中通常含有部分氢化植物油(反式脂肪酸),这些物质本身就会威胁你的心脏健康甚至是生殖健康。

咖啡被认为是咖啡因最主要的来源,但它并非唯一,而且不同口味的咖啡由于焙炒、冲泡方式以及分量不同,其咖啡因含量也不尽相同。唐恩都乐的一份大杯咖啡或者星巴克的一份超大杯咖啡就可以让你轻而易举突破专家建议的 200~300 毫克的摄入量。此外,焙炒方式也很重要,相比于焦炒咖啡豆而言,轻度焙炒的咖啡豆含有更多咖啡因,咖啡豆焙炒时间越长,咖啡因流失越多。

其他饮品和食物也会含有咖啡因,加起来后咖啡因总量绝对远超你的想象。请根据下面咖啡因含量表,确认你的咖啡因摄入量。

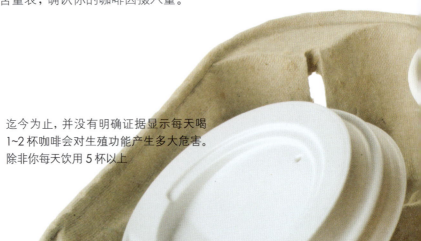

迄今为止,并没有明确证据显示每天喝 1~2 杯咖啡会对生殖功能产生多大危害。除非你每天饮用 5 杯以上

咖啡因含量

食品或饮品	分量	咖啡因含量（毫克）
唐恩都乐咖啡	大杯,20 盎司（约 556.99 克）	436
星巴克咖啡	超大杯,20 盎司（约 556.99 克）	415
星巴克咖啡	大杯,16 盎司（约 453.60 克）	330
星巴克咖啡	中杯,12 盎司（约 340.20 克）	260
唐恩都乐卡布奇诺	大杯,20 盎司（约 567 克）	151
星巴克拿铁或卡布奇诺	超大杯,16 盎司（约 453.60 克）	150
克里格胶囊咖啡机	1 杯,8 盎司（约 226.80 克）	75~150
麦当劳咖啡	大杯,16 盎司（约 453.60 克）	133
滴滤咖啡（自制）	8 盎司（约 226.80 克）	102~200
星巴克印度奶茶拿铁	超大杯,16 盎司（约 453.60 克）	115
红茶	8 盎司（约 226.80 克）	30-80
绿茶	8 盎司（约 226.80 克）	35~60
山露汽水	20 盎司（约 567 克）	90
健怡可乐	20 盎司（约 567 克）	78
百事可乐	20 盎司（约 567 克）	63
五小时能量饮料	1.9 盎司（约 53.86 克）	208
怪兽高能饮料	16 盎司（约 453.60 克）	160
红牛	8.4 盎司（约 238.14 克）	80
冷石奶油摩卡冰激凌	12 盎司（约 340.20 克）	52
TCBY 咖啡冷冻酸奶	大杯,13.4 盎司（约 379.88 克）	42
好时黑巧克力	1.5 盎司（约 42.52 克）	20
埃克塞德林止痛片	2 片	130
拜耳痛经止痛片	2 片	120

公共利益科学中心（Center for Science in the Public Interest）

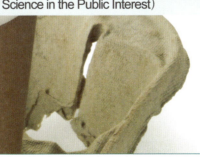

与蛋白质和碳水化合物一样,奶制品的摄入总量并不会影响无排卵性不孕症。研究者们进行了一项关于高脂和低脂奶制品的研究,在排除可能影响生育力的其他因素后,发现食用过量低脂奶制品,如低脂牛奶或酸奶,将增加出现排卵问题的风险。相反,食用全脂牛奶、冰激凌和芝士这样的高脂奶制品,反而可以降低出现排卵问题的风险。

你可能会纳闷:"不是低脂比高脂的好吗?"没错,营养学家建议2岁后尽量食用低脂奶制品和脱脂牛奶,以防人体摄入过多热量,而且低脂奶制品可以提供与高脂奶制品等量的钙质和其他营养素。

在保持热量摄入持续稳定的同时,如果每天喝一杯全脂牛奶,有助于降低排卵异常的风险。同样,每周享用一两次冰激凌,也有助于生育力的提升。

在你为心爱的冰激凌付钱时,记得提醒自己要保持热量摄入的稳定,因为体重增加本身就会引发生育问题。此外,小份全脂奶制品可以取代日常饮食中其他一些能量来源,比如,用餐时你可以少吃一些肉,多吃一些甜点,如半杯冰激凌或一些奶酪及水果等,或者在拿铁里加一些全脂奶。

一旦生殖问题解决,你就可以恢复往常的低脂奶制品。如果你不喜欢牛奶或其他奶制品,不要勉强自己,还有其他方式可以增强生育力。

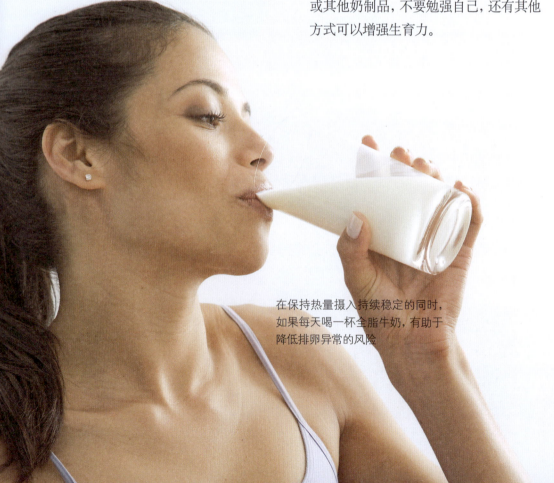

在保持热量摄入持续稳定的同时,如果每天喝一杯全脂牛奶,有助于降低排卵异常的风险

有助生殖的食物

早在21世纪前,科学家们就开始涉足研究食物与生育力之间的潜在关联。自古以来,人们不断在寻找有助于提升性功能及生育力的食物。

公元1~7世纪,人们认为各种品种的蓝花菜、芝麻菜和被称为"石龙子"的北非蜥蜴的肉是可靠的"春药"。其他一些受人欢迎的食物还包括茴香、罗勒、胡萝卜、开心果、红萝卜和田螺。而莳萝(古称洋茴香)、扁豆和莴苣则被认为有相反的功效。

《创世纪》中记载,近东地区的人们认为曼德拉草根具有增强生育力的功效,事实上,曼德拉草根确实有药用价值,但主要是致命的一面。

《一千零一夜》中提到一个治疗不孕的秘方,将鸦片、石龙子肉、乳香、香菜和蜂蜜混合在一起,在吃完香辣羊肉和鸽子肉后服用。

一种由产于北非的绿色甲虫斑蝥制成的粉末,由于毒性问题,在20世纪90年代被摩洛哥市场禁止出售,但是坊间认为这种粉末有助于提升男性生育力。

在16~17世纪时,欧洲开始流行中药制剂,随之而来的是纷繁复杂的配料及说明。在17世纪的欧洲,人们认为地瓜和土豆也是春药的成分之一。

在文学作品和民间传说中,牡蛎是很好的催情食品。尽管中世纪认为过量饮酒会损伤性功能,但在当时,啤酒和白酒被人们认为有催情的功效。

有研究者试图找寻春药和促生殖食品间的关系,或许两者存在一定关联,但希波克拉底对健康生活方式的理念至今适用:"保持适度锻炼、饮食、睡眠以及性爱欢愉。"

关注你的健康

遵循本章的膳食建议,你肯定能增加受孕率,这听上去很诱人。但事实上,你还需要记住怀孕是个复杂的过程,除了饮食,还受其他许多因素的影响,包括生活方式、基因、环境以及其他一些不可管控的因素。此外,本书列举的建议是基于部分研究的结论,仍需其他独立研究的进一步证实。

除了部分对奶制品的研究,绝大多数研究的健康建议基本上适用于所有人——多吃水果、蔬菜和全麦谷物;保持健康的体重;尽可能丰富蛋白质来源,包括植物蛋白质;保持热量摄入控制在健康范围内。

如果你能恪守以上膳食原则,同时适当运动、戒烟,将对你的身体健康大有裨益,作为福利之一,你的生育力也将得到极大提升。

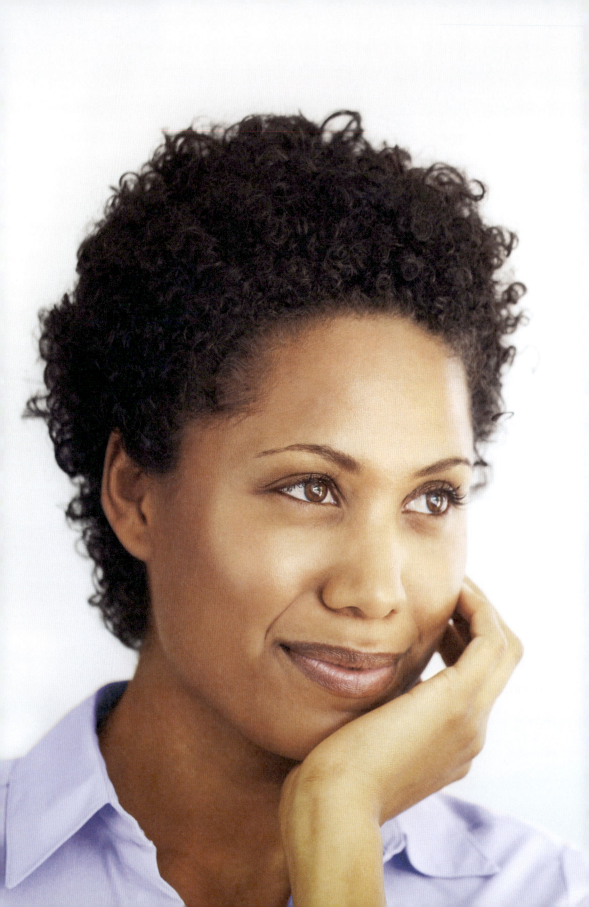

第三章
额外准备

在前两章，我们探讨了如何通过改善生活方式来提升生育力，确保在身体最佳状态时孕育宝宝。本章，我们将关注孕前的终极步骤。一般来说，一位健康的妈妈和一位健康的爸爸完全可以孕育一个健康的宝宝。首先第一步，确保备孕前预约你的医师或健康咨询顾问，不管是家庭医师、妇产科医师、护师还是助产士。孕前咨询有助于你和保健医师排除健康怀孕的任何风险，并采取措施降低风险。

最好夫妻双方都接受孕前咨询，明确在备孕这件事情上双方的参与度。谈到健康备孕，需要明确的是，男性的健康和生活方式与女性的一样重要。下面将列出一些议题，在咨询过程中保健医师可能会和你们探讨。

停止避孕

也许你会认为，停止服用避孕药之后要很长时间才会怀孕，实际上一旦停药，可能 2 周后就会恢复排卵，而有一些女性，排卵恢复的时间可能更长。停用避孕贴片或者避孕环也是一样的。

与你听说的或书上看到的有所不同，在停药后并不需要间隔期。当然，如果在停药和备孕前有一次正常月经，将有助于你掌握排卵时间，进而计算预产期。如果停用避孕药后，你想隔几个月再怀孕，不妨用其他避孕方式，比如避孕套、避孕海绵或安全期避孕，直到你认为时机合适。

如果你是无间隔地每日连续用药，情况也是一样的。最新研究表明，这种情况下一旦停药，女性会在 1 个月左右恢复正常月经周期。

如果你采取的是长效避孕方式，比如孕激素植入或注射，那么生育能力的恢复可能要更长时间。植入物需要移除，注射的药物也需要时间降解。但是，很多女性仍然可以在3~5个月恢复正常生理周期，绝大多数女性在停止避孕措施之后，1年之内都会成功受孕。对于使用宫内节育器（IUD）的健康女性而言，一旦取环，立即就能恢复正常的生育能力。

药物治疗与辅助措施

如果你正在使用任何一种药物、药膏或其他产品，不管是处方药还是非处方药，都必须在孕前咨询时告知医师，确认是否可以继续服用。根据你的身体状况及药物特点，医师会调整剂量、更换其他药品或停止用药。

并非所有药物都是有害的，事实上有些药具有非常重要的作用。当然，正如你所知，有些药会造成出生缺陷，比如，用于多发性骨髓瘤及其他疾病的沙利度胺及用于治疗重度痤疮的异维A酸等。这些药物对未出生的胎儿有致命性伤害，比如四肢畸形、心脏疾病、智力低下以及其他不可逆的损伤。服用上述药物的人群需要严格避孕。

对于绝大多数日常服用的药物，很难明确其对怀孕的影响。原因之一是，通常孕妇不会被纳入药物试验，以防对胎儿造成任何可能的伤害。现有数据显示，药物在不同孕期对胎儿的影响不同，在妊娠的前8周，胎儿的器官和四肢正在形成，此阶段胎儿最易受到伤害，这也很好地解释了孕前用药咨询的重要性。

在为孕妇或备孕女性开药时，绝大多数医师都会权衡药物对胎儿的危害以及药物对病情的疗效。举例说明，当你用药物控制使哮喘病情稳定时，不管是孕前还是孕中，多数医师都会首先考虑母亲的身体健康，而在整个孕期继续你的治疗方案。

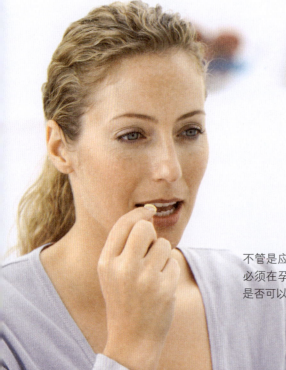

不管是应用处方药还是非处方药，都必须在孕前咨询时告诉医师，以确认是否可以继续服用

问题：如果我服用了抗抑郁药，怎么办？

回答：处于抗抑郁药物治疗中的女性在准备怀孕时会很担心自己的状态，害怕药物影响宝宝。这种担心是对的，如果你在服用抗抑郁药的同时准备怀孕，那么为了宝宝的安全考虑，最好先停药一段时间。但是在顾及宝宝安危的同时，你也必须考虑停药对自身可能引发的后果。

怀孕的生理改变和体内激素的急剧变化，会极大地影响情绪和情感，对于原本就有抑郁或焦虑病史的女性而言，这种影响更大。在一项关于妊娠期间服用抗抑郁药的大型研究中，调查者们发现抑郁症的复发非常常见，那些在孕前或怀孕早期停药的女性，复发率更高。同时，选择减少药物剂量的女性也面临很高的复发风险。孕期及产后对抑郁症的忽视将带来极大风险。

母体	宝宝
症状恶化	孕期生长受限
无法自理	低出生体重儿
体重增加不满意	产后发育迟缓
体重减轻	产后认知障碍
早产	
很难与新生儿建立亲密关系	
无法承受为人父母的压力	

抗抑郁药对胎儿影响的研究表明，药物引发上述风险的概率并不高。绝大多数孕期接受抗抑郁药治疗的女性生育的宝宝与常人无异，但可能面临一些产后暂时问题，比如轻微震颤或呼吸急促，严重的可能发生肺部或心脏问题。但关于这类并发症发生的可能性仍需更多研究以进一步确认。

绝大多数专家认为，对于中、重度抑郁症患者，在孕期继续药物治疗是利大于弊的。不过，医师可能会在药品上进行调整。尽管绝大多数抗抑郁药的药性相似，但有一些更适宜孕期使用，有一些则应规避，比如，帕尼西汀在孕期就不建议使用。

如果你有轻度抑郁症，最好联系医师寻求非药物治疗，比如，侧重于纠正不良情绪及行为的认知行为疗法，以及帮助你自我表达、与他人沟通的人际关系疗法。

另外,别忘了与保健医师讨论近期或偶尔服用的非处方药,比如止痛药或抗组胺药。保健医师会为你制定最佳方案。通常,止痛的对乙酰氨基酚(泰诺)和抗过敏的西替利嗪(仙特明)可以在孕期服用。但需要记住,不论是西药、中药,还是补充剂,如非必要,请勿服用。

产前维生素

进行孕前咨询时,保健医师极有可能建议你一旦备孕就开始服用产前维生素。事实上,最好孕前3个月就开始服用产前维生素,它可以确保你获取足够的叶酸、钙、铁,这些都是孕期非常关键的营养素。

下面讲一下这些营养素如此重要的原因。

▸ 叶酸有助于避免神经管缺陷的发生,从而避免严重的大脑和脊髓异常。宝宝的大脑和脊髓由神经管发育而成,而神经管主要在怀孕第一个月形成,这时候很多人可能还不知道自己怀孕。让自己的身体提前储备叶酸可以使你的宝宝尽可能地避免神经管缺陷。

▸ 钙可以给妈妈和宝宝带来更强壮的骨骼和牙齿。钙还可以帮你维持正常的新陈代谢,维持肌肉及神经系统活动。

▸ 铁为妈妈和宝宝提供血细胞和肌肉细胞所需养分。铁可以预防贫血,避免血

哪种产前维生素最好呢?

在孕前咨询时,保健医师可能会指定某个品牌的产前维生素,也可能建议你自由选择。不管是大型医药连锁店,还是各式各样的品牌药店,非处方柜台都提供多种产前维生素。或者你也可以通过医院开具处方来购买产前维生素。那么这意味着什么呢?哪种产前维生素最好呢?

事实上,各品牌间并没有明显的好坏区分,对绝大多数女性而言,普通价位的和大品牌的产前维生素功效是一样的。

通常,在选择时注意是否含有以下物质。

▸ 叶酸:400~800微克
▸ 钙:250毫克
▸ 铁:30毫克
▸ 锌:11毫克
▸ 维生素 B_6:2毫克
▸ 维生素 C:85毫克
▸ 维生素 D:600国际单位

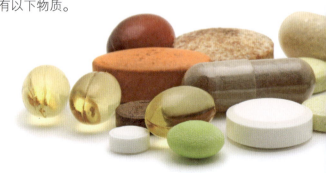

液中缺乏健康的红细胞。
- 产前维生素可以增加婴儿的出生体重。部分研究显示，产前维生素可以降低低出生体重儿的风险。

如果服用产前维生素后，你感觉呕吐不适，那么请尽量睡前服用或服用后吃点点心，服药后立即嚼口香糖或口含硬糖也会帮助改善症状。如果服用后有便秘，可以多喝水，在饮食中加入膳食纤维，增加日常运动量。此外，还可以请保健医师使用大便软化剂。

如果以上建议仍然无效，还可以尝试其他方法。比如尝试另一种产前维生素，或者避免服用多功能维生素，或分开服用不同种维生素。

疫苗接种

备孕时，所有女性都希望自己尽可能地健康，大家尤其关注的就是疫苗。某些病毒感染，比如水痘、风疹、乙肝，可能对未出生胎儿造成伤害。如果你之前没有接种过疫苗，或者你对自身免疫力没有把握，保健医师可能会建议你接种疫苗。

对于部分疫苗，尤其是风疹和水痘疫苗，最好在接种4周以后再考虑受孕。

如果你有出国的打算，保健医师可能还会建议接种其他一些疫苗，比如甲肝、脑膜炎以及肺炎疫苗。如果你去某地旅游需要注射疫苗，那么你回来后最好隔一

请记住，产前维生素只是健康膳食的一部分，并不能代替日常膳食中的营养成分。它们并不能完全满足你对维生素和矿物质的日常所需，所以健康饮食很重要。除此之外，根据个人情况，保健医师可能还会建议加大某些营养素的摄入量。

处方与非处方

部分女性除服用产前维生素外，还需服用更大剂量的叶酸，这时保健医师可能会开具一份含有更大剂量叶酸的处方维生素，通常含有1毫克叶酸。特定情况下，尤其是该女性之前生育的宝宝有神经管缺陷时，每日叶酸需求量则会更大。

如果保健医师明确建议你服用定量的叶酸，那么最好服用医师开具的处方药，而不是试图加大普通产前维生素的剂量，以获得叶酸的指定摄入量，这样有可能在加大叶酸摄入量的同时，使得其他维生素和矿物质的摄入量超标。

疫苗接种指南

疫苗	预防功效	孕前	孕中
甲型肝炎（灭活）	由甲型肝炎病毒引发的肝炎，该类病毒通常通过被感染的食物和水源进行传播	如有需要，可接种	如有需要，可接种
乙型肝炎（灭活）	由乙型肝炎病毒引发的肝炎，该类病毒通常通过人体体液进行传播；可转化为慢性肝炎	如有需要，可接种	如有需要，可接种
人乳头状瘤病毒（HPV）	常见生殖道 HPV 引发宫颈癌及生殖器疣	26岁以下可以接种	不可接种，尚待商榷
流感疫苗（活）	季节性流感及甲型 H1N1 流感病毒	可接种，避免接种后4周内怀孕	不可接种
流感疫苗（灭活）	季节性流感及甲型 H1N1 流感病毒	可接种	可接种
脑膜炎球菌 —多糖（灭活） —结合（灭活）	由细菌造成的脑膜炎感染会导致颅内感染（脑膜炎）	酌情处理	酌情处理

段时间再受孕，以防被病毒感染。查看上述表格，以确认哪些疫苗可以在孕前接种，哪些可以孕期接种。

孕期接种疫苗

疫苗最好在孕前接种。部分疫苗在孕期接种是安全的，其他则带有潜在风险。通常，带有灭活病毒的疫苗可以在孕期接种，对胎儿带来伤害的风险很低；但是含有活病毒的疫苗就不建议在孕期接种了，因为科学家目前还无法排除这种疫苗对胎儿的危害。

有两种疫苗对妈妈和宝宝很重要，建议在孕期接种。

流感疫苗

美国疾病预防控制中心（CDC）建议在流感高发期，尤其是在10月初至次年3月底这段时间，除非对鸡蛋严重过敏，或者前一次接种流感疫苗后有强烈反应，不然怀孕的女性最好接种季节性流感疫苗。努力备孕的女性也应接种这种疫苗。

怀孕会给你的心肺功能带来额外负担，同时还会影响你的免疫系统。这些

续表

疫苗	预防功效	孕前	孕中
麻风腮三联疫苗	麻疹、流行性腮腺炎、风疹（德国麻疹）	可接种，避免接种后4周内怀孕	不可接种
肺炎球菌多糖疫苗（灭活）	感染肺炎球菌引起的疾病，潜在的严重感染，包括肺炎和脑膜炎	酌情处理	酌情处理
破伤风白喉百日咳混合疫苗（Tdap），一剂即可（类毒素、灭活）	破伤风、白喉、百日咳	可接种，优先接种	可接种，优先接种
破伤风白喉疫苗（Td）（类毒素）	破伤风和白喉，一种呼吸道疾病	可接种，Tdap优先接种	可接种，Tdap优先；最佳时间是孕期27~36周时
水痘疫苗（活）	水痘	可接种，避免接种后4周内怀孕	不可接种

美国疾病预防控制中心（Centers for Disease Control and Prevention）

不仅会增加患流行性感冒的概率，还可能会引发流行性感冒并发症，比如肺炎和呼吸窘迫。而这些并发症将可能导致流产、早产或者其他妊娠期并发症。季节性流感疫苗可以帮助你减少这些困扰。

更有趣的是，流感疫苗还可以在宝宝出生后保护宝宝。婴儿极易感染流感病毒，但婴儿在出生6个月之后才能接种流感疫苗，如果妈妈在孕期接种流感疫苗，母体产生的抗体将穿过胎盘屏障，进入胎儿体内，帮助宝宝抵御流感病毒的侵袭。

如果你尚不确定自己是否怀孕，建议接种流感疫苗而不是鼻部喷雾疫苗。流感疫苗（灭活）是由灭活病毒制成的，不管在孕期的任何阶段接种都不会对母体和宝宝造成伤害。而鼻部喷雾疫苗（活）是由活病毒制成的，因此不太适用于孕期。这两种疫苗都可以在孕前接种，但鼻部喷雾疫苗接种后，最好在接种4周内避免受孕。

每年美国食品药品监督管理局（FDA）会决定用哪些病毒来制作流感疫苗，这主要取决于前一年是哪种流感病毒传播盛行以及哪种疫苗病毒能够很好地克制这种病毒。自 2010 年之后，流感疫苗都会包含甲型流感病毒（禽流感）和季节性流感病毒。

破伤风、白喉、百日咳混合疫苗

医师建议每位女性不管何时接种过百日咳或破伤风疫苗，在孕期都需要接种一定剂量的破伤风白喉百日咳混合疫苗，以预防上述病症。百日咳是很危险的，尤其可能会对婴儿造成致命性伤害。接种这种疫苗不仅可以帮助你在孕期预防这些疾病，还可以帮助宝宝出生后抵抗这些病毒的侵袭。

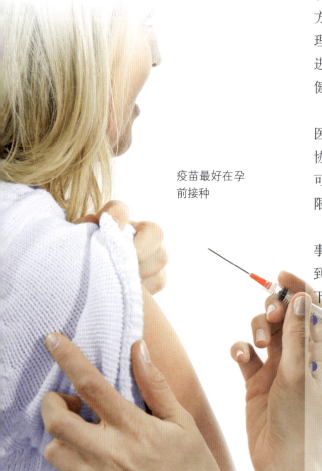

疫苗最好在孕前接种

慢性疾病

有慢性疾病的女性，很自然会担心是否影响生育力以及宝宝的健康。首先放轻松，不要太过焦虑。患有糖尿病、哮喘、癫痫、抑郁症或高血压等慢性疾病并不代表你无法生育，或者无法拥有健康的宝宝。只是你和保健医师都需要更多关注健康状况，为健康地孕育宝宝提供更好的条件。此外，你需要配合保健医师，确保慢性疾病在可控范围内，并努力使自己在孕前尽可能地保持健康状态。

在多数案例中，原来的治疗计划得以继续。事实上，备孕计划是很好的推动器，促使我们更多地关注健康的生活方式，比如保持适度定期的运动以及合理健康的饮食。这些改变可以极大地促进身体健康，同时有助于受孕及胎儿的健康。

最重要的是，你千万不能未经保健医师许可就擅自停药，而是应该和医师协商一致，决定最佳的治疗方案，医师有可能建议调整剂量或更换药品，以最大限度地降低受孕和怀孕的风险。

保健医师也会告知孕期需要注意的事项。为了避免在胎儿发育的关键期受到药物的干扰，保健医师可能会给你以下建议。

▶ 尽可能少服用药物，在保持疗效的基础上选择风险最小的药物。
▶ 避免使用新研发或试验中的药物，因为还不能确定它们是否影响怀孕。

> **问题：如果我只有一个卵巢，还能怀孕吗？**
>
> 回答：可以。如果因卵巢囊肿等原因手术切除一个卵巢，受孕概率可能会比较低，但并不意味着无法怀孕。
>
> 尽管目前关于单卵巢女性怀孕的研究比较有限，但有数据显示，该人群中将近一半的女性都可以受孕，而且绝大多数都是自然受孕，无须借助辅助生殖技术。而且有一部分女性，可能就是因为卵巢疾病导致生育困难，才进行了手术切除。
>
> 年龄是很关键的因素。越年轻的女性，卵巢中的基础卵泡越多，但是年龄因素并不能阻拦你去尝试。即使只有一个卵巢，本书中的绝大多数建议仍然适用于你的备孕，和其他正常女性毫无差异。

如果你的症状较轻，不必冒着宝宝被影响的风险服用药物，那么你和保健医师商议后可以在怀孕前停止用药。比如，轻微的高血压，部分医师不会建议你服用降压药，而是采取密切观察的措施，尤其是在血压有下降趋势的早孕期。对于某些病症，医师会让你逐渐减少用量，而不是突然停止用药。

基因检测

基因检测可能并非是你想了解的话题，绝大多数准爸妈都不希望听到自己可能会遗传一些基因问题给宝宝的消息。别害怕，世界上绝大多数新生儿都是健康的。

在孕前咨询中，保健医师可能会和你讨论基因筛查，但是否考虑则由你自己做主。为什么要进行基因筛查呢？有些人的基因构成会增加宝宝出现健康问题的风险。基因携带筛查检测可以帮助准爸妈们发现他们自身携带的基因是否会有影响新生儿的风险。

举例说明，假如夫妻任何一方有遗传缺陷的家族史，比如囊性纤维化病，最好在孕前接受基因携带筛查检测，以确定夫妻间是否有人携带增加孩子患病风险的突变基因。

人们经常会误解患有遗传性疾病的风险。有些人觉得自己极有可能患有家族遗传病，比如家族性乳腺癌或亨廷顿舞蹈病，而事实上他们患病的风险远比想象中要低。基因筛查将测试出你或伴侣是否携带有缺陷基因，以及将缺陷基因遗传给下一代的概率。

如果存在以下问题，你可以咨询专业的遗传咨询师。

▶ 你或者伴侣有家族遗传史。
▶ 你来自特定缺陷高发病率的种族。东

人群筛查

某些种族和民族的人群患有某些特定疾病的概率比其他人群高。如果来自这样的人群,最好告知保健医师或遗传咨询师你是风险型基因的携带者,确定是否需要筛查。通常,当你携带 25% 以上的该种族血统时,患有遗传疾病的概率会更大。

通常基因筛查测试都是基于夫妻一方。如果筛查测试结果正常,那么另一方无须测试;如果一方筛查测试结果异常,则另一方也需要筛查。

种族或民族	遗传缺陷
东欧犹太人(德系)	布鲁姆综合征、海绵状脑白质营养不良、囊性纤维化病、家族性自主神经障碍、范科尼贫血、白塞综合征、黏脂贮积症四型、尼曼匹克病、家族黑蒙性白痴病
法国的加拿大人,卡津人	囊性纤维化病、家族黑蒙性白痴病
非洲血统的黑人、西班牙人、意大利人、希腊人	贫血
中国人、东南亚地区人(柬埔寨人、菲律宾人、老挝人、越南人)、亚洲的印度人、巴基斯坦人、孟加拉人、中东人	地中海贫血
中国人、东南亚人、地中海人	α-地中海贫血
非拉丁裔白人	囊性纤维化病

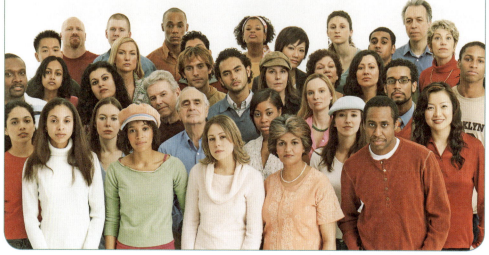

欧犹太人(德系犹太人)面临几种高发囊性纤维化病。亚洲人、中东人和地中海人患有地中海贫血的概率更高，具体请查看上页人群筛查。
- 你的年龄超过 35 岁。有时，父母的年龄也会影响基因缺陷遗传给孩子的概率。
- 你总是生育出有遗传缺陷的孩子。
- 你之前有生育问题及患有复发性流产。
- 你怀疑自己的工作、生活方式以及用药史对怀孕有风险。
- 虽然并不担心自己有遗传疾病的风险，但是想了解更多关于基因筛查的知识。

遗传咨询师通常是作为保健团队中的一员，来为遭受遗传疾病困扰的家族提供信息与支持。他们可以从以下方面给予帮助：
- 确定你未来的孩子是否会有生育缺陷或遗传缺陷；
- 确定基因筛查对你是否适用，以及筛查结果如何使用；
- 解读筛查结果；
- 明确特种疾病对孩子产生何种干扰；
- 在与你协商一致的前提下做出决定。

振作精神

如果以上信息让你觉得难以接受，不要担心，实际生活中远没有书本上说的那么复杂。你应该关注的就是让自己尽可能地健康，这是每个人的追求目标，对备孕女性而言尤为重要。

保健医师可以帮助你和伴侣达成目标。和保健医师沟通讨论后，他会根据你的个人情况制定一份私人定制的健康方案，其中有些部分甚至会趣味十足，比如和伴侣尝试一起运动，或者外出尝试更健康的新菜品。

所以，大胆地迈开脚步吧，今天的行动会让你在将来受益无穷。

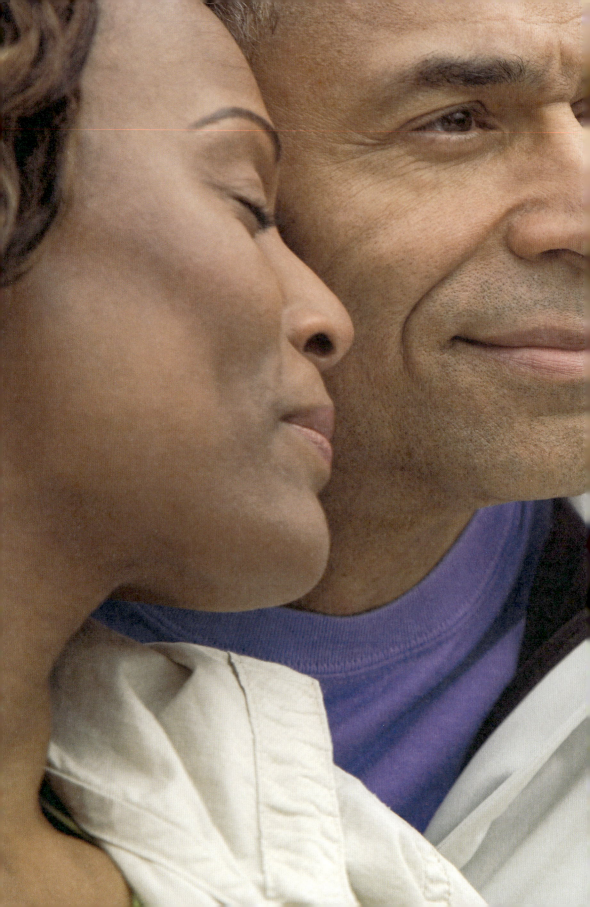

第四章

健康的精子

谈到怀孕，人们很自然地会把注意力放在女性身上，因为是女性"十月怀胎，一朝分娩"。但事实上，在"造人"这件事上，男性的角色与女性一样重要。为了受精卵的形成，一枚极其幸运的精子必须历经千难万阻，穿过女性生殖道，成功找到卵母细胞，并一头冲进去，完成两个细胞的结合。这可不是一件小事。一次射精后，有数以百万计的精子进入阴道，只有几千个能顺利进入输卵管，这条路上还充满了艰难险阻，比如阴道内的酸性体液、厚重黏稠的宫颈黏液以及抵御入侵者的防御细胞。最终，卵母细胞外层物质的化学反应只允许一枚精子进入。因此，要想成功受孕，首先要有足够强壮、健康的精子一路过关斩将，到达终点。

虽然健康精子并不总是唾手可得，但有些措施可以帮助提升精子质量。首先来了解一下健康精子的来源，然后再确定提升生育力的可行办法。

精子健康与生育力

男性生殖系统其实就是精子生成、储存和运输的过程。一枚小小的精子包含了婴儿所需的一半遗传物质。男性生殖器官主要包括睾丸、附睾、输精管、前列腺、精囊、尿道及阴茎。

生殖过程自睾丸开始，睾丸内部缠绕着许多细管（精曲小管），由精曲小管内产生出大量的精子细胞。在精曲小管里，一些形状规则、呈圆形的精原细胞首先分裂成精母细胞，然后经过变形成为精子细胞，接着精子细胞成长为年轻的精子。当精子成熟后，形成其独特的形状：头部（携带了遗传物质）、颈部和尾部。

发育中的精子不擅长移动，只有当精子离开睾丸、进入附睾时才能发挥作用。在附睾内，精子经历了慢慢成熟化的变化。成熟的精子通常储存在附睾中等待射精，射精的那一刻，精子通过白色

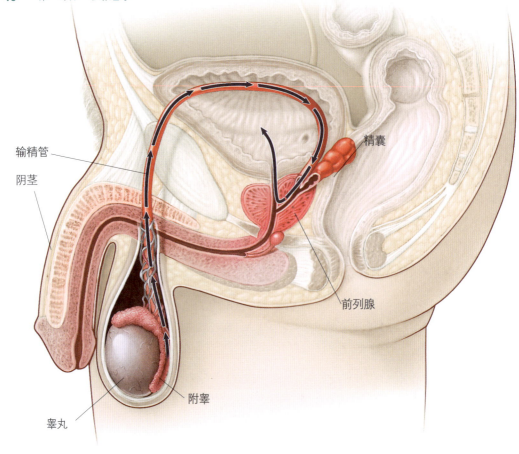

精子在睾丸内产生,然后转移至附睾进行储存,等待发育成熟。射精时,精子由附睾进入输精管,然后进入前列腺(在前列腺内,输精管和精囊结合会形成射精管),接着精液由射精管排入尿道。精液排进尿道后,由阴茎排出

的、黏稠的精液排出。精子排出后,在女性生殖道内完成最终的成熟步骤,称之为精子获能,此后,精子才具备和卵母细胞结合形成受精卵的能力。

从最初的分裂到最终的成熟,精子的生长周期为2~3个月,这意味着任何改善健康的努力都需经过几个月才能对生育力产生影响。通常,无数个精子在睾丸和附睾内生成及成熟的不同阶段循环同步进行。所以总是有成熟的精子跃跃欲试,以便男性随时可以完成生殖任务。

考虑到精子与生育力的相关性时,精子的数量、结构、活力是很重要的,其中数量和活力尤其重要。

数量

通常一次射精会排出数百万精子,如果精子数量过少,会降低受孕的概率,

因为这意味着能使卵母细胞受精的候选者数量不足。所以，射精时排出精子的数量越多，越有利于生殖。

结构

精子的结构又称为形态。正常精子似蝌蚪状，由头、体、尾三部分构成，卵圆形的头部和较长的尾部，便于它们进行快速、直线活动。如果头部形状不规则或者尾部尖而卷曲，可能意味着精子难以通过女性生殖道、难以穿过卵细胞。所以射出的精液中形状和结构正常的精子越多，生育力越强。

运动能力

要想成功与卵细胞结合，精子必须运动很长一段路程——穿过女性的宫颈、子宫及输卵管。这就是所谓的能动性。绝大多数精子都能正常运动是最好的状态，如果能运动的精子少于40%，那么可能会影响生育力。

精子固然重要，但是也不能忘了，每个人都不一样，即使是同一个人前后两次射精所排出的精子的特征也可能大不一样。精子质量会影响生育力，但精子正常并不能保证能够成功怀孕。健康对精子有很大的影响，通常身体越健康，精子质量越高。

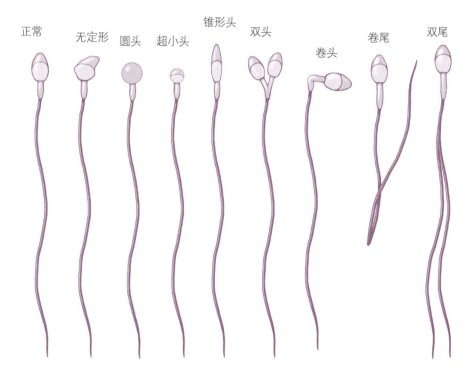

正常精子拥有卵圆形头部及长长的尾部。畸形精子有头部或尾部缺陷，比如超大头或畸形头、卷尾或双尾等。这些缺陷会影响精子到达以及刺穿卵泡的能力

如何改善精子健康

尽管关注男性生育力改善的研究并不多见，但越来越多的证据显示，有些方法有助于改善男性生育力。这其中包括维持健康的体重、摄入均衡健康的膳食、坚持适度运动并合理管控压力。虽然完成以上步骤并不能保证一定能够怀孕，但确实能起到促进作用，而且绝对有益无害。事实上，做到以上几点也有益身心健康，健康的身体不管是对于个人还是夫妻，都是改善生育力的重要途径之一。

维持健康体重

部分研究表明，肥胖会减弱男性生育力。有研究发现，男性体重指数超标（详见本书5页），会延长备孕时间甚至导致女性不孕。关于体重对男性生育力影响的研究显示，体重指数超标会降低精子数量、睾酮水平以及精子存活率，从而增加辅助生殖技术的使用率。即使在考虑到生殖系统疾病、吸烟等其他因素时，也依然如此。较高的体重指数还会影响精子的运动能力。

尽管体重超标多少会影响精子质量尚未明确，但是体重超标引起的后果却远不止影响精子质量，还会引起激素紊乱以及精子DNA的转变。和女性一样，体重超标会影响男性性激素的分泌，引发雄烯二酮、睾酮和主要雄激素的降低以及雌激素的上升。这些激素紊乱会影响精子的产生以及性功能，比如勃起障碍。

所幸的是，一般情况下只要减去超标体重就可以使激素分泌恢复正常。研究表明，保持正常体重和身体灵活度会降低性功能障碍的风险。健康的膳食是维持健康体重的关键因素。除此之外，适度锻炼也有助于减肥。

如果你需要减肥却又不知该如何开始，不妨和保健医师聊一聊，他们可以帮助你制定个体化的健身计划，并明确伴侣可以提供的帮助。一起锻炼，或者共同下厨都可以让夫妻双方体验"在一起"的感受，进而增强双方的生育力。

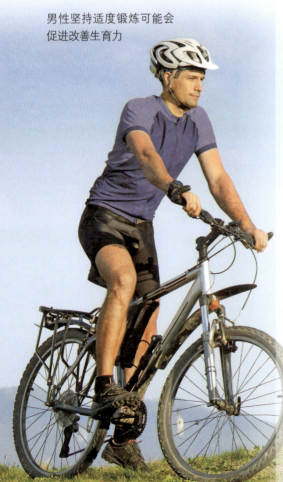

男性坚持适度锻炼可能会促进改善生育力

摄入健康膳食

均衡营养的膳食可以帮助保持健康体重,促进身体健康。如果想提高生育力,必须牢记两件事:尽可能多地食用水果和蔬菜;远离饱和脂肪。

研究表明,与西式餐点中的红肉、精加工食品、甜品相比,鱼肉、鸡肉、水果、蔬菜、全麦以及豆类食品的适当增加,有助于改善精子的运动能力。均衡膳食还可以帮助预防与不孕症相关的维生素缺乏症。

多食用水果和蔬菜

推荐水果和蔬菜的理由之一是它们富含抗氧化剂,可以帮助抵抗自由基对细胞的损害。作为新陈代谢的产物,自由基产生于食物向能量的转化过程以及人体运动时。此外,人体还可以从香烟烟雾、污染的空气以及紫外线等外部环境中获得自由基。人体精子的生成过程中也会产生少量的自由基。

如果体内自由基超标,多余的自由基通过氧化应激反应损害精子等健康细胞,该过程会抑制精子的移动及生殖功能,破坏精子细胞的 DNA,最终导致不育。

抗氧化剂可以通过清除自由基来抑制氧化应激反应,保护精子及其他细胞免受侵袭。在一项生育力正常男性与生育力异常男性的饮食对比研究中,研究人员发现,当男性食用更多生菜、西红柿及桃、杏等富含抗氧化剂的蔬菜和水果时,会拥有更高质量的精子。

简而言之,去超市购物时,尽量选择一些沙拉配菜及新鲜水果,以呵护你的心脏和精子。

限制饱和脂肪

在上述研究中,研究人员还发现,精子质量的高低与摄入富含饱和脂肪的加工肉制品及奶制品的多少有关。

另外,一项针对丹麦年轻男性的调查证实了类似的研究发现。受访者是正在接受国家征兵体能测试的年轻男性,他们自愿捐献精液样本,并完成饮食调查问卷。

调查者根据受访者们日常摄入脂肪的种类将他们进行分组,包括饱和脂肪、多不饱和脂肪和单不饱和脂肪。在考虑体重指数、饮酒以及吸烟等其他可能影响精子质量的变量后,调查者发现精子浓度和精子总数随着饱和脂肪摄入的增加而降低。其他一些食物也可能削弱生育力,比如富含反式脂肪的食品及含糖饮料。

但这一点,尚未得到证实。那你该怎么办呢?尽量保持正常的饮食,不要另辟蹊径,无须完全排除某些特定食物或饮料,只需尽量少食用富含饱和脂肪、反式脂肪及糖分的食物,这对你的身体健康和精子质量都有好处。

运动

定期运动是每个健康计划上都有的必备要素。如果要找长生不老药,那么

> **哪些是提高精子质量的营养补充剂？**
>
> 毫无疑问，身边有许多维生素和其他营养品号称可以提升精子总数、改善生育力，帮助男性一展雄风。请谨慎选择这些产品，因为绝大多数都价格昂贵且收效甚微。
>
> 提升精子质量最好的方式就是保持抗氧化剂等营养的日常均衡摄入。科技看似无所不能，但专家们尚未研究出水果和蔬菜中富含的维生素及矿物质对人体有益的具体量值。单纯依靠营养补充剂摄取单一的营养素，可能会在无意中错过从日常食物中获取的综合营养，从而降低收效。
>
> 有研究者针对可以提升男性生育力的具体营养素展开调查研究，部分证据表明，特定的营养补充剂含有有限的对人体有益的元素，如 α 硫辛酸、花青素、精氨酸、虾青素、β-胡萝卜素、生物素、乙酰左旋肉碱、左旋肉碱、维生素 B_{12}、辅酶 Q10、乙基半胱氨酸、己酮可可碱、多不饱和脂肪、硒、维生素 A、维生素 C、维生素 D、维生素 E 和锌等。
>
> 尽管合理饮食是最佳方案，但对于生育力下降的男性而言，摄入抗氧化剂的补充剂也是值得考虑的。合适的营养补充剂可以帮助提升怀孕的可能性，尤其是对于正在尝试辅助生殖技术的备孕家庭而言。
>
> 鉴于营养补充剂对人体的副作用较小，使用是可行且安全的，但是最好在使用前和保健医师进行确认，以明确使用风险、利弊及建议剂量。某些营养补充剂一旦服用过量或服用时间过长，会对精子质量及身体健康产生危害。

位居第一的良方肯定是坚持运动，即使只是保持身体灵活而已。规律锻炼可以降低心脏病、糖尿病、肺病、肾病、阿尔茨海默病以及部分癌症和慢性疾病的发病率，还可以延长寿命，提高生活质量。

目前关于运动对男性生育力的影响研究还不全面。

现有的研究主要是针对每周进行至少 5 小时以上高强度锻炼的男性，即针对职业或半职业运动员的研究。调查者们发现，自行车竞技、耐力跑等高强度运动会降低睾酮水平、精子浓度以及活动精子总数。

但是对绝大多数男性而言，适度锻炼不会带来任何危害，相反可以提高抗氧化酶的含量，进而帮助保护精子。规律的适度锻炼可以帮助保持健康体重，提升睾酮水平，减轻压力的同时能改善自我感觉。

什么是适度运动呢？快走、徒步旅行、放松骑行、举重物、跳舞、羽毛球双打、投篮或者高尔夫都是不错的适度锻炼。根据美国运动医学会和美国心脏学会的建议，每天最好保持 30 分钟的适度锻炼。

管理压力

帮助改善整体健康以及提高生育力的另一个途径是缓解并管理压力。身心处于压力状态下时，激素分泌会扰乱体内原本正常的自我调节机制，造成睾酮和精子产生的异常。

这种影响是复杂的，可能是波动的，也可能是暂时的，所以很难界定日常压力与生育力受损之间的确切联系。有部分研究对压力与男性生育力下降之间的关联展开了研究。

正如之前讨论的，无法如期怀孕会使人情绪低落。部分研究显示，因怀孕失败带来的压力会损害精子质量，造成潜在的恶性循环；此外，还会影响性生活。事实上，压力有害无利，只会加大受孕的难度，所以应尽可能地缓解压力。

你可以通过很多方式来放松身心。首先保持良好的生活习惯，比如保持规律的适度的锻炼、睡眠充足以及膳食均衡等。此外，良好的交际圈，参与一些公益、运动、宗教等活动也大有裨益。如果你觉得需要专业性的帮助，就不要羞于向医师求助，他们受过专业培训，可以帮助你缓解压力与焦虑，至少他们会帮助你找到更有效的缓解办法。第一章针对压力与生育以及放松技巧有详细讲解。

预防与治疗感染

另一个与男性生育力紧密相关的因素就是泌尿生殖系统感染，比如睾丸炎或附睾炎。泌尿生殖系统感染通常是感染淋球菌、人类免疫缺陷病毒(HIV)以及腮腺炎病毒等引起。此外，睾丸炎或附睾炎也可能是由非感染原因造成，通常病情进展慢且易复发。

泌尿生殖系统感染的症状一般为疼痛、肿胀、坐下时感到不适或压痛、阴茎流脓等，通常这种感染只有经过实验室检查才可确诊。

睾丸炎或附睾炎可能会导致氧自由基形成、输精管堵塞、精子抗体或永久瘢痕的形成，进而导致暂时或终身不育。

预防此类感染的最佳途径就是健康安全的性生活以及接种疫苗。早期诊断及治疗有助于长期疗效。如果感觉自己被感染，建议与保健医师取得联系，他们可以为你安排专业检查及必要的体液化验。

应该避免什么

除了通过改善日常健康习惯来提高生育力，还要注意影响受孕的其他因素，最好敬而远之。精子特别容易受烟草、润滑油等外界因素的影响。为了保护生育力，需要注意以下几点。

- 拒绝吸烟。与正常男性相比，吸烟及咀嚼无烟烟草的男性精子总量更低。烟草还会影响精子的活动以及造成精子畸形。如果在伴侣身边吸烟，还会影响伴侣的生育力。所幸的是，只要戒烟1年，由吸烟造成的精子损伤就可以恢复。虽然戒烟很痛苦，但是只要你有决心就一定能成功，必要时可以向保健医

- 控制饮酒量。过量饮酒会降低睾酮含量、造成阳痿以及减少精子总量。对于饮酒男性，尽量控制在适度范围内，每天最多 1~2 杯。
- 远离毒品。使用大麻、可卡因或甲基苯丙胺会影响激素分泌，损害精子活动以及引发精子畸形。
- 避免合成代谢类固醇。使用睾酮、人体绒毛膜促性腺激素及其他合成代谢类固醇会降低精子总量，需要经过数十年师寻求帮助。时间才能恢复正常水平。
- 性生活中避免使用润滑剂。关于润滑剂与生育力的相关研究并不完善，而且存在争议。总体而言，性生活中尽量避免使用润滑剂。如必须使用，尽量使用羟乙基纤维素制成的产品，用婴儿油以及芥花油来取代润肤液、人体润滑剂及类似产品。
- 与保健医师确认药物使用。钙通道阻滞药、三环类抗抑郁药、抗雄激素药物、鸦片类药物以及其他药物会引发生育

笔记本电脑、热水浴与精子问题

你是否知道，阴囊内的温度比人体正常体温要偏低些？这种温度调节主要是给睾丸内的精子提供健康的生成环境。睾丸之所以在远离腹部的密闭阴囊内，就是为了避免过热的体温。阴囊较薄的表皮及丰富的汗腺可以帮助其迅速散热。

阴囊内温度的升高会干扰精子生成。许多情况都被认为影响精子的生成，比如桑拿浴、热水浴、连续数小时把笔记本电脑放置在大腿上、连续长时间久坐（如职业司机）、长时间骑行、汽车加热座椅的过量使用、紧身衣穿着，以及工作场所涉及焊接烙铁或热烤箱等。

最好避免阴囊内温度过高，尤其是对于有备孕计划的男性。尽管专家并未给出该结论的理论支持，但是尽量避免总归是没错的，所以应尽量避免热水浴，久坐间隙要站起来活动一会，尽量将笔记本电脑放在桌面上。

四角裤与三角裤

部分男性担心自己穿的内裤会影响生育力。通常,比起三角裤和其他紧身内裤而言,四角裤更受推崇,因为理论上四角裤有利于空气流通及散热。这一点很重要,因为热度对生育力存在负面影响。

学者们对内裤与生育力的关系进行了一些调查研究,部分研究表明,紧身内裤会提升阴囊温度,也有一些研究并未发现两者之间的必然关联。而紧身内裤与精子质量下降之间的关联也很难获得证实。

从总体来看,穿四角裤还是三角裤与生育力并没有特定关联,吸烟对生殖的影响力远高于内裤的选择。

问题。化疗药及放疗有时会造成永久性不孕不育。如果必须用以上药物治疗,请与医师确认它们对生育的影响,以及确认治疗前是否有必要提前储存精子。

- 谨防有毒物质。在工作场所或家里接触农药、溶剂、铅或者其他毒素,会影响精子质量及数量。具体受影响程度取决于接触的范围、数量、时间以及其他因素。如果工作中需要接触以上毒素,请务必保持小心谨慎,例如,穿戴防护服及设备,避免皮肤接触。为了避免对伴侣的伤害,避免将被污染服装及物品带回家。

第二部分
如何受孕

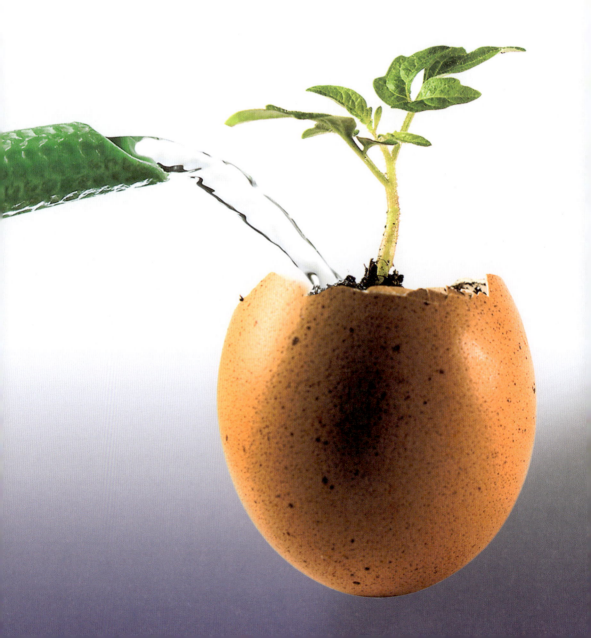

第五章
宝宝从何而来

这似乎是一个非常简单的过程：卵母细胞与精子相遇后，宝宝就诞生了（卵母细胞+精子=宝宝）。这只是一个简化后的基本公式。实际上，仅仅是性生活并不能得到宝宝。女性的体内将发生许多变化，以保证卵母细胞和精子的相遇、结合。本章将为你阐释排卵与受孕的基本知识。了解这部分内容后，你就会理解为什么在尝试怀孕的过程中，时机和耐心是关键。

生殖器官

学校的生理卫生课都会对女性和男性的生殖系统进行讲解。对于10岁左右的孩子来说，这样的课程一定印象深刻！不过本章内容并不是要带你回到儿童时代重温一节小学生理卫生课，而是在了解关键生殖器官和受孕过程后，将有助于理解排卵和生育力。

女性生殖器官

- 阴道。阴道是由肌肉组成的腔道，从阴道外口延伸到子宫。
- 子宫。子宫由宫颈与阴道相连，呈倒置的梨形。子宫由内膜层和肌层组成。内膜层的厚度受激素水平影响，为怀孕做好准备。如果没有怀孕，内膜将在月经期脱落。
- 输卵管。输卵管在子宫上方的宫角处与子宫相连。输卵管的功能主要是将卵巢与子宫连通。输卵管长约4英寸（10厘米左右），管腔的粗细与一根面条相似。输卵管开口于腹腔，以便能够捡拾卵巢排出的卵母细胞。
- 卵巢。成年女性卵巢呈椭圆形，直径约1.5~2英寸（3~5厘米）。卵巢储备卵母细胞，并每月排出一个成熟的卵母细胞。此外，卵巢还能分泌激素。女婴出生时，她的卵巢内就储备了一生所需的成千上万的未成熟的卵细胞。这些

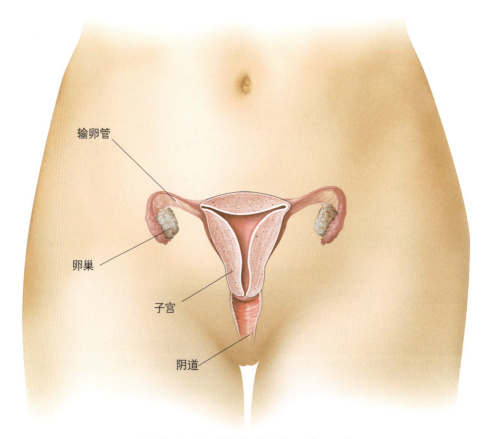

女性生殖系统包括卵巢、输卵管、子宫及阴道

卵母细胞在青春期前都将保持"静息"状态。

男性生殖器官

男性生殖器官包括睾丸、精子输送管道、附属腺体和阴茎。

- 睾丸。男性的睾丸有两个,能够产生并储存数百万的精子。与女性在出生时就储备了一生需要的卵母细胞不同,男性一生都能够产生精子。睾丸同时也分泌激素。

- 精子输送管道。精子输送管道包括附睾和输精管。附睾由盘曲的小管组成,每侧睾丸各有一个附睾,睾丸产生的精子在附睾成熟并储存。与附睾相连的细长的肌性管道是输精管。输精管将精液(包括精子)运送至尿道,输精管长约12英寸(约30厘米)。

- 附属腺体。附属腺体包括精囊和前列腺。这些腺体分泌液体有助于精子的运输,并可以为精子提供养分。

- 阴茎。阴茎头部有一个小开口,精子由

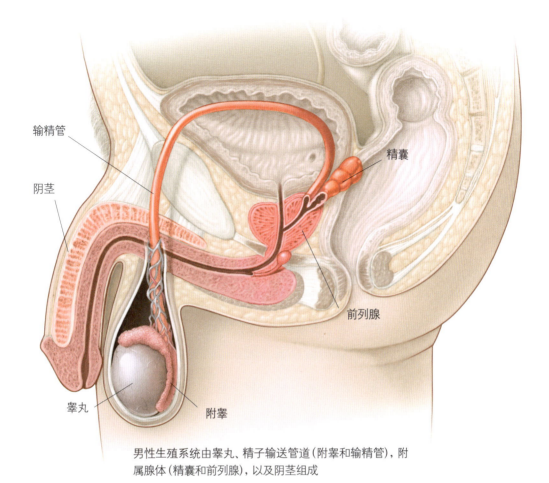

男性生殖系统由睾丸、精子输送管道（附睾和输精管），附属腺体（精囊和前列腺），以及阴茎组成

此排出。性生活过程中，精液自尿道排出，射入女性阴道。

排卵

排卵是成熟卵母细胞自卵巢排出至腹腔的过程，输卵管自腹腔内捡拾排出的卵母细胞。女性有两个卵巢，但每个月经周期通常只有一侧排卵。

排卵的过程需要大脑内两个部分——下丘脑和垂体，以及卵巢协同作用。

下丘脑的主要功能是调控体内激素水平，向垂体释放信号，使其分泌卵泡刺激素（follicle-stimulating hormone，FSH）。在 FSH 的作用下，卵巢内的一些未成熟卵母细胞开始发育。卵母细胞是在卵泡中发育的（卵泡即卵巢中的小囊腔）。卵泡成熟的过程中会分泌雌激素。升高的雌激素水平作为卵母细胞成熟并即将排卵的信号，反馈至下丘脑和垂体。同时，垂体分泌另一种激素称为促黄体生成素（luteinizing hormone，LH）。LH 水平在排

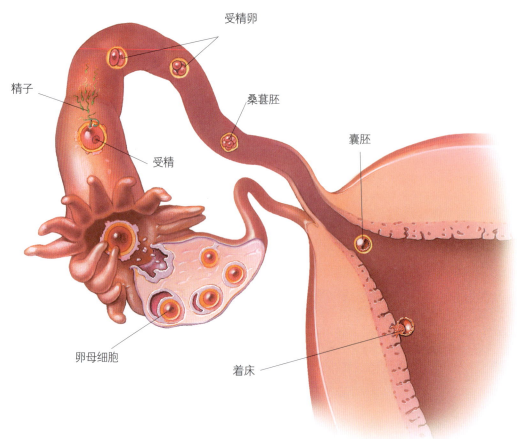

受精卵在输卵管中运送的同时开始分裂——细胞数每12小时翻倍。受精后5~6天,受精卵将到达子宫并着床

卵前达到高峰。在 LH 出现峰值时(通常称为 LH 峰),高水平的 LH 使卵巢中发育的卵母细胞中的一个最终成熟并从卵泡中排出,这就是所谓的排卵(见上图)。而其他发育的卵泡将停止发育,其中的卵母细胞也不会排出。

在排卵后,残余的卵泡除分泌雌激素外,还会分泌孕激素。在孕激素的作用下,子宫内膜增厚并为怀孕做好准备。

同时,排出的卵母细胞将被一侧输卵管伞捡拾,然后被缓慢运送至宫腔(卵巢紧挨着输卵管,但并未与输卵管相连)。由于卵巢和输卵管都紧挨着,有时右侧卵巢排卵会被左侧输卵管捡拾,反之亦然。输卵管开口的指状结构(输卵管伞)会捡拾卵母细胞,并进行运送。

卵母细胞自卵巢排出后12~24小时内可以受精。因此,如果在这一时间段或排卵前较短的时间内同房,就有机会怀孕。如果没有受精,卵母细胞将分解,子宫内膜也将在月经期脱落。月经期雌激素和孕激素水平降低，刺激下丘脑再次分泌激素促进卵泡生长，重新开始下一个周期。

受精

受精是指女性的卵母细胞和男性的精子结合的过程——也是孕育宝宝的开始。在同房过程中，这个过程就已经开始了。男性射精时，射入阴道的精液内含有数以百万计的精子。与女性在出生时就储备了一生需要的卵母细胞不同，男性出生时并没有生成精子。男性一生都能够源源不断地生成精子。

每个精子都有长长的像鞭子一样的尾巴，以便游向卵母细胞。会有数以百万计的精子通过女性生殖道。精子自阴道游向子宫的外口（宫颈），经过子宫游向输卵管。男性的精子在女性生殖道中能存活数天，但大多数精子并不能到达输卵管。只有一小部分精子能够到达输卵管与卵细胞相遇。

女性的卵母细胞被一层称为放射冠的颗粒细胞包裹，其间有胶冻样的透明带。精子需要穿透这些结构才能使卵母细胞受精。卵母细胞只有 1/200 英寸（约 0.127 毫米），几乎不可见。数以百万计的精子试图穿过透明带，其中一些可能进入了卵母细胞的外包膜。但最终只有一枚精子能够成功进入卵母细胞。之后，透明带将发生变化，阻止其他精子进入。

当精子进入卵母细胞后，这两种生殖细胞融合成为一个受精卵。

受精卵包含 46 条染色体——23 条来自母亲，23 条来自父亲。这些染色体包含成千上万的基因。这些基因像蓝图一样，决定了宝宝的性别、眼睛的颜色、头发的颜色、体型、面部特征，甚至在一定程度上决定了宝宝的智力与性格。此时，受精过程结束。

男孩还是女孩？

有时男性在孕育宝宝的过程中没有存在感，需要强调的是，男性在怀孕过程中起到了决定性作用的一点——宝宝是男孩还是女孩！

宝宝的性别取决于进入卵母细胞的精子携带的是 X 染色体还是 Y 染色体。女性的卵母细胞全部携带 X 染色体。如果精子携带 Y 染色体，那么宝宝将是男孩（XY 组合）。若精子携带 X 染色体，宝宝将是女孩（XX 组合）。所以是父亲的基因决定了宝宝的性别。

那么，你可能会因为从杂志上读到或听了朋友的建议而设想，有什么方法能够增加怀男孩或是女孩的概率呢？答案在第七章。

着床

一旦卵母细胞受精,将立刻开始进行下一个步骤——有丝分裂。在受精后的12小时左右,受精卵从一个细胞分裂为两个细胞。受精卵在输卵管中向宫腔运送的同时,不断进行有丝分裂。受精后3天左右,受精卵将分裂成桑葚样,包含有12~32个未分化细胞。这个阶段的胚胎称为桑葚胚。此时受精卵将从输卵管被运送至宫腔。

在受精后4~5天,已经包含有数百个细胞的受精卵将到达子宫腔内的着床部位。此时,受精卵从一个紧实的细胞团逐渐变成周围有液体包绕的细胞团,称为囊胚。囊胚的内部由细胞团组成,将发育成为胎儿。囊胚的外层细胞称为滋养层,将发育成胎盘,为胎儿的生长提供养分。

囊胚在进入子宫后先黏附在子宫内膜表面,同时释放能够缓慢将该部位内膜溶解的酶,以利于囊胚在此种植。这一过程将在受精后1周左右进行。囊胚在受精后12天完成着床。此时囊胚将与子宫内膜紧密地黏附在一起,以通过母亲的血液循环汲取养分。

一旦受精卵与母体血液循环相连,其分泌的激素将进入母体血液。这就是为什么在排卵后两周能够通过血液检查确认怀孕。在母体血液中被检测到的,受精卵分泌的激素称为人绒毛膜促性腺激素(human chorionic gonadotropin,HCG)。

受精后12天,胎盘开始形成。囊胚

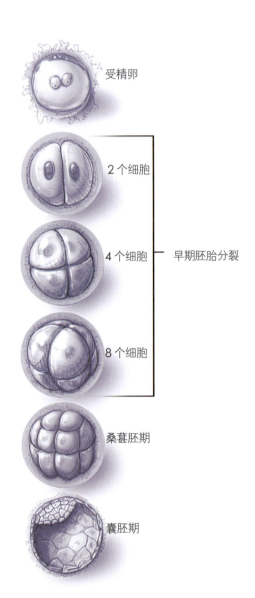

受精后,受精卵将分裂成两个细胞。每个细胞再分裂成为两个细胞,以此类推,细胞数每12小时翻倍

> **现实还是神话?**
>
> 数十年来，有种说法是在停电或者暴风雪后的 9 个月，将会迎来生育高峰。原因是停电，没有电视也没有供暖，夫妻们被困在家里无处可去，自然会发生更多性行为。
>
> 问题是，这是事实吗？突发事件真的会导致 9 个月后的生育高峰吗？现有的一些学者和统计学家的研究结论表明，所谓的"暴风雪后婴儿潮"理论，只是个"传说"。自然灾害并不会导致 9 个月后的生育高峰。
>
> 当然，不能除外一些小概率、个别情况。但整体来说，停电并不等于"造人"。

的表面出现毛状突起，并进一步发育，组织间充满细小的血管，最终形成胎盘。

妊娠

理论上，囊胚在宫腔内着床即为怀孕。但可能直到几周后月经推迟，你才可能意识到自己怀孕了。

受精后 14 天，或者距末次月经第 1 天 4 周左右，你可能会意识到自己怀孕了，此时胚胎约为罂粟籽大小，并分化为 3 胚层，所有的组织器官都将由此发育而来：

外胚层即最外层，将在中线部位形成长条状的神经管。将发育成宝宝的脑、脊髓、脊神经以及脊柱。

中胚层即中间层，将形成宝宝心脏的雏形及早期的循环系统——血管、血细胞和淋巴管。除此之外，宝宝的骨头、肌肉、肾脏、卵巢或者睾丸也由此发育而来。

内胚层即最内层，会发育成内覆黏膜层的管腔结构。其将发育成宝宝的肺、肠道及膀胱。

这只是十月怀胎期间各种变化的开始，也是非常关键的一个时期。自然流产最常发生在接下来的几周时间内。怀孕女性自然流产的发生率高达 30%，有时候她们甚至还没有意识到自己怀孕了。早期流产通常无法预防，但不必过分担心。如果你还是担心，就记住大多数人怀孕期间很顺利。而且即使既往有自然流产史的女性，大多数未来都能顺利怀孕分娩。

多胎妊娠

有时，排卵和受精过程中也会发生一些罕见的情况。有时，一枚卵母细胞和一条精子结合后，不是孕育一个宝宝，而是两个宝宝甚至更多个。多胎妊娠有几种不同的发生机制。

同卵双胎，又称为单卵双胎，也就是一枚卵母细胞与一条精子受精后，分裂成为两个一模一样的受精卵。两个宝宝的DNA是完全相同的。单卵双胎都拥有相同的性别和血型。并且绝大多数共用一个胎盘,也有可能是各自有一个胎盘。受精卵一分为二的时间决定了单卵双胎是否共用一个胎盘。

异卵双胎,又称双卵双胎,是两枚卵母细胞与两条精子分别受精后形成的。从生物学角度上说,这种双胎与先后出生的同胞兄弟姐妹相比并无不同。双卵双胎的性别可能相同也可能不同,血型也是如此。这种双胎通常各自拥有一个胎盘,但在孕期生长的过程中可能融合,出生时就是一个胎盘。双卵双胎的发生率高于单卵双胎。

三胎的发生也有多种机制。最常见的是三枚卵母细胞分别与三条精子结合。也有可能是一枚受精卵一分为二成为单卵双胎,另一枚卵细胞与一条精子结合成为第三个宝宝。还有可能是一枚受精卵分裂成为三枚受精卵,形成单卵三胎,不过这种情况是非常罕见的。

四胎或多胎通常是由四枚或者更多的卵母细胞分别与精子结合形成的。自然情况下四胎及以上的多胎是非常罕见的,通常发生在应用促排卵药物或辅助生殖技术妊娠的女性中。

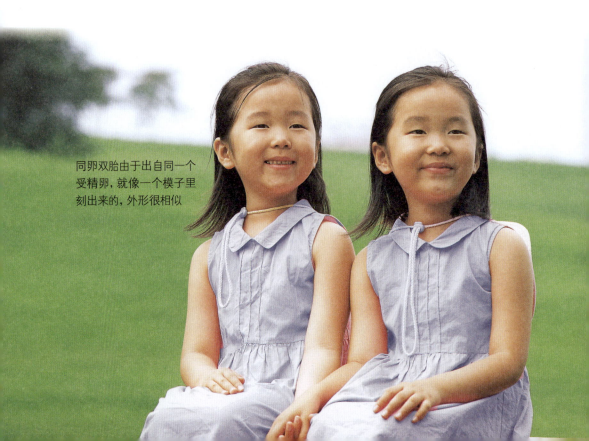

同卵双胎由于出自同一个受精卵,就像一个模子里刻出来的,外形很相似

双胎

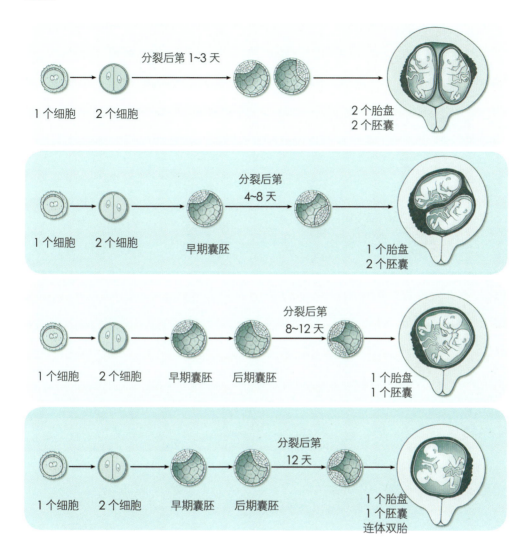

受精卵在囊胚阶段的哪个时期一分为二,决定了单卵双胎共用一个胎盘和羊膜囊,还是分别有各自的胎盘和羊膜囊

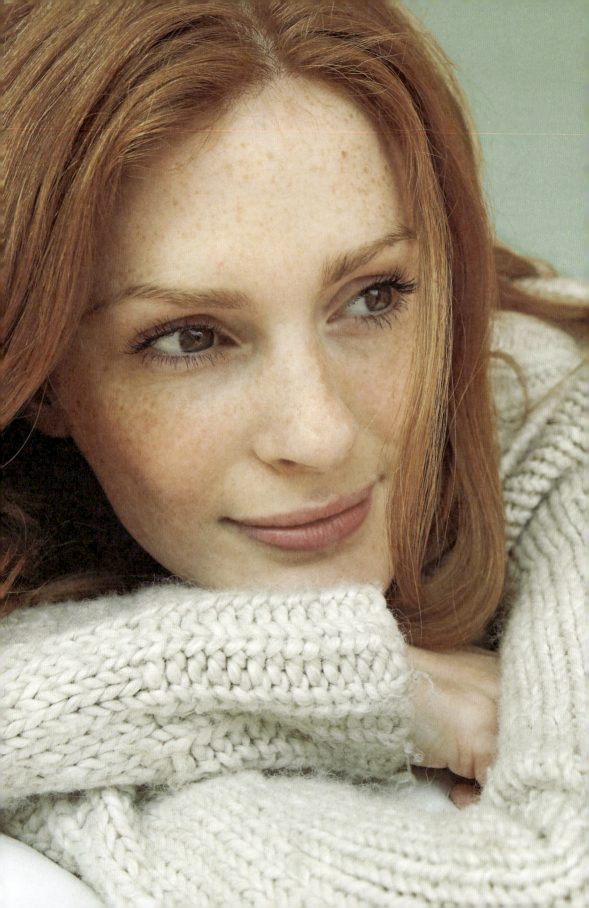

第六章
排卵和受精的征象

女性的身体严格遵守生物钟，时机非常重要。正常情况下每月排卵一次，卵母细胞在排出 24 小时后将失去受精能力。这意味着，卵母细胞与精子相遇并成功结合的时机非常短暂。那么，应该如何判断适当的受孕时机呢？

这个时机的判断并不是很困难。虽然排卵的征象可能不那么明显，但只要留意观察还是可以发现的。了解排卵的症状与体征后，通过观察自己身体的变化就能帮助你判断何时是最佳的受孕时机，并做好准备。

有很多方法能帮助你确定自己处于月经周期的哪个阶段，例如在日历上记录周期，或者用排卵试纸。但是最经济实用的判断排卵期的方法就是注意观察身体的变化。

绝大多数女性在观察几个月后就能发现月经周期不同阶段相应的身体特征，包括基础体温的波动、白带的变化。掌握了这些细小的变化规律，你就能较为准确地判断自己的排卵期。

月经周期

在准备怀孕前，你可能很少关注自己的月经，除非需要根据月经情况安排日程、选择服装或者需要购买卫生棉条等必需用品。但你计划怀孕时，对于月经周期的关注就不仅仅是上述原因了。你可能没兴趣从生理学角度掌握月经周期的相关知识，但了解一下你的身体为准备怀孕而发生的变化还是非常必要的。了解这些知识也有助于应用一些方法判断排卵期（详见本章后续内容）。

大多数女性平均月经周期为 28 天。不过月经周期在 22~35 天的范围内都是正常的。月经周期分为 3 个阶段——卵泡期、黄体期和排卵期，依次交替循环。

卵泡期：准备阶段

卵泡期是月经周期的第一个阶段，募集的卵泡开始发育，子宫内膜开始增殖，为受孕做好准备。这个阶段又称增殖期。

这个阶段，垂体分泌的 FSH 水平升高，刺激多个未成熟卵母细胞开始发育。在年轻女性中，每月有 15~20 枚卵母细胞在这个阶段开始发育，但通常只有一枚卵母细胞成熟并排卵。未成熟的卵母细胞被包裹在充满液体的小囊腔中，称为卵泡。

最终，只有一个卵泡能发育成为优势卵泡，成熟时直径大约 1 英寸（约 2.5 厘米）。而其他卵泡将停止发育并闭锁。

同时，雌激素水平升高，刺激子宫内膜细胞增殖，内膜增厚，为怀孕做好准备。随着雌激素水平进一步升高，你会发现白带增多，"拉丝"明显，就像生鸡蛋的蛋清。白带增多起到了润滑生殖道的作用，有助于精子顺利通过。

女性卵泡期的长短各不相同，这也是女性月经周期长短不一的原因。

排卵期：排卵

这一阶段在月经中期，一旦开始瞬间就会发生变化。雌激素水平回落，FSH 水平升高，LH 水平达峰值后，就即将排卵。大约 36 小时后，优势卵泡破裂，排出卵母细胞，即排卵。但是卵母细胞存活的时间很短，像舞会上的灰姑娘一样。

黄体期：善后阶段

排卵后，残余的卵泡迅速转变为黄体，并开始分泌为怀孕做准备的激素，其中最重要的是孕激素。在孕激素的作用下，子宫内膜为受精卵着床做好准备。孕激素还能使基础体温升高 0.5~1°F（0.3~0.5℃）。这一阶段又称为分泌期，因为子宫内膜此时会分泌胚胎发育所需要的因子。

一旦受精卵形成，早期胚胎开始分泌人绒毛膜促性腺激素，以维持孕激素的产生。如果未怀孕，黄体晚期雌激素和孕激素水平下降，基础体温回落至基础水平。

黄体期的持续时间比卵泡期稳定，平均为 14 天。

受孕时机

女性月经周期中，受孕时机的长短取决于两方面：

- 精子在女性生殖道内存活的时间。精子在适宜条件下（大量的宫颈黏液）最长存活 5 天。理论上，可能在星期一同房后，精子直到星期四或星期五才与卵母细胞相遇。
- 卵母细胞存活时间。排卵后，卵母细胞的存活时间不超过 24 小时。女性有可能在排卵后的第二天怀孕，但排卵超过 12 小时后，怀孕概率大大降低。

综上所述，最多在 6 天的时间内同

房可能怀孕——排卵前5天到排卵后24小时。因此，需要确定是月经周期中的哪6天，并在这6天内选择最佳的受孕时机。下面就介绍一些实用的方法。

日历法

日历法有助于判断月经周期的平均天数及大概的排卵时间。如果你并不清楚自己的月经周期，就记录几个月——连续记录6~12个月准确性更高。

月经出血的第一天就是月经周期的第一天(点滴出血不算)。下一次月经周期出血前一天，是本次月经周期的最后一天。现在的智能手机有很多应用软件可以帮助你记录月经周期。使用纸质的日历也可以。

确定了月经周期的平均天数后，就能大概估计排卵期了。需要牢记黄体期——也就是排卵后身体准备怀孕的阶段——通常固定为14天。因此，如果月经周期是30天，那么排卵期差不多在月经的第16天(30天－14天=16天)。那么，最佳的受孕时机就是月经第12~17天。如果在这段时间内隔日同房，精子就有机会与卵母细胞相遇。

如果你觉得这种方法太复杂，乔治城大学的研究者开发了一种计算机模型，能够计算月经周期不同时间的受孕率。研究发现，对于月经周期规律，26~32天的女性，最佳的受孕时机为月经的第8~19天。

人们通常认为，排卵发生在月经周期的中间——例如，月经周期是28天，排卵发生在第14天——但实际上只有1/3的女性是这样的。大多数女性，排卵通常发生在月经周期中间那天的前后4

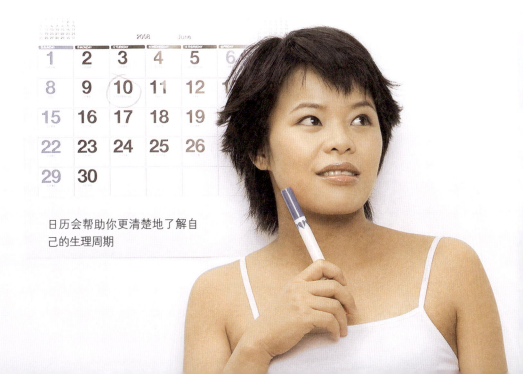

日历会帮助你更清楚地了解自己的生理周期

天。不仅如此,许多女性的月经周期并不规律。这就意味着受孕时机可能会提前或推后。

所以如果日历法未能奏效,还可以选择其他判断受孕时机的方法,例如测量体温或者观察白带变化。

监测体温

监测体温是另外一种确定排卵期的方法。排卵后,基础体温——也就是充分休息后的体温——会上升0.5~1°F(0.2~0.4℃)。并且会保持这一水平,如果没有怀孕,体内孕激素水平下降,基础体温在月经前回落到原有水平。

需要注意的是,由于直到排卵后体温才会上升,因此用这种方法只能判断出排卵期几近结束的时间。所以当你发现体温升高时,受孕的概率可能已经有所降低了。连续每日记录基础体温,坚持几个月,你就能更好地预测排卵期。

记录方法如下。

每天早晨记录基础体温

每天早晨睡醒后先测体温再起床。一定要使用专门测量基础体温的体温计。为了保证基础体温的有效性,必须保证夜间有6小时以上的连续睡眠。睡醒后什么也别干,先测体温,然后再上厕所、洗漱。一旦活动后,体温会上升,就可能掩盖了基础体温的变化。如果测量后没能发现基础体温的变化规律,可以考虑测量阴道内体温。为了保证结果的准确性,每次测体温的方法最好保持一致。

测量后把体温数据标注在基础体温图上

每天记录基础体温以明确体温升高的时间。通常情况下,排卵时体温会稍稍升高。如果体温稍稍升高并持续3天以上,你可能就是排卵了。

在空白图表上记录每天的基础体温。坚持几个月就能发现规律。当体温稍稍

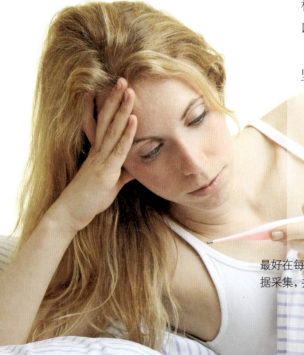

最好在每日清晨起床前完成体温数据采集,并使用专业的体温计

基础体温表

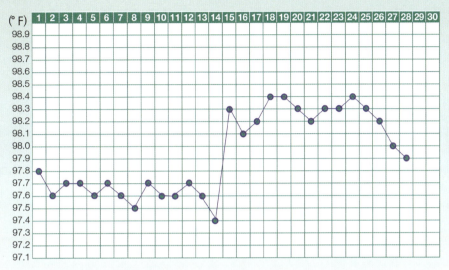

用一张空格表来记录每日基础体温，一两个月后就可以得到一个基础体温折线图。通常细微但可察觉的体温升高可以反映出刚刚发生排卵

上升时，可能意味着刚刚排卵。

判断同房时机

最佳的受孕时机是在基础体温升高前2~3天。此时是同房的最佳时机。

并不是所有女性基础体温升高都很明显。而且，基础体温可能受很多因素影响，例如发热、饮酒或者睡眠时间不足。所以记录基础体温并不是判断排卵的最准确方法，其优势是经济又简单易行。

观察宫颈黏液变化

通过日历法和记录基础体温，能够帮助你大概判断受孕时机。还有一些方法能帮助你确定最佳的受孕时机。其中一个方法是观察宫颈黏液的变化。研究发现，观察宫颈黏液变化能准确判断出最佳的受孕时机。

观察宫颈黏液需要规律地撑开阴道以观察宫颈黏液性状和量的变化。宫颈黏液在月经周期的不同阶段会发生变化。

干涩

绝大多数女性在月经后的几天会感觉阴道干涩。但如果月经周期较短，可能月经结束后就会感觉有白带，甚至可能在还有点滴出血时就混有白带。

黏稠

排卵前，激素水平上升，宫颈黏液增多，白带也会变得更加黏稠。

多而拉丝

即将排卵时，宫颈黏液会更多，变得清亮并且拉丝明显——就像生鸡蛋的蛋清。这种白带有助于精子通过宫颈，并能够帮助精子最终成熟。这种性状白带出现的最后一天,也就是"LH 峰值"出现的时间,是最佳的受孕时机。通常在这天的 1~2 天后就会排卵。

白色浓稠

排卵后,宫颈黏液变得浓稠、拉丝消失,并可能减少到完全没有,因此女性可能再次感到阴道干涩。

最好每天观察几次白带情况,以确定白带的变化规律。观察白带的最好时机就是小便前。用卫生纸从前到后擦拭外阴,记录白带的性状,包括颜色(黄色、白色、清亮或是浑浊),浓稠度(浓稠、拉丝度好还是差),以及手感(干燥、湿润或是湿滑)。同时需要注意阴道感觉干涩、湿润或是潮湿。需要注意不要把宫颈黏液与精液或者同房时的分泌物相混淆。

由于即将排卵时宫颈黏液的变化,当你感觉阴道湿润、宫颈黏液湿滑并且拉丝度好的时候,就是最佳的受孕时机。因此,在发现白带有上述变化的时候,就是同房受孕的最佳时机。关于女性记录宫颈黏液变化的研究发现,最佳受孕时机往往出现在 LH 峰的 3~4 天内。

这个方法并不适用于所有人。并不是所有女性都能通过观察发现白带的变化,或者并不能每天观察并记录白带的情况。

综合使用

最好综合使用上述三种方法,而不要只选择其中一种:在日历上记录月经周期、标注基础体温并观察白带变化情况。同时观察这些指标能够帮助你更好地判断受孕时机。

日历法能够对月经周期有整体的了解,而宫颈黏液的变化能够提示你即将排卵(给精子创造适宜的条件)。体温持续轻度升高提示已经排卵,而且如果此时月经推迟,还预示着你可能怀孕了,因为早孕期轻度升高的体温代表孕激素水平升高。

一些辅助产品

对于一些女性,确定月经周期可能没那么容易。一些女性月经周期不规律,基础体温变化不明显,或者无法观察到宫颈黏液或者黏液的变化。但这并不代表你不能怀孕,只是判断排卵期有点儿困难。

如果你正面临这些问题,也不用担心。有一些辅助产品能帮助你判断月经周期中的各个阶段。这些产品甚至能指示出你的排卵日,并用颜色深浅的变化显示出最佳的受孕时机。

排卵试纸

排卵试纸有许多品牌,通过检测尿液就能检测出排卵前 36 小时左右的 LH 峰。

在药店或超市都能买到排卵试纸,不同品牌价格在 20~70 美元(133~467 元人民币)/盒不等。

通常每盒包含5~20片试纸。从最早可能排卵的日期开始检测——对于月经周期在27~34天的女性，可以从月经第10~11天开始检测——通过每天检测尿液来反映LH水平。可以在小便的时候用尿液冲刷试纸数秒钟，也可以用无菌容器收集尿液标本后将试纸浸入。最好用晨尿检测，由于夜间睡眠中不喝水，晨尿中各种激素的浓度最高。数分钟后试纸就能显示结果——通常是用颜色变化来指示LH水平。严格按说明书使用才能得到准确结果。

由于激素分泌后数小时试纸才能检测到，所以当检测出LH峰时，通常已经是LH峰的中期而非早期。所以，一旦检测出LH峰，排卵可能发生在未来24小时左右。这时就可以不再检测了，而且是同房的最佳时机。

大多数家用检测LH峰的试纸还是非常准确的。有研究比较了尿LH试纸和超声监测排卵的情况，发现LH水平与超声监测排卵几乎完全相符。如果你的排卵时间并不在月经中期，而是提前或推后，可能需要尝试几次才能确定最佳的开始检测的时机。有时，也可能出现无排卵或者假阳性的结果，即试纸显示LH峰，但实际上并没有。

生育力监测仪

另一个选择是排卵监测仪，这种手持设备能够储存每天检测的结果，并显示最佳受孕时机。最准确的监测方法是通过检测尿液确定月经周期的阶段。目前在美国有上市的产品[例如Clearblue生育力监测仪(Clearblue Fertility Monitor)]。

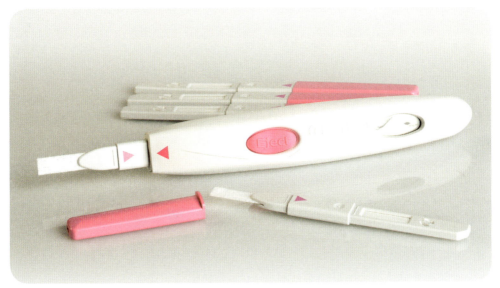

排卵试纸有助于提示女性何时排卵。将试纸插入专用笔中，再用尿液冲刷或者置入尿液标本中

使用时需要从月经第一天开始监测。仪器每天都会提示你是否需要收集晨尿。通常需要在月经第6天进行第1次检测，然后连续检测10天左右，检测天数以及检测LH峰（最佳受孕时间）的天数，根据月经周期长短而有所不同。

在使用生育力监测仪的时候，通常需要至少连续监测一个月经周期后，才能提供个体化的建议。仪器会根据第一个周期的监测结果来调整监测起始日。

收集尿液标本后，将试纸插入监测仪。监测仪会测量并储存尿液标本中的雌激素和LH水平，然后判断出受孕率。一旦检测到雌激素水平升高，表示受孕率增加。最佳受孕时机是LH峰出现的时候。还可以将每月的数据打印出来。注意在使用的时候需要严格按说明书操作，以得到最准确的结果。

有证据表明，Clearblue生育力监测仪（Clearblue Fertility Monitor）能够准确判断最佳受孕时机。但是价格比较昂贵，大约180美元（约1200元人民币），试纸40美元（约267元人民币）/盒。一些女性可能负担不起。许多女性选择前文提到的相对便宜的产品来判断最佳的受孕时机。

其他监测设备

一些产品能够测量并储存每日基础体温，并通过基础体温变化判断排卵期及最佳受孕时机。但是，前文提到过，基

确认排卵的方法

有时候，医师需要确认你是否确实排卵，以及月经周期的各个阶段是否正常。有一些方法可以进行判断。

血清孕激素水平

其中一种方法是检测血清孕激素水平。在排卵后1周左右，也就是黄体中期抽血。如果孕激素达到一定水平，就提示已经排卵。如果孕激素水平较低，可能表明没有排卵或黄体期异常，也就是黄体功能不全。由于激素水平可能出现波动，医师可能会建议多次抽血。

超声监测

这是医师常用的一种方法，通过连续超声监测能确认排卵，可以做阴道超声，也可以做腹部超声。第一次超声检查能看到正在生长的卵泡，接下来的检查能明确优势卵泡，然后观察到优势卵泡萎陷，代表卵母细胞已经排出。医师可能联合应用超声检查及血清或者尿液检查。

超声是确认排卵最准确的方法之一，但是价格昂贵而且不方便。如果其他方法有效，可能无须使用这种方法。

要勇于寻求帮助

当你处于最佳受孕时机的时候,你的身体会提供许多有价值的信息。但是,很多时候人们专注于各种代表受孕时机的信号,而忽略了性爱的自发性和乐趣。对于一些夫妻,排卵监测带来了巨大的压力。

了解月经周期的各个阶段是成功怀孕的重要一环。但是如果你因此而非常焦虑、沮丧,或者前文介绍的方法并没有奏效,你可以考虑和医师或者了解安全期避孕方法的朋友聊聊。他们可能会提供一些有价值的信息或建议。

而且别忘了,如果你们性生活比较频繁——例如平均隔天一次——那么就没有必要纠结最佳受孕时机是什么时候了。

础体温变化并不是检测排卵期的最可靠方法。

唾液也能在一定程度上反应血清激素水平的变化。一些排卵检查或生育力监测仪,通过检测唾液中雌激素水平的变化来判断排卵期。例如,一些排卵监测仪会提供家用迷你显微镜用来观察唾液标本。当雌激素水平升高时,干燥后的唾液标本中能观察到"羊齿状"结晶。当出现这种结晶时,代表着受孕率增加。当结晶消失时,受孕率降低。唾液生育力监测仪通过收集和存储唾液标本的检测结果来判断最佳受孕时机。

关于体温或者唾液监测仪的研究不多。现有结果表明,这两种监测排卵期的方法可能没有尿液检查或者联合应用准确。

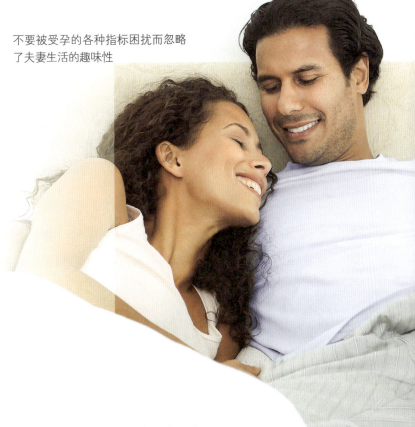

不要被受孕的各种指标困扰而忽略了夫妻生活的趣味性

安布尔的故事

我和丈夫在尝试怀孕的第一个月就成功了。怀孕对我们来说真是太容易了。我们在 9 月开始备孕，10 月就怀孕了。我们甚至都非常惊讶，因为很多人告诉我们可能要尝试几个月才能成功。我们觉得自己简直太幸运了。

我们按时进行了第一次产检并做了超声检查，医师告诉我们预产期是来年的 7 月。尽管一切都很正常，我们还是一直保守着这个秘密。直到怀孕 10 周，我们觉得一切都安然无恙的时候，才向亲戚朋友公布了这个好消息。大家都为我们高兴。

怀孕快 3 个月的时候我开始出现阴道点滴出血。因为我听说有一两天少量出血是很常见的，所以一开始我并没有太担心。到了第三天，我开始有些紧张了。晚上我们就去了急诊，发现我的孩子停止发育了。

医师说我这种情况叫作"稽留流产"，也就是虽然孩子还在肚子里，但是已经没有心跳了。医师建议接下来的治疗有几个选择：再等几天可能孩子会自然排出；或者通过口服药物帮助孩子排出（药物流产）；还可以选择清宫术，也就是医师通过手术将孩子吸出子宫腔。

我选择了清宫术。在知道我已经失去了孩子后，我不想再等待了。清宫术太可怕了。我必须去产房接受清宫术——产房的牌子就挂在我要进去的门上。在我们看来太残酷了。

我和丈夫都沉浸在深深的悲恸中。我们从没想到会有不好的事发生，但现在我们必须面对失去了孩子的现实。在我要去接受手术的时候，我们都哭了。

那年的圣诞节我们过得很不好，但是在圣诞假期过后，我们决定再次开始备孕。但是直到 5 月我也没能怀孕，我们的家庭医师推荐我们去看一位内分泌专家，也就是专业评估体内激素水平的医师。他发现我有桥本氏甲状腺炎，这种病可能会影响胚胎发育。

我开始口服甲状腺素片，并且避孕直到体内的甲状腺激素恢复正常水平。几个月后，医师告诉我们可以开始试孕了。可是几个月过去了，我还是没有怀孕。这次，我们的家庭医师推荐我们去看了生殖内分泌专家，也就是专门看不孕症的专家。她给我们开了克罗米酚，是一种促排卵药物。但是克罗米酚无效，我又接受了需要打针的促排卵药。

接受这些治疗的时候我和丈夫都非常沮丧——而且，更沮丧的是这次怀孕并不能像第一次那样容易。但是只要能怀上宝宝，我们愿意做一切努力。

很长一段时间之后，差不多在流产后一年半，我终于再次怀孕了。我在怀孕 7 周的时候做了第一次超声检查。医师告诉我们我可能怀了双胎，得知这个消息我们都非常兴奋。

在超声检查时，医师说看见了两个胎囊。我们简直高兴坏了。但医师接下来的话却让我们的心情跌到了谷底，他说："但是我没有看到胎心"。

那一瞬间，我们简直像是从山顶跌到了谷底。我们都无法相信这样的事情再一次发生在我们身上。而且，更难过的是这次双胎都没有心跳。我们不是失去一个孩子，而是两个。

这次，医师建议我选择药物流产，因为多次清宫可能导致子宫内膜产生瘢痕，影响我以后怀孕。我回家开始吃药，每天 12~15 片。等待了 3 周后，发现我对药物没有反应，医师告诉我这种情况发生的概率非常低。于是我不得不再次接受了清宫术。

这一次，我觉得我需要好好休息一下。但是我又禁不住想，如果我能顺利怀孕并拥有自己的宝宝，一切都会更好——这种想法让我能感觉好一些。

不到 2 个月，我再次怀孕了。超声检查一切正常。10 周后仍然没有异常，医师告诉我不必再看生殖内分泌科医师了，并帮我预约了产检。在产检当天的早晨，我又开始阴道点滴出血。超声检查发现我再次流产了。当天我就做了第 3 次清宫术。这距我上次手术还不到 5 个月。

我简直无法形容我们内心的悲恸。我知道有许多夫妻在经历了多次自然流产后，最终拥有了自己的孩子。但是我觉得我们永远都不能拥有自己的孩子了。这些经历让我觉得痛不欲生。

我觉得我需要找个人聊聊。我找到了一名专门进行妊娠丢失相关心理咨询的专家。她帮我疏解了我经历的种种艰辛和痛苦，让我感觉好多了。她还给我开了抗抑郁药，以帮助我改善睡眠。

6 个月后，我觉得自己准备好再次试孕了。我当月就怀孕了，但是我们一点儿也不兴奋，而是非常焦虑。任何一点点的异常——阴道点滴出血或者不舒服的感觉——我都立刻去医院。怀孕 5 周超声检查看到了胎囊，但是没有胎心。医师告诉我们可能仅仅是因为时间太早，但是我们仍然非常担心。我们离开医院的时候，心理已经觉得肯定又要失去我们的孩子了。等待 1 周后超声检查的日子，我们简直度日如年。

终于熬到做超声的那天，医师说的第一句话就是"我看到胎心搏动了"。我简直觉得这是世界上最美妙动听的语言。

怀孕 8 周和 10 周的超声都一切正常。直到怀孕 12 周仍然正常，这对我们简直是里程碑式的结果。之前我的孩子从没怀到过 12 周。

终于，在开始计划怀孕 3 年多之后，我终于生了一个健康的男孩，罗根。他非常健康，简直是完美的，我们觉得这简直是个奇迹。感谢上帝，我们几乎都不敢相信他是我们自己的孩子。

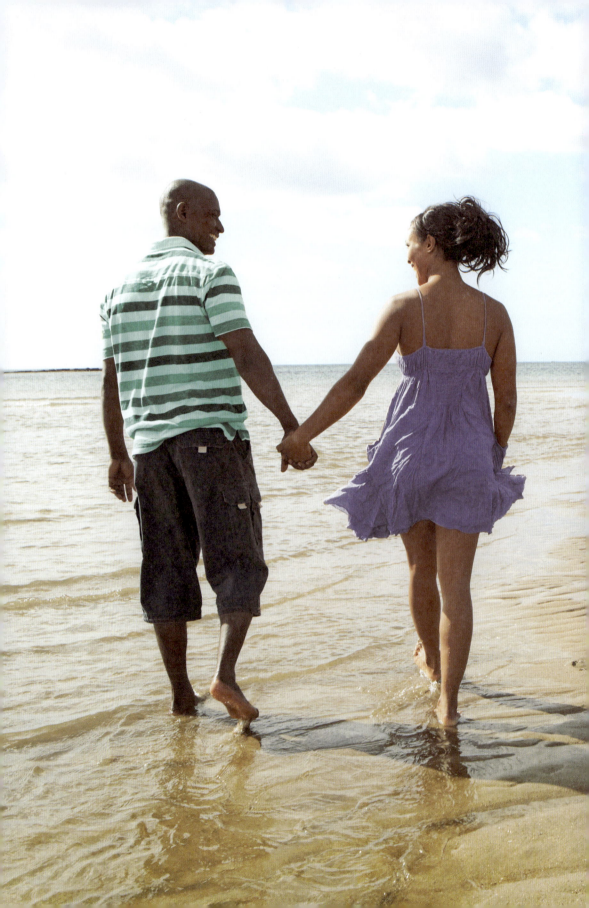

第七章

提高怀孕成功率的小窍门

无论是网络还是报纸杂志，都不乏介绍提高怀孕概率的建议或小窍门——更别提还有各种各样的产品声称保证提高怀孕率。

但是，你真的有必要在同房后平躺不动或者保持倒立30分钟来增加受孕率吗？还有一些传言，号称特定的同房姿势可以决定宝宝的性别，可信吗？怎么鉴别这些信息的真假呢？

本章中将提供一些基本的建议——在现有证据的基础上——帮你过滤各种号称可以帮你更快怀孕的信息。从某种程度上说，其实你要做的很简单，就是顺其自然。不过，一些方法可能会增加怀孕的概率。

早计划

想增加怀孕概率，最好的办法就是进行孕前咨询。在开始试孕前找妇产科医师、家庭医师或保健医师进行咨询是非常重要的。医师会评估你身体的健康情况，帮助你判断是否需要调整生活方式以更顺利地度过孕期。

特别是如果你或者爱人有一些健康问题，孕前咨询会非常有帮助。一定要记住并不是只有女性需要进行孕前咨询，男性也同样需要。

例如，假设你有高血压或者糖尿病等慢性病，医师能帮助你控制这些疾病，以保证你在健康的状态怀孕。医师还可以就你目前服用的药物提供适当的建议，例如帮你选择孕前服用的维生素。

孕前咨询还能帮助你及时接受免疫接种，其中一些疫苗能够有助于在孕期为胎儿提供最大的保护，因此在孕前接种是非常重要的。根据你和爱人的年龄及家族史，医师可能会建议进行一些筛查，以排除潜在的遗传性疾病。有时，如果情况比较复杂，最好进行遗传咨询，以明确是否需要进行相关的检查，以及该如何检查。

最重要的是，无论你和爱人对于怀孕有什么问题，医师都可以进行解答。应尽早进行孕前咨询，这样你不仅能更好地备孕，而且遇到任何问题或困难的时候都可以寻求医师的帮助。

关于孕前咨询的详细内容，请阅读第三章。

明确受孕时机

目前科学家进行的关于生育力的研究都证明，女性月经周期中有一个阶段怀孕概率显著提高——也就是受孕时机。受孕时机是指排卵前5天到排卵后24小时。

得出这些结论基于两个因素：①射出的精液在女性生殖道内最长能存活5天；②排卵后，卵母细胞在体内最多存活24小时。理论上，这6天是精子和卵母细胞相遇的最佳时机。

对健康试孕夫妇的研究表明，排卵前2~3天同房的夫妇怀孕概率最高。其中一项发表在《新英格兰医学杂志》的研究结果表明，对于在6天内的受孕时机内只同房一次的夫妻来说，排卵前2天同房（排卵当天计算在内）怀孕概率最高。

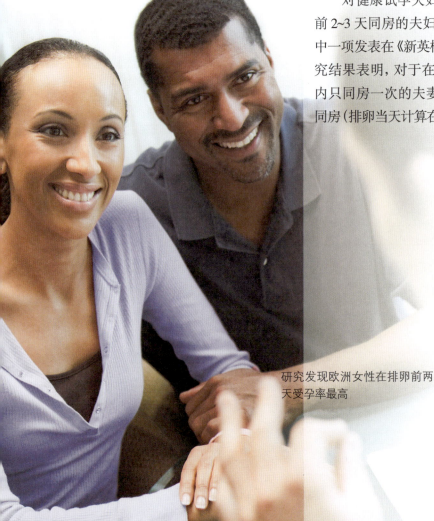

研究发现欧洲女性在排卵前两天受孕率最高

> **怀孕与顺利分娩**
>
> 当科学家们统计怀孕概率的时候，通常只统计怀孕的人数。然而，需要明确的是，成功怀孕并不等于顺利分娩宝宝。在怀孕的人群中，差不多 2/3 能顺利分娩宝宝。正像本书前文提到的，许多女性直到流产才发现自己怀孕了。
>
> 同样，本章中所涉及的数据也是指怀孕，而不是分娩。之所以首选怀孕率主要是为了方便对研究结果进行比较。如果你在生育门诊或者保健医师处咨询，要时刻牢记这个问题，这样才能帮助你了解诊所或医师所提供数据的真实情况。

另一项对于欧洲夫妇的研究中，计算受孕成功率时将夫妇按照年龄段进行了分组。结果表明，19~26 岁女性中，排卵前 5 天同房怀孕率为 8%，之后逐渐增长，排卵前 2 天最高，为 53%，然后开始降低，至排卵日降至 10%。在排卵后的 1~2 天，怀孕概率进一步降低至 2% 左右。

对于 35~39 岁的女性，虽然怀孕概率降低但依然遵循同样的规律，排卵前 5 天为 6%，排卵前 2 天达峰值，为 30%，排卵日降至 8%，之后更低。

换句话说，如果你和爱人在排卵前 2~3 天同房，在排卵时就有足够的精子等待着尝试穿透卵母细胞。最关键的部分是准确判断何时排卵。关于如何识别排卵的征象，请阅读第六章。

同房频率

你可能听说过或者看到过关于想怀孕需要什么样的同房频率。通常是越频繁越好。例如，如果每天同房，怀孕的概率最高——大约 37%（年龄不同可能有差距）。如果隔天同房一次，概率也不会降低很多——差不多 33%。以这种频率，同房一定能赶上排卵。如果每周同房一次，每周期怀孕的概率将降低至 15% 左右。

但是，对于许多夫妻来说，每天或者隔天同房可能并不现实，甚至都称不上愉悦。不过，无论是隔日同房一次，还是在排卵前 5 天内同房几次，怀孕概率是大致相同的。

如果你工作很忙或者经常出差、两地分居，那么就值得花一些时间来判断排卵期，这样就能在最佳时机努力受孕。如果判断排卵期非常困难，也大可放心，月经结束后隔日同房一次，怀孕概率与算好在排卵期同房差不多。

同房频率与精子质量

你可能听说过同房过于频繁可能会影响精子的质量与数量。确实，过于频繁地射精会导致精子总数减少，同时降低精子密度和活动精子的比例。理论上讲，这可能不利于怀孕。一些研究报道，

问题：你能决定宝宝的性别吗？

回答：与卵母细胞结合的精子携带的是 X 染色体或是 Y 染色体，决定了宝宝的性别。卵母细胞的细胞核中已经包含了一条 X 染色体。如果与之结合的精子也携带了 X 染色体，那么宝宝将是女孩。如果精子携带的是 Y 染色体，宝宝将是男孩。

X 染色体携带的遗传物质大约是 Y 染色体的 3 倍。因此，有种被广泛接受的理论是，Y 染色体因为携带的遗传物质少所以更轻，于是与携带 X 染色体的精子相比，游动的速度更快。所以，如果你在即将排卵的时候同房，游动得比较快的携带 Y 染色体的精子将率先与卵母细胞相遇、结合，那么宝宝将是男孩。

另外，X 染色体携带的遗传物质多，并且存活时间也比携带 Y 染色体的精子长。因此，理论上如果是在排卵前几天同房，携带 X 染色体的精子由于存活时间较长，将更有可能与卵母细胞结合，那么宝宝将是女孩。

这一理论似乎很有道理，但许多专家并不赞同，现有的证据并不能证实同房的时机能影响宝宝的性别。一些研究甚至得出了相反的结论——同房时间与排卵时间越接近，生女孩概率越高。

还有一些高科技手段可能增加怀男宝宝或女宝宝的概率。其中一种称为"精子分类"，即应用流式细胞技术，利用携带 X 染色体和 Y 染色体的精子所含的遗传物质不同，而将这两种精子区分开来，然后通过宫腔内人工授精或者试管婴儿的方式，将选定的携带相应 X 或 Y 染色体的精子与卵母细胞结合。不过，这一技术也并非万无一失，因为携带 X 或者 Y 染色体的精子，其遗传物质的量有一些是重叠的。因此，用这一技术分离得到的携带 X 染色体的精子中，可能会混有携带 Y 染色体的精子，反之亦然。

还有一种更准确的技术是植入前遗传学筛查 [pre-implantation genetic screening(PGS)]。PGS 通过对胚胎进行基因检查，确定宝宝的性别。由于 PGS 技术需要对胚胎进行活检，因此只能应用于接受体外受精（IVF）治疗的夫妻。该技术常用于进行"家庭性别平衡"，详见第 200 页。

如果你想要某个性别的宝宝，不妨咨询你的家庭医师，看看他们是否能提供这些技术，还有是不是符合法律法规。

一天时间就足以恢复精子质量，但也有研究认为需要休息4~7天才能恢复。

另外，等待时间过长也同样会产生不利影响。超过10天就会导致精子质量下降。

由于每天或者隔天同房的夫妻怀孕概率最高，所以不必过度禁欲。绝大多数专家不建议为了提高精子质量而禁欲。

忽略姿势和惯例

不少女性都疑惑在同房后应该保持不动好还是平躺好。你也可能听过别人的建议，或者发现同房后站起来时会有精液流出。甚至可能有人建议你应该在同房后腿部靠墙倒立，以防止精液流出。

其实这些担忧都没有必要。实际上精子只需要几秒钟时间就能进入宫颈管。一项研究将进行标记后的微粒放入阴道，发现在月经周期中的卵泡期（即排卵前），这些微粒仅需要短短2分钟就能到达输卵管。

精液中除精子外还含有许多蛋白质和其他物质。一旦精液从男性生殖道内射出，就会发生液化，更利于精子游动。同房后会流出的主要是精液中的其他成分，可能有少量精子。所以真的不用在同房后采用任何特殊的方法以保证精子在阴道里。

还有一些夫妇觉得是不是特定的同房姿势可能会增加怀孕概率，或者女性是不是在同房时一定要达到高潮才能怀孕。

女性在高潮时体内会分泌一种激素，也就是缩宫素，有助于更多的精子进入输卵管，但是并没有发现女性是否达到高潮与生育力之间有相关性。

不要用润滑剂

一个非常有用的建议是同房时一定不要用润滑剂，任何品牌的都不要用。实验室检查发现，润滑剂会杀死精子或影响其游动的能力。一些润滑剂就是通过杀精来起到避孕的作用。所以购买时需要仔细阅读商品说明书。即使是一些自制的润滑剂，例如橄榄油或者唾液，也可能会影响精子。

润滑剂是否真的会影响生育力还有待商榷。但如果你在同房时使用润滑剂，又没能顺利怀孕，建议你在怀孕前先不要用了。

一些厂家研发了对精子无毒性的润滑剂，例如Pre-Seed。实验室研究发现，矿物油和菜籽油可能对精子相对无害。如果确实需要润滑剂，可以考虑选择这种类型的产品。

享受乐趣

所有上述讨论的内容，包括时机、百分比、各种变化的概率，还有怀孕的愿望，可能让你感到无所适从。甚至同房可能

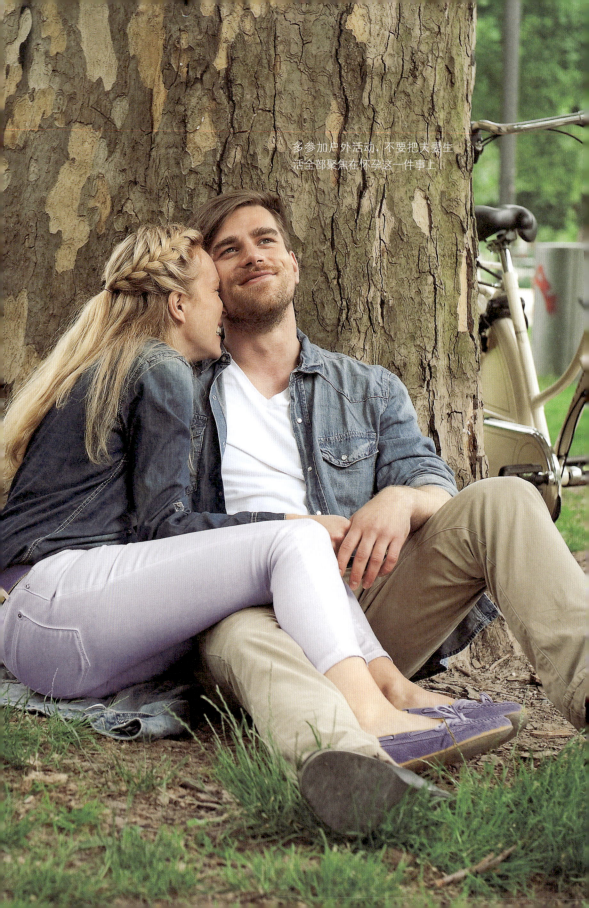

多参加户外活动,不要把夫妻生活全部聚焦在怀孕这一件事上

都失去了乐趣，而是变成了件苦差事。更糟糕的是，试孕带来的压力可能会导致夫妻关系紧张。

这就需要你们尽量试着每个月有那么几次同房时把试孕的事暂时放到一边，而只享受其中的乐趣。暂时忘掉试孕的事，多与爱人沟通、分享你们的爱。这些也很重要。

尝试着多参加户外活动。例如相约一起吃午饭、喝咖啡，或者一起运动，还可以周末外出度假。如果夫妻生活全部聚焦在怀孕这一件事上，你们会错失生活中许多美好的时光。

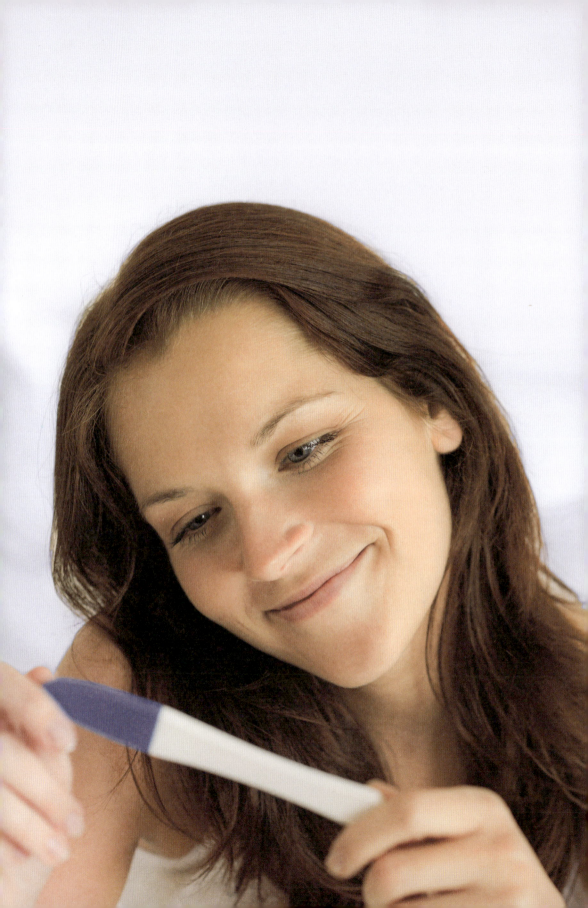

第八章
你怀孕了吗

你的月经周期可能推迟了一两天，或者觉得恶心、想吐。这时你可能会想，我是不是怀孕了，而且想马上确定。如果你正在试孕，你可能会想怎么才能知道自己是不是怀孕了呢。最明显的线索就是月经推迟。不过，在这之前你可能就会感到一些细微的征兆。

确定是否怀孕的唯一办法就是进行早孕测试。如果你在测试之前就有了某些感觉，那可能预示着你怀孕了。

早期征兆

一些女性在怀孕的最初几周就会有些征象。但是也不必太纠结于这些。一些征象可能仅仅表明你生病了，或者就要来月经了。反之，有些怀孕的女性可能没有任何感觉。

乳房胀痛

女性怀孕后激素水平迅速发生变化。你可能最先感觉到乳房的变化。激素水平的变化在怀孕 2 周就可能让你觉得乳房胀痛，或者酸胀。也可能觉得乳房更温暖、丰满。

乏力

乏力也是怀孕早期的常见症状。早孕期，孕激素水平迅速升高。高水平的孕激素就会导致你总是感觉瞌睡。

少量出血或下腹绞痛

有时候阴道少量出血（点滴出血）也是怀孕早期的征兆。这种出血与正常的月经周期不同，而且可能会提前一些。有些女性在早孕期还可能觉得下腹绞痛，就像月经时痛经一样。

恶心，伴或不伴呕吐

孕吐，可能发生在早晨、晚上或者一天内的任何时间，是怀孕的典型症状。一些女性恶心发生的非常早——怀孕后 2~3 周就可能出现。许多怀孕的女性还可能对气味非常敏感，很多种气味都可能会导致她们一阵阵恶心，例如做饭的油烟味、香水或者烟草的味道。

厌食或食欲大增

怀孕后可能突然特别厌恶某些食物，例如咖啡或者油炸食品。食欲大增也很常见。与孕期其他症状类似，这些改变也是由于激素水平变化导致的。

小便频率增加

怀孕后你可能发现小便频率比以前增加了。这也与激素水平的改变有关。

头痛头晕

怀孕后循环血量增加，可能会导致频繁的、轻微的头痛。除此之外，由于血管扩张、血压下降，你还可能会感觉头晕眼花。

情绪波动

早孕期体内激素水平迅速升高，可能会使你特别容易情绪化甚至爱哭。情绪波动很常见。

基础体温升高

基础体温就是夜间充分睡眠后，一早醒来后测量的体温。基础体温在排卵后会轻度升高，直到下次月经恢复到基础水平。如果你通过记录基础体温来判断排卵期，那么如果基础体温连续升高超过两周，就意味着你可能怀孕了。

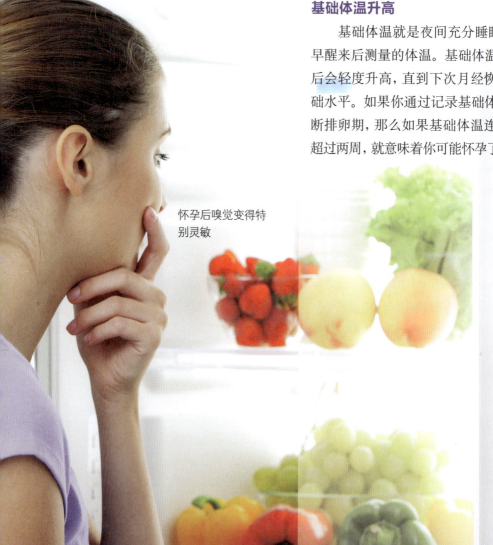

怀孕后嗅觉变得特别灵敏

一定要牢记上述各种征象,例如乳房胀痛等,在要来月经前也会出现。所以,这就像猜谜游戏一样,到底怀孕了没?只有进行验孕之后才能有答案。

家用验孕测试

如果你觉得关注自己是否有怀孕的各种征象太麻烦,没关系,有一个更简便易行的方法来确定你是否怀孕了,那就是验孕。大多数女性最先在家里进行验孕测试。家用的验孕棒(纸)很好用,在药店都能买到。验孕棒是通过检测怀孕后尿液中的人绒毛膜促性腺激素(HCG)水平来判断是否怀孕的。

受精卵在子宫内着床后,母体的循环血液和尿液中就能检测出 HCG,通常发生在排卵后 7 天。这是超敏验孕棒最早能检测到 HCG 的时候。早孕期,HCG 水平迅速升高,每 2~3 天就会翻倍。

家用验孕棒使用方法十分简单。你只需要在小便时将验孕棒置入尿液中。或者用小杯子收集一点儿尿液标本,再将验孕棒浸入标本中。验孕棒上的结果显示窗就会显示一条对照线(判断测试是否有效)和检验结果。

在自行验孕时,为保证得到准确结果,需要注意以下几点。

▶ HCG 水平随着时间不断升高,所以最好在月经推迟后 1 周以上再测。这样结果更可靠。如果你月经不规律,或者不记得上次月经时间了,就在可能怀孕的同房日之后的 3 周以上再验孕。如果你已经迫不及待了,就在验孕后 1 周再测 1 次,以保证结果的准确性。
▶ 最好用晨尿验孕,因为此时尿液最浓缩。
▶ 注意检查验孕棒保质期。最好不要用过了保质期的产品,因为过期试纸内的化学物质可能会失效。
▶ 按说明书指导使用,确保步骤正确。
▶ 如果需要计时,不要凭感觉,要用闹钟。

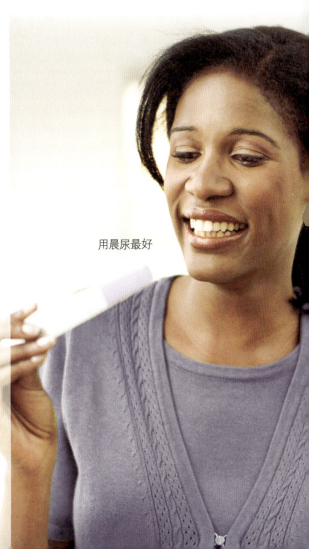

用晨尿最好

问题：什么时候可以把怀孕的好消息分享给大家呢？

回答：这个问题并没有确切答案，什么时候分享这个好消息应该由你们自己来决定。这样天大的好消息却需要保守秘密是非常困难的，这完全可以理解。你可能想让全世界都知道。不过，许多夫妻选择在怀孕 13 周后再分享这个好消息，因为这时流产率大大降低。这时候他们可能觉得已经度过了最危险的阶段。但是这并不意味着必须等到这时候再和大家分享。另外一个选择是有选择性地告诉几个人。例如能很好地保守秘密的几个亲密的朋友或家人，然后等一段时间后再告诉所有人。

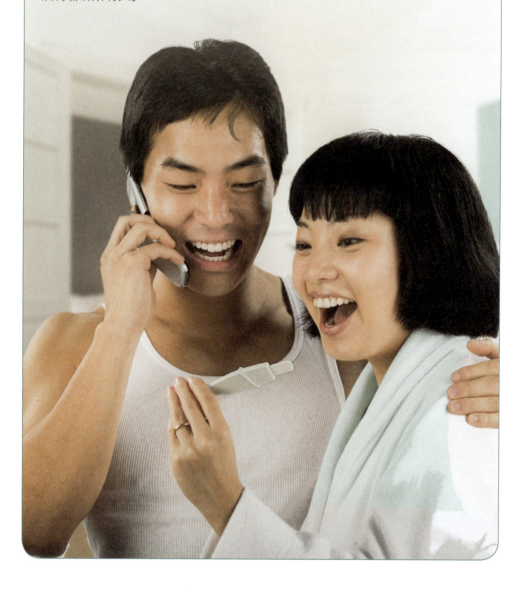

结果解读

很多女性选择家用验孕棒的原因是快捷方便——还可以选择自己和爱人都方便的时间在家里检测。验孕棒有很多品牌。无论哪种，使用方法都差不多，但是显示结果的方式可能有所不同。所以在使用前一定要仔细阅读说明书。

一些验孕棒通过在结果窗显示几条色带或者线来表示检测结果。另一些可能显示阳性（+）或者阴性（−），或者通过变色显示。还有一些验孕棒有液晶屏，显示"是"或"否"，或显示"未孕"。

检测准确性

家用验孕棒的结果还是非常准确的，不过可能没有像一些厂商宣传的那样达到99%的准确性。有研究表明，在月经推迟1天后用家用验孕棒检测，一些品牌的准确性达97%，而有的只有54%~67%。一般来说，阳性结果比阴性结果的准确性更高。

出现假阴性结果——也就是结果显示没有怀孕但其实怀孕了——最常见的原因是验孕时间太早。可能是由于排卵及着床的时间比预计的晚。如果你觉得可能怀孕了，即使验孕是阴性结果，也要在1周后复测。如果第二次检测还是相同的结果，那就应该是准确的。

发生假阴性的另一个原因可能是由于在验孕前过量饮水，所以尿液被稀释了。这也就是为什么建议用晨尿进行检测，此时的尿液最为浓缩。

后续的血液检测

也有一些情况下医师会建议在家用验孕棒的基础上，进行血液检查确认是否怀孕，血液检测对HCG的敏感性更高。当然也可能并不需要检查。即使不进行血液检测，医师也会帮你预约第一次产检时间。

什么时候应该去医院

如果家用验孕棒显示阳性结果，就应该到家庭医师处就诊。越早确认怀孕，就越早可以开始产前检查。第一次产前检查的时候，医师会和你讨论孕期可能出现的常见症状，又有哪些症状可能代表有异常并需要你特别注意。

当然，人们都不愿意从医师处听到或看到"异常"二字。千万不要让自己被忧虑或者恐惧压垮。记住，绝大多数女性孕期都非常顺利。但是也要知道哪些症状是不正常的，可能是发生了某些异常情况的信号。

孕期少量出血是很常见的，也就是点滴出血，特别是在早孕期。点滴出血通常问题不大。

点滴出血可能是由于胚胎着床导致的，又称为着床出血，大多发生在怀孕后1周。着床出血可能是由于受精卵黏附子宫内膜导致的。这类出血通常出血时间很短、量很少，比正常月经期提前几天。

一些女性可能没有或者没有注意到着床出血。也可能把着床出血误以为是月经。如果是这样，你可能没有意识到你怀孕了，可能导致在计算孕周时出现错误。

着床出血通常很少，为点滴出血，大多不需要治疗。如果出血量大——例如每1小时需要更换2片卫生巾或者卫生棉条，持续超过2小时，就应该到医院就诊。如果出血量大并伴有头晕、心慌或者腹痛重，都应该尽快就医。

紧急情况

除严重出血外，早孕期如果出现如下情况，也需要尽快就医。

恶心呕吐

恶心呕吐在孕期很常见，一般发生在早孕期（怀孕最初3个月）。这没什么可担心的。但如果除了恶心、呕吐之外还伴有疼痛、发热、乏力、腹泻或者头痛，就需要及时就医。此外，如果恶心呕吐导致无法进食，也需要及时就诊。医师可能会建议你静脉输液或者服用一些止吐药。

尿频

如果出现严重的尿频，可能有上尿路感染（例如膀胱炎）。如果有尿痛或者灼热感、血尿或者脓尿、发热或腰痛，都需要及时就诊。

下腹痛

由于怀孕后子宫增大，可能会牵拉韧带和肌肉，所以轻度的下腹痛很常见。但是，如果发生了剧烈的腹痛，或者腹痛持续不缓解，休息或者姿势改变都无法减轻，就要及时就医。

气短

怀孕后可能会逐渐出现气短，但一般比较轻，并且不伴其他的呼吸系统症状，例如咳嗽或者喘息。如果出现了中度到重度的气短，伴有发热、心率加快，或者咳嗽、喘息等症状，应及时就医。这些症状可能意味着你发生了肺栓塞或者其他心肺系统的疾病。

头晕

当你长时间站立，特别是在环境温度比较高的地方，可能会觉得头晕。当你躺下或者弯腰低头后，应该有所缓解。如果没能缓解，应该及时就医。

胸痛

胸痛并不是孕期的常见症状。如果出现胸痛，应立即就医。而且要牢记，胸痛并不一定代表着心脏疾病。有时胸痛可能是由胃灼热导致的（胃食管反流），这在孕期就比较常见了。

流产和异位妊娠

早孕期可能发生两种情况导致无法继续怀孕，就是流产和异位妊娠。后续章节将介绍提示流产或异位妊娠的一些症状和体征。但介绍这些知识并不是为了增加你的恐惧感，要记住大多数妊娠都很顺利，只不过了解一些这方面的知识能让你更好地应对突发情况。

自然流产

自然流产是指怀孕 20 周之前自然发生的妊娠丢失。绝大多数自然流产的原因是卵母细胞、精子或者胚胎异常。如果出现以下任何情况，请及时就医：

- 阴道出血（不过早孕期阴道点滴出血是很常见的）。
- 下腹或者腰骶部疼痛或绞痛，程度可轻可重。
- 阴道排液或者有组织物排出。

异位妊娠

正常情况下，受精卵会黏附在子宫内膜上。而异位妊娠则是指受精卵种植在子宫腔外的部位，例如输卵管。发生异位妊娠时受精卵无法存活，而且受精卵的生长可能会损伤母体的器官结构。

早期，异位妊娠的症状和体征与正常的怀孕很像——停经、乳房胀痛和恶心。通常，最早提示异位妊娠的征象为腹痛或下腹痛，以及少量阴道出血。如果输卵管出血，还可能出现肩痛或者排便感（肛门坠胀）——出现哪种症状取决于积血的位置以及刺激的神经。很少见大量的阴道出血，除非是宫颈部位的异位妊娠。

如果出现了严重的腹痛或下腹痛，伴有阴道出血，头晕甚至晕厥，需要立即就医。

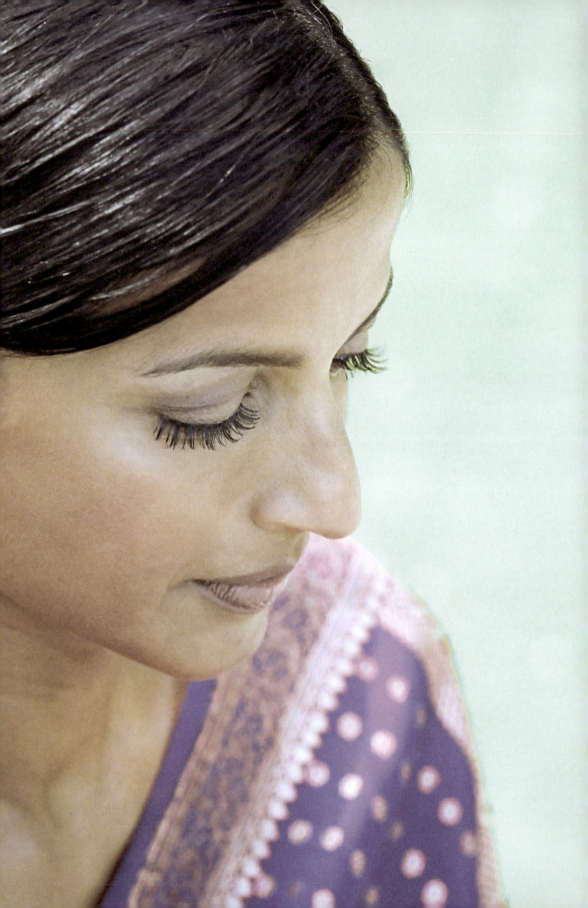

第九章
自然流产和异位妊娠

有时候怀孕并不像预期的那样顺利,甚至可能让人心碎。发生妊娠丢失,而无法把自己的宝宝抱在怀里。如果经历这些,可能是一段悲伤、迷惑和恐惧的时光。搞清楚自然流产或者其他妊娠丢失的原因,并不能缓解心头之痛,但有助于你和爱人理解医师建议的一些治疗方法,并且了解该怎样更好地恢复并再次试孕。

自然流产

自然流产是指怀孕20周前,自然发生的妊娠丢失。在已知自己怀孕的女性中,有15%~20%发生自然流产。实际上这个比例会高很多,因为一些女性自然流产发生得很早,以致她们没有意识到自己怀孕了。研究表明,1/3的试孕女性可能没有意识到自己发生了自然流产。

绝大多数自然流产中,胎儿由于基因问题发育了一段时间后又停止发育。

自然流产相对常见——但并不代表着容易面对。怀孕而未能顺利分娩抱上宝宝是非常难受的。

症状和体征

自然流产的症状和体征主要包括以下几点。

▶ 阴道出血(或者点滴出血)。
▶ 下腹部或腰骶部的疼痛或绞痛。
▶ 阴道排液或组织物排出。

记住,早孕期阴道出血(或者点滴出血)是很常见的。大多数早孕期阴道少量出血的女性,也能够顺利怀孕分娩。有时候甚至大量出血也不会发生自然流产。不过如果阴道出血每小时需要2片卫生巾或2个卫生棉条,持续超过2小时或以上,就需要及时就诊。

罕见情况下,自然流产可能会导致宫内感染。如果发生了宫内感染,就称为感染性流产,还可能伴有发热、寒战、浑身疼痛以及阴道分泌物变色(脓样)、或者有异味。如果出现上述症状，需要立即就医。

有时候，医师可能会要求你将阴道排出的组织放在干净的容器中带到诊室。通过对组织进行检查并不能确定自然流产的原因，但一旦确认这些组织是绒毛，就能帮助医师排除输卵管妊娠（异位妊娠）。

病因

绝大多数自然流产是由于胚胎没能正常发育。胚胎基因或染色体异常通常是由于在受精卵分裂和发育过程中发生了异常，而并非遗传自父母。

常见的异常如下。

- 生化妊娠。是指验孕结果显示阳性，但胚胎发育很早就停止了，因此超声并不能发现妊娠囊。
- 早期胚胎停育或稽留流产。是指胚胎在出现流产症状前就已经停止发育了。其原因也可能是由胚胎的基因异常导致的。
- 葡萄胎。葡萄胎又称妊娠滋养细胞疾病，是比较罕见的疾病。是由于受精异常导致的胎盘异常。发生葡萄胎时，妊娠组织会发育成宫腔内快速生长的囊泡样组织，可能包含或不包含胚胎。

有时，母体疾病也可能与流产有关。未控制的糖尿病、甲状腺疾病、感染，或者激素、子宫体或者宫颈异常，也可能导致自然流产。可能增加自然流产概率的母体疾病如下。

- 年龄。年龄超过35岁的女性，自然流产的发生率高于年轻女性。35岁女性，自然流产发生率约为20%。40岁约为40%。45岁则高达80%。丈夫的年龄也可能有影响。一些研究表明，如果丈夫年龄在35岁或以上者，随着年龄增长，女性的自然流产率升高。
- 既往有两次或以上自然流产史。既往有两次或以上流产史的女性，发生自然流产的概率升高。而已经发生一次自然流产的女性，再次发生自然流产的概率和没有自然流产史的女性相同。
- 吸烟、酗酒和吸毒。孕期吸烟或饮酒的女性，自然流产率显著高于孕期不吸烟不饮酒的女性。吸毒，特别是可卡因，会增加自然流产风险。
- 有创产前检查。一些有创的产前遗传学筛查，例如人绒毛膜活检或者羊膜腔穿刺，都可能稍稍增加自然流产风险。

问题：自然流产能预防吗？

回答：没有方法能保证不发生自然流产。但是有一些措施能够降低自然流产风险，包括避免吸烟、饮酒，不要摄入过多的咖啡因，并且避免腹部受伤。发热或一些罕见的感染也可能增加自然流产风险，应该咨询医师如何避免生病。

自然流产的类型

根据检查结果不同，医师会判断自然流产的类型。需要注意的是，医师可能会使用自然流产或者流产，他们都代表自然的妊娠丢失。有时候这两个词的混用会让一些夫妻感到困惑甚至心烦，因为医师用流产代替了自然流产。

- 先兆流产。如果出现阴道出血，但宫颈没有扩张，那么就称为先兆流产。通常经过适当休息，就会好转。
- 难免流产。如果出现阴道出血，并伴有子宫收缩和宫颈扩张，那么自然流产将不可避免。
- 不全流产。如果胎儿或胎盘的一部分已经排出，但还有一部分在子宫腔内，就称为不全流产。
- 稽留流产。如果胚胎已经停止发育，但胎盘和胚胎组织仍在子宫腔里，就称为稽留流产。
- 完全流产。如果所有怀孕组织都排出了，就称为完全流产。此类常见于怀孕12周前的自然流产。
- 感染性流产。如果子宫发生感染，就称为感染性流产。需要立即就医。

就医

如果你觉得可能出现了一些自然流产的症状，需要及时咨询医师。医师会建议你是否需要就诊，以及何时就诊。有时医师可能会建议你立刻看急诊。

医师可能会问你一些问题，包括你的末次月经情况，症状开始出现的时间，以及以前是否有自然流产史。医师还可能会做以下一些检查。

- 盆腔检查。医师通过盆腔检查了解子宫的大小，并了解宫颈是否扩张。
- 超声。超声有助于医师确认是否有胎心以及胚胎是否发育正常。
- 血清检查。如果发生自然流产，需要进行血清检测，人绒毛膜促性腺激素（HCG）有助于确定是否所有的胎盘组织都完全排出了。如果无法确定是否发生了自然流产，间隔48小时复查有助于诊断。
- 组织检查。如果阴道排出了组织物，可以将组织物送检，以确定是自然流产——而不是其他可能导致怀孕期出血的疾病。

治疗

如果不是发生了自然流产，而是出现了一些先兆流产的症状，医师可能会建议你休息，直到出血或疼痛好转。并可能会要求避免运动或旅行——特别是避免去一些无法及时就医的地方。

通过超声检查，医师通常能确定胚胎是否已经停止发育或者从未形成胚胎——以及自然流产是否不可避免。此时，有许多可考虑的选择。在早孕期无法做超声的时候，许多女性无法知道自己会发生自然流产，直到流产发生时才意识到。

期待治疗

如果你选择顺其自然，自然流产通常会发生在胚胎停止发育后1~2周，但也可能是3~4周。这个方法称为期待治疗。

在发生自然流产时，可能会出现大量阴道出血和腹部绞痛，就像月经量一样多，可能持续数小时。也可能会有组织物排出。医师会告诉你应该怎样处理这些排出的组织。大量的阴道出血通常在几小时后好转，接着少量的阴道出血可能持续数周。这会是个感情上非常痛苦的阶段。如果没能发生自然流产，则可能需要药物或手术治疗。

药物治疗

在诊断为胚胎停育后，如果你想迅速结束妊娠，就需要靠药物来促进妊娠组织和胎盘排出。可以口服药物，但医师可能会建议阴道用药来增强效果同时减小副反应，例如恶心、胃痛和腹泻。自然流产通常会发生在家里。具体时间各不相同，有时需要不止一次用药。对于绝大多数女性，将在用药后24小时内起效。

手术治疗

另外一种选择是进行一个小手术，称为负压吸引清宫术。手术中，医师会扩张宫颈，并且轻柔地吸出子宫腔中的妊娠组织。有时候在吸引之后还会再用一种称为刮匙的长柄金属器械来刮宫。并发症是很罕见的，包括损伤宫颈或子宫内膜组织。有时还会需要额外的手术来止血。做这个手术可能需要进行麻醉，并且通常需要在手术室或者门诊手术室完成。

恢复

自然流产后，生理上的恢复大概需要几小时到几天。流产后4周内就会恢复月经。如果出现阴道大量出血、发热、寒战或者严重的疼痛，一定要及时就医。这些症状和体征都提示感染。流产后2周内一定要避免性生活或在阴道内放置任何东西，例如卫生棉条或进行阴道冲洗。

自然流产后心理上的恢复可能需要比生理上的恢复更长的时间。自然流产的痛苦可能痛彻心扉，而且周围的人并

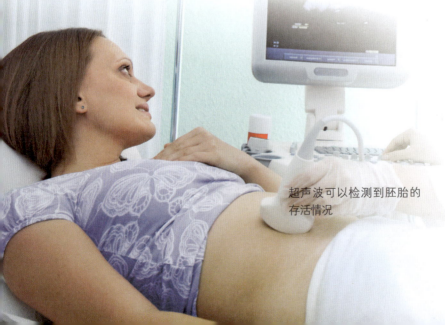

超声波可以检测到胚胎的存活情况

不能完全体会到。你的情绪可能包括从愤怒到绝望。给你自己一点时间，从自然流产的悲痛中走出，还可以向爱你的人寻求帮助。无须自己承受悲伤。如果你觉得过于悲伤甚至感到抑郁，可以向医师求助。医师可能建议你过一段时间，等到身体和心理的创伤都痊愈了，再开始试孕。可以与医师讨论自然流产后再次开始试孕的最佳时机。

复发性流产

复发性流产是指早孕期2次或以上的自然流产。5%的夫妻可能发生连续2次的自然流产。1%的夫妻可能发生3次或3次以上的自然流产。中孕期的自然流产比较少见。

复发性流产可能造成心灵上的创伤，不过一定要牢记，即使经历了3次或3次以上的自然流产，也还是有可能顺利怀孕分娩的。有研究表明，70%有自然流产史的女性都能成功怀孕分娩。还有研究追踪了17名有6次或6次以上不明原因自然流产史的女性，其中8名都成功怀孕分娩。

病因

自然流产常常无法明确病因——可能检查一切正常。有时也可能发现一些病因。可能的病因如下。

染色体异常

夫妻中的一方可能存在染色体异常，降低了正常的精卵结合概率，导致自然流产风险升高。可以通过体外受精筛选正常染色体胚胎来解决这一问题，或者可以选择赠精或赠卵。

子宫异常

如果女性的子宫存在先天畸形，或者由于肌瘤或瘢痕导致了形态异常，都可能导致自然流产。有一些异常可以通过手术纠正。

宫颈异常

宫颈功能不全可能导致在没有任何产兆的情况下发生宫颈扩张，增加自然流产风险。不过与其他类型的自然流产不同，由于宫颈异常导致的自然流产发生的比较晚，通常都发生在中孕期。

问题：如果有一次自然流产史，再次发生自然流产的风险大吗？

回答：非常理解您担心再次发生自然流产的心情，不过生殖医学专家一般认为仅发生一次自然流产并不意味着你们夫妻有什么问题。自然流产可能就是一次偶然现象。绝大多数有一次自然流产史的女性，再次怀孕都非常顺利。只有不到5%的女性发生两次连续的自然流产，只有1%可能发生连续3次或以上的自然流产。

凝血功能异常

有些女性，其循环中的血液容易形成凝血块。这就可能导致胎盘功能不良和流产。通过化验可以明确是不是患有抗心磷脂抗体综合征、凝血异常等，导致了自然流产。有一些方法可以降低这些女性的流产风险。

内分泌异常

糖尿病控制不佳将增加自然流产和出生缺陷的风险。怀孕前血糖控制良好的糖尿病女性，怀孕的预后较好。伴有胰岛素抵抗的女性，例如肥胖或患多囊卵巢综合征的女性，自然流产率升高。甲状腺功能异常和血清催乳素水平异常也都可能与自然流产有关。

精子异常

一些证据提示，精子 DNA 的结构异常（缺失）可能影响胚胎发育并可能增加自然流产风险。不过由于研究还在初级阶段，所以并不清楚精子异常导致复发性流产的发生率。

还有一些因素可能导致复发性自然流产。包括早孕期黄体功能不全、胚胎着床异常和各种感染。不过，纠正上述异常是否能改善后续的妊娠结局，尚缺乏定论。超过一半的自然流产并不能找到原因。

评估

如果发生了自然流产，医师可能会建议你进行全面的评估。包括病史、手术史、遗传史和家族史，还包括体格检查。

另外，医师还可能建议进行一些检查。

- 血液化验。血液化验包括免疫系统、凝血系统及激素水平的检测。还包括对一些特定疾病的检查，例如甲状腺疾病或糖尿病。
- 子宫的影像学检查。可以进行生殖系统评估的影像学检查有很多种。最常用的是妇科超声检查。
- 检查子宫腔。这项检查是应用一根有摄像头的细管，经阴道置入子宫腔内进行检查。
- 染色体检查。夫妻双方都需要进行染色体检查。检查前后，会有专业的遗传咨询师（遗传病方面的专业人员）和你们进行讨论。一般没有必要进行额外的更昂贵的检查。不过，这也取决于个人情况，以及如果医师怀疑你有一些相关的疾病或异常，也可能会提出一些建议。

治疗

如果医师发现了一些能够治愈的问题，就会帮助你进行治疗。

例如，一些类型的子宫疾病可能通过手术进行治疗。一些疾病或者激素异常也可能进行药物治疗。如果无法找到原因，下一步通常需要和医师对接下来的各种选择进行讨论，以提高成功怀孕分娩的概率。

经历自然流产是非常痛苦的事情，但不要放弃希望。即使是复发性流产，也仍然有很大机会可以成功怀孕分娩。即使没有找到自然流产的病因也没有关系。

不过再次怀孕的时候需要在一开始就十分小心,应该和你的医师讨论可能需要的特别治疗。

异位妊娠

异位妊娠是指受精卵种植在子宫腔以外的部位。绝大多数异位妊娠都发生在输卵管(输卵管妊娠)。也可能发生在腹腔、卵巢或宫颈。由于输卵管十分细小,无法容纳胚胎生长,异位妊娠的胚胎无法正常发育。如果输卵管管壁扩张并且破裂,那么就可能发生危及生命的大出血。

输卵管异常和异位妊娠的发生密不可分。已知的会增加输卵管妊娠风险的因素如下。

▸ 输卵管感染或炎症导致输卵管部分或完全梗阻。
▸ 既往盆腔或输卵管手术史可能导致输卵管周围粘连。
▸ 既往的异位妊娠或者手术都可能导致输卵管形态异常或遭到破坏。

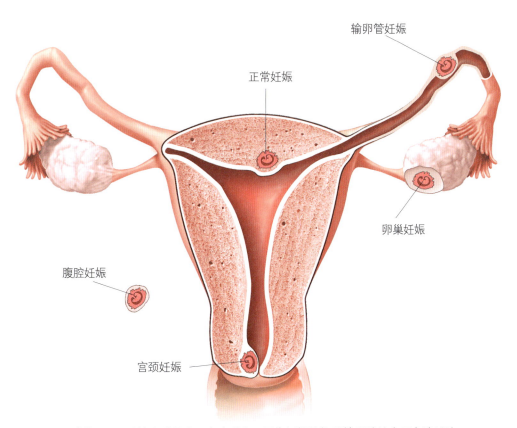

正常情况下,受精卵种植在子宫内膜上。异位妊娠是指受精卵种植在子宫腔以外,最常见的异位妊娠发生在输卵管,也就是输卵管妊娠。异位妊娠也可能发生在腹腔、卵巢和宫颈

异位妊娠最高危的危险因素是盆腔炎性疾病（pelvicin flammatory disease，PID），也就是子宫、输卵管或卵巢的感染性疾病。还有其他一些异位妊娠的危险因素。

- 既往异位妊娠史。
- 输卵管结扎术后怀孕。
- 使用宫内节育器（IUD）后怀孕。
- 输卵管手术史。
- 不孕症或接受相关治疗。
- 吸烟。

症状和体征

起初，异位妊娠和正常妊娠可能没有任何区别。早期的症状和体征与正常怀孕几乎相同——月经推迟、乳房胀痛、乏力和恶心。疼痛和异常阴道出血通常是异位妊娠最早期的征象。你可能会感到下腹或腹部尖锐刺痛，左侧或右侧都有可能。在一些罕见情况下，还可能出现其他部位疼痛，例如肩部或颈部。疼痛可能反复发作。如果出现严重的疼痛，例如在睡觉时痛醒或者休息后未能好转，都应该立即就医。

其他一些提示异位妊娠的征象包括胃肠道症状、头晕眼花等。一旦出现上述任何的症状、体征，都应该及时就医。还有其他一些原因也可能导致上述症状和体征，但是医师可能首先需要排除异位妊娠。

治疗

如果医师怀疑是异位妊娠，可能会进行腹部和盆腔检查，以明确疼痛部位、是否有反跳痛或肿物。除非诊断很明确或者你的情况太危急，否则医师可能会通过实验室检查和超声检查来明确诊断。

异位妊娠必须接受治疗，以免发生输卵管破裂或其他并发症。包块较小的异位妊娠可能通过药物治疗（甲氨蝶呤），其对胚胎组织有很强的毒性，并可以使胚胎停止发育。不过，大多数情况下可能需要手术治疗。手术会在下腹部切开一个小口，将细长的手术器械置入盆腔，切除异位妊娠组织。一些情况下，需要切除患侧输卵管。还有一些情况下，可以仅清除异位妊娠组织而保留输卵管。

治疗后，医师会监测与怀孕相关的血清激素水平，也就是人绒毛膜促性腺激素（HCG），直到降至正常。如果HCG水平持续升高，提示异位妊娠组织可能没有完全清除，意味着可能需要再次手术或应用甲氨蝶呤治疗。极少数情况下，医师可能会建议期待观察而不进行治疗，期待异位妊娠的胚胎在破坏输卵管前自行消亡，并且自行排出或吸收。

下次怀孕

如果已经发生过一次异位妊娠，那么再次发生的风险就升高了。不过，异位妊娠后仍然可能正常怀孕分娩。即使一侧的输卵管受损或切除，卵母细胞仍然可能在另外一侧的输卵管受精然后再进入宫腔。如果双侧输卵管都受损或者切除，那么还可以选择体外受精胚胎移植术（IVF-ET）治疗。IVF-ET治疗包括将成熟的卵母细胞取出体外，在实验室与

宫内妊娠合并异位妊娠

宫内妊娠合并异位妊娠是非常罕见的情况,也就是在母体内,一个胚胎在子宫内生长,同时另一个胚胎则种植在子宫外(异位妊娠)。通常,异位妊娠最常发生在输卵管(输卵管妊娠),少见部位包括宫颈或卵巢。宫内妊娠合并异位妊娠最常见于接受辅助生育技术治疗的女性。治疗的目标是清除异位妊娠的胚胎,同时保留宫内妊娠的胚胎。通常需要通过手术治疗,或者在异位妊娠的胚胎局部注射药物,以使胚胎停止发育。

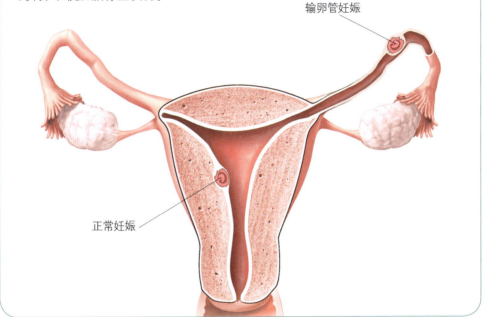

精子受精,然后再将受精卵种植入子宫腔(详见第 191 页)。

如果你已经经历了一次异位妊娠,再次试孕前应先咨询医师,以选择更好的方案。

再次尝试

妊娠丢失是非常痛苦的经历。你可能觉得所有对未来的希望都被夺走了。即使怀孕仅仅几周,也可能会令你们有这种感觉。妊娠丢失后的感受因人而异,没有一定之规。你也可能仅有短暂的呆滞。要正视自己的感觉并尝试进行调整。一味地沉浸在妊娠丢失的悲伤中是对时间的浪费。

有些夫妻觉得必须马上开始试孕,以便走出妊娠丢失的阴影,治愈心灵的创伤。不幸的是,即使再次怀孕,也很难有纯粹的欣喜。在经历过一次妊娠丢失后,再次怀孕可能会由于担心发生意外而非常紧张不安。

虽然妊娠丢失可能是非常痛苦的，不过这并不意味着你无法孕育宝宝。大多数情况下，正常怀孕并顺利分娩的概率还是很高的。选择是否要再次怀孕，何时再次怀孕，都取决于之前妊娠的类型，以及生理上和心理上的恢复情况。并没有明确的再次尝试怀孕的最佳时机。通常，医师会建议休息几个月后再开始再次试孕。

心理恢复

如果在发生妊娠丢失后，你觉得自己沉浸在深深的悲伤中，要给自己一些时间。心理上的恢复常常比生理上需要更长时间。

有的人会想，为什么会为一个素未谋面的孩子如此伤心。其实在孕育宝宝的同时，女性已经与宝宝建立了千丝万缕的联系。你们夫妻俩可能已经开始想象抱着宝宝的样子。因此可能很难接受失去陪伴着宝宝成长的机会。即使胚胎都没有形成，你可能也会因为孕育宝宝的希望破灭而非常沮丧。

要牢记，夫妻二人应对妊娠丢失的方式可能不同。有时很难发现另一半心灵上的创伤。有人可能希望多谈谈，而你的另一半可能并不想聊。有时候一方已经走出了阴影，而另一半仍沉浸在悲痛中。这时候夫妻最需要互相依靠。试着互相倾听并回应对方，接受对方的感受。也可以选择接受心理咨询或治疗，以帮助你在更中立的环境中表达你的情感和希望。

生理恢复

生理上的恢复时间与妊娠丢失的类型有关。

自然流产

从生理角度上，女性在自然流产后几天就可以恢复。自然流产后4~6周会恢复月经周期。在自然流产后到月经初次恢复之间也可能妊娠，但医师一般不建议这么做。

这段时间内，建议选择屏障法避孕，例如使用避孕套或避孕膜。如果夫妻双方已经准备好再次试孕，还需要了解一些注意事项。怀孕前应该和医师讨论你们的计划。医师可能会给出一些建议、措施，帮助你提高顺利怀孕并分娩的机会。如果仅有一次自然流产史，那么，实际上再次怀孕并顺利分娩的概率与没有自然流产史的女性是相同的。如果是复发性自然流产，那么医师可能会建议你多等一段时间，或者做一些额外的检查、监测。

异位妊娠

如果是异位妊娠，那么再次怀孕顺利分娩的可能性就要小一些了，但仍然不低——如果有双侧输卵管，为60%~80%。身体恢复时间的长短取决于治疗方式。需要和医师讨论再次试孕的适当时机。

日本的习俗

人们从自然流产中恢复并寻求平静的方法各不相同。例如在日本，经历流产的夫妻会选择供奉地藏菩萨像。地藏菩萨是位顿悟的圣人（菩萨），职责之一就是照看自然流产或流产的胎儿。日本人相信地藏菩萨能够保护孩子免遭疾苦，并引领他们的灵魂进入轮回转世，开始新生。这些悲恸的夫妻会供奉地藏菩萨像，为他穿戴好帽子和衣服，将塑像供奉在寺庙的花园里。塑像旁会供奉蜡烛、食物、鲜花、玩具等贡品。

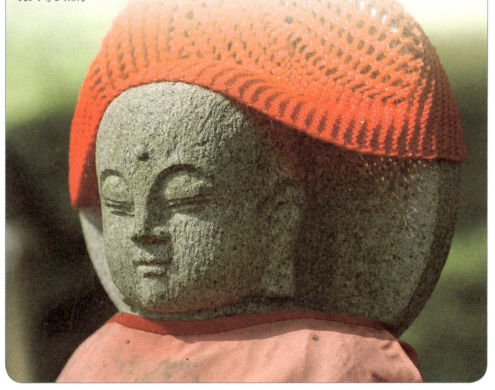

克里斯汀和克里斯的故事

克里斯：结婚三年半后，我们开始打算备孕。那时，周围几乎所有朋友都有孩子了，我们也特别兴奋地想体验为人父母的滋味。我们停止避孕，等待着宝宝的到来。可是我们等的时间有点儿长。6个月，7个月，8个月过去了，我仍然没有怀孕。

克里斯汀：我开始觉得十分沮丧。不明白为什么我们没能怀孕。每个月来月经的时候，我都会感到非常失望。当1年过去我还没有怀孕时，医师建议我们看生殖医学专家。

我们在那儿做了一项又一项检查。当我们找医师看结果时，并不知道将会发生什么，只觉得医师会建议我们下一步该怎么办。但我们却得到了晴天霹雳般的消息。

克里斯：根据我们的检查结果，医师告诉我们自然怀孕的概率只有1%。这简直是晴天霹雳。然后他开始向我们介绍IVF-ET，并解释这是我们最佳的选择。这个消息对我们就像一枚炸弹。我只记得问了一句："你是说我们不可能自然怀孕了吗？"

他接着说："根据目前的检查结果，只有1%的可能"。为了克里斯汀，我试着坚强起来，但太难了。医师接着开始说冷冻卵母细胞，但我们甚至都不知道是不是想接受IVF-ET治疗。当离开诊室的时候，我们都到卫生间大哭了一场。

克里斯汀：我们得知双方都有影响怀孕的问题。我有多囊卵巢综合征，也就是说我有很多卵母细胞，但都不能发育成熟。克里斯的精子形态异常，也就是说精子是畸形的。

尽管已经得出了诊断，我们还是决定不尝试IVF-ET治疗。除了费用很高之外，我们对治疗过程也心存疑虑。我们知道IVF-ET并非唯一的选择，于是我们开始寻求别的方法。

换了新医师让我们感觉舒服多了，觉得她能理解我们的感受。这次，克里斯再次进行了检查，医师对检查结果很有信心。这次结果在正常范围内，这对我们而言无疑是打开了一扇门。我们觉得看到了希望。

我开始服用克罗米酚促排卵。3个月后才确定了适当的剂量，然后我就怀孕了。

克里斯：我们都喜出望外。当看到早孕试纸的阳性结果时，我们都觉得难以置信。接下来的几周里，我们满怀期待地等待着第一次超声检查，并开始讨论和想象未来和宝宝的生活。但是，当怀孕8周第一次进行超声检查时，医师告诉我们："对不起，我什么也没有看见，子宫里什么也没有。"

克里斯：我们觉得简直难以置信。我们都是虔诚的天主教徒，相信主与我们同在，我为我的妻子感到十分难过。但是对于改善现状我又无能为力。

克里斯汀：医师又做了血清妊娠检测，结果显示我确实怀孕了。但是子宫里却没有宝宝。我们感觉很无助。

检查结果显示我确实怀了宝宝，但并不能存活。医师发现我是异位妊娠，也就是受精卵种植在了我的输卵管里。

医师给我注射了药物,以终止妊娠。但药物没能起效,10天后我又注射了第二针。但仍然无效。第二次用药后几天,我突然感到剧烈的胃痛。

克里斯: 我迅速把她送到医院,简直是一片混乱。所有医师都赶到了我们的病房,测量生命体征,她的心率正在下降并有内出血。她的输卵管发生了破裂。

医师说她需要急诊手术。他们准备切除她的患侧输卵管。克里斯汀脸色惨白——她不想失去一根输卵管。我们都无法想象这对我们未来的怀孕计划意味着什么,但这是我们唯一的选择。所有人都能理解这对我们简直是毁灭性的打击。连护士都为我们难过。我们本来只为失去了宝宝而感到悲恸,但现在我们不知道还能再有宝宝吗?

克里斯汀: 让我们感到一丝安慰的是,在手术的同时医师可以检查我的对侧输卵管是不是正常。他们都鼓励我们说还有希望。只需要几个月时间,我就能在生理上和心理上都恢复,并可以再次试孕。

我再次开始口服克罗米酚,医师告诉我怀孕的概率和有双侧输卵管的人是相同的。但是7个月过去了,我仍然没有怀孕。接着又发现我出现了卵巢囊肿,这也意味着那个月我不能再口服克罗米酚了。我简直灰心丧气了。不仅仅因为我没有怀孕,现在连帮助我怀孕的药都不能用了。

克里斯: 医师建议我们休息一下——这个月的时间好好享受彼此的陪伴,不要担心怀孕的问题。那个月我们感到非常平和,不再想着生孩子的事儿。

有个晚上,我们去参加婚礼,那儿到处都是小孩。那天正是我们第一个孩子的预产期。我不禁想我们的孩子本来也应该和我们一起来参加婚礼的。这太令人心碎了。幸运的是那晚之后,我就怀孕了。

克里斯汀: 这简直是个奇迹,我们刚被告知不可能怀孕,就怀孕了,我喜出望外。这次怀孕非常顺利,简直难以置信,太神奇了。现在我们和女儿快乐地生活在一起。

第三部分

常见的生育问题

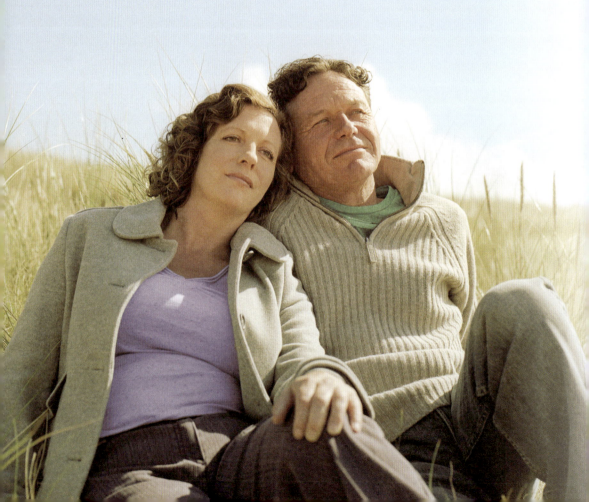

第十章
年龄对怀孕的影响

如果搁置生育计划太久,是否会影响受孕能力呢?这是一个许多夫妻都关心的问题。女性则尤为关注她们的最佳生育年龄。当今女性由于教育及事业的提升,其面临的选择比以前丰富很多。由于养育孩子需要投入很多时间和精力,很多女性希望在生育前能够完成她在教育、事业、财政以及其他方面的种种目标。此外,绝大多数女性在生育前希望拥有一段稳定和谐的夫妻关系。以下这些数据可以反映这一趋势。总体而言,女性初次生育年龄比之前要晚。2011 年,美国女性初次生育的平均年龄接近 26 岁,而在 20 世纪 70 年代,这个年龄约为 21 岁。此外,40~44 岁女性的生育率是过去 40 年中最高的。

随着越来越多的女性推迟生育,年龄对怀孕和生育的影响越来越大。绝大多数女性都知道到了人生某个节点就没有生育的可能性了。但是具体时间点是什么时候呢?随着时间的推移,该如何选择呢?男性呢?男性年龄与生育有关吗?

本章内容将为你揭开年龄通过不同方式对男性和女性生育的影响。

女性生殖时限

为了更好地理解女性年龄对生育力的影响,有必要在更广的背景下来了解一下女性生殖时限。

当一个女孩出生时,她就携带了一生所需的所有卵细胞——100 万~200 万个。即使是出生前,她体内卵细胞总数已经因为自然生长过程以及卵退化(凋亡)而减少了。

当女孩到达青春期时,储备的卵细胞数为 40 万个左右。卵细胞损耗贯穿整个成人期。37 岁时,卵细胞还剩约 2.5 万个,而到了 50 岁,仅剩 1000 个左右卵细胞。女性一生仅有300~400个卵细胞会顺利排出。

卵细胞及其所在的卵泡在卵巢内可以不依赖激素而逐渐成熟，发育到一定阶段。但是为了到达最终成熟，卵泡需要受到激素刺激。而该类激素的分泌主要由下丘脑和脑垂体负责。

你可能已经熟悉这些关键的激素了——促性腺激素释放激素（GnRH）、卵泡刺激素（FSH）以及黄体生成素（LH）。下丘脑分泌促性腺激素释放激素，从而使脑垂体释放卵泡刺激素和黄体生成素，作用于卵巢。卵泡刺激素促进卵泡发育，而黄体生成素可以调控其他激素的分泌，比如雌激素和孕激素。反过来，雌激素和孕激素则反馈给大脑卵泡生长以及卵巢激素分泌的状况，以便下丘脑调整促性腺激素释放激素以及垂体促卵泡激素和黄体生成素的分泌。

为了保证排卵过程顺利，必须有可用的卵细胞和正常的下丘脑、垂体、卵巢之间的信号通路（详见123页）。

周期性的激素分泌形成于青春期，同时女性月经周期形成。在青春期的最初几年中，这一周期会有变化。但是当女性到达20~30岁时，周期趋于稳定，这是女性最好的生育时期。

当女性接近40岁时，进入了绝经前的10年，卵细胞消耗开始加速，可供发育成熟的卵细胞越来越少，同时卵细胞质量也越来越差。卵细胞数量及质量称为卵巢储备功能。卵巢储备是反映卵巢年龄的指标。卵巢储备功能的变化会影响下丘脑、垂体和卵巢之间的反馈环，与此同时，大脑在不断试图选择剩余卵细胞中可供发育成熟的最好的卵细胞。

当女性接近50岁时，激素水平开始改变：有些上升，有些下降。尽管此时仍可以排卵，但是排卵前的卵泡期将会缩短，因此月经周期也会越来越短。

一旦到了50岁，女性月经周期开始紊乱，排卵越来越少，最终停经。一旦停经持续12个月，就正式宣告了自然生育能力终止，绝经期开始。

女性生育力与年龄

当你到了35岁以后，怀孕的概率如何呢？需要记住虽然之前描述的各阶段存在差异，但对每个人来说何时进入哪个阶段的时间绝对不是普遍一致的。换句话说，女性生育力下降是个连续的过程，而不是固定在某个年龄。也就是说在你35岁生日后的第一天生育能力不会比生日当天降低。年龄以年计算，但是生育力变化逐渐显现——是一个连续的过程，而非有一个特定时间点。

卵巢储备功能也因人而异。有些女性的卵巢年龄比生理年龄大，也有的人直到近40岁甚至超过40岁才会经历卵巢储备功能下降。

显而易见，女性35岁以后仍可以怀孕，而且事实上绝大多数女性是35岁以后生育，有的甚至是40岁以后。只是年

自然受孕

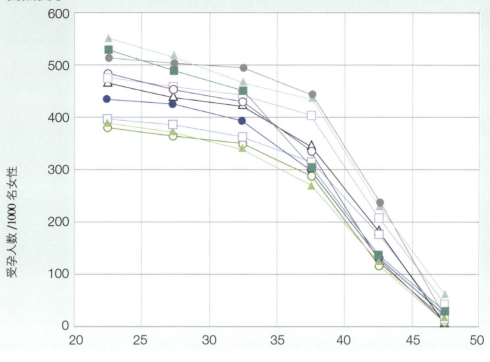

图中显示了37岁以上女性的受孕率是如何随着年龄显著下降的。10%的女性(由左侧上部降序排列的20~24岁女性)是哈特教派信徒,于1921~1930年结婚;日内瓦资本家,丈夫生于1600~1649年;加拿大,于1700~1730年结婚;诺曼底,于1760~1790年结婚;胡特尔派人,于1921年前结婚;突尼斯人,于1840~1859年结婚;诺曼底人,于1674~1742年结婚;挪威人,于1874~1876年结婚;伊朗人,农村人于1940~1950年结婚;日内瓦中产阶级,丈夫生于1600年前

摘自 American Society for Reproductive Medicine Practice Committee. Optimizing natural fertility. Fertility and Sterility. 2008:90:S2. (经许可使用)

龄越大,备孕期可能越长,这主要是由于卵细胞质量的下降以及年龄导致的下丘脑与垂体联系的变化。因此,自然怀孕的概率越来越小。而且随着卵细胞质量的下降,出现妊娠并发症与出生缺陷的风险也会增加。即使顺利受孕,流产的概率也会随着年龄增长而加大。

过去的生育力

对当代美国女性自然生育率的研究比较困难,因为很多女性都采取了各种形式的避孕措施。另一种办法是回顾历史出生率,即过去避孕措施尚未普及、自然受孕较为普遍时的出生率。

在对16~20世纪近10个不同种族的

女性的研究中发现,长时间内受孕率是相似的(参见 109 页图)。20~35 岁,受孕率在保持稳定的基础上呈现小幅轻微下滑,而 37 岁以后,受孕率急剧下降,到了 45~50 岁时,接近 0。

当今的生育力

那么如今的生育率如何呢?年龄导致的生育率下降并不像过去那么明显。现在女性生育的孩子更少,孕期及分娩的医疗更好,怀孕发生问题时治疗手段更高效。然而基础模型仍然适用于当今的生育力研究。

2002 年发表的一项设计良好的大型研究,对近 800 名 18~40 岁、未采用激素及其他影响生育力的药物的欧洲女性展开调查。受访者每天记录基础体温(以监测排卵时间),记录性生活或月经的日期。根据年龄将她们分组:19~26 岁,27~29 岁,30~34 岁,35~39 岁。

调查中,超过 400 名女性都怀孕了,这些女性均在生殖窗内有过 1 次或 1 次以上性生活。生殖窗指排卵前 5 天及排卵当天,共 6 天。研究人员发现,男女年龄并不影响生殖窗的长短。年龄相对大的女性生殖窗未必比年轻女性短。此外,对任何年

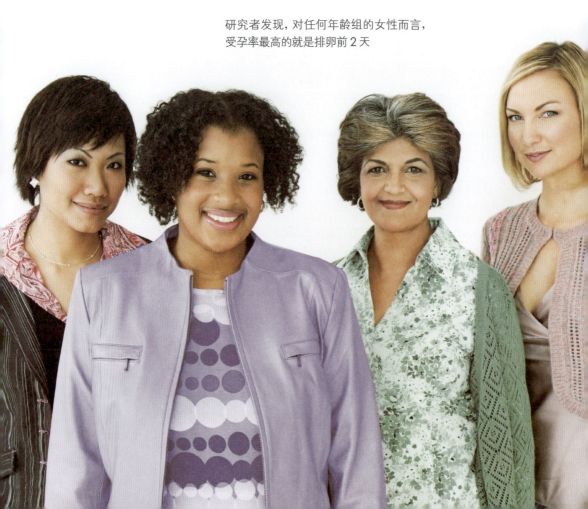

研究者发现,对任何年龄组的女性而言,受孕率最高的就是排卵前 2 天

龄组的女性而言，受孕率最高的时间是排卵前2天。然而，年龄会影响生殖窗内受孕的概率。年龄越大，受孕概率越低。对于单个周期而言，19~26岁组在排卵前2天内受孕率是50%，而对35~39岁组女性而言，这一概率为30%。

但是，这并不意味着到了三十七八岁，你就无法怀孕，只是说与23岁相比，受孕的概率会低一些。接近30岁与30出头的女性相比，受孕率并无区别。

受孕率与性生活时间也相关。对于37岁的女性，如果性生活时间正好与排卵时间吻合，那么受孕率比错过生殖窗的23岁女性还要高。

有趣的是，研究者还发现即使在同一年龄组内女性受孕率变化也很大。以27~29岁组为例，受孕率可以从小于10%至高达80%。研究者对同一年龄组女性受孕率相差如此之大的原因并不确定（即使已经把男性伴侣的年龄和健康状况考虑在内），有可能是基因以及环境因素造成的。

相同条件下，年龄越大，受孕越难。一项针对因伴侣不孕不育而接受捐赠精子的女性调查中发现，超过35岁的女性受孕率低，需要更长的备孕期。一项近期研究关于辅助生殖技术成功率的研究发现，40岁左右女性的怀孕率远远低于小于37岁的女性（非冷冻卵细胞）。此外，35岁以下女性的活产率为42%左右，38~40岁为22%，超过42岁仅为5%。

相关风险

许多35岁以上女性不仅担心怀孕率，还担心高龄产妇可能面对的风险以及并发症。

不管女性年龄多大，所有女性的怀孕过程都存在风险。绝大多数女性的怀孕过程都会顺利，包括35岁以上的女性。但是发生并发症的概率确实随着年龄增长而增加，尤其是对于40岁以上的女性而言。最主要的并发症是流产和染色体异常（主要指唐氏综合征）。其他并发症也有可能发生。

流产

随着年龄的增长，怀孕过程的维持变得越来越难。一项对丹麦女性生殖情况的研究表明，超过42岁后女性有一半的怀孕以流产告终；超过45岁，流产概率超过90%。

流产大多数发生在孕早期，甚至发生在女性未意识到自己怀孕前。流产的主要原因是年龄增长致使卵细胞质量下降导致的细胞分裂异常而使得有些细胞染色体多余或缺失。女性身体常常能够分辨出携带异常染色体而不适合妊娠和分娩的受精卵。激素水平变化会影响子宫功能，从而也会对怀孕的持续产生影响。绝大多数流产发生在怀孕的6~14周。

异位妊娠的发生风险也随着年龄增长而增加，21岁时概率是1.4%，到了44岁以后，这一概率将增加到6.9%。异位妊娠是指受精卵在子宫腔正常位置以外

> **提问：如果我月经周期正常，那么是什么问题呢？**
>
> **回答：** 这个问题很好，但是没有确切答案。一旦超过37岁，女性在一个月经周期内怀孕的概率就大大下降了。专家认为这主要是卵细胞质量下降造成的，为什么会这样有几个理论。让我们回顾一下，女性生来就带有一辈子所需的卵细胞，其中最健康、高质量的卵被优先发育成熟并排出，因此这就是年轻女性受孕率高、流产率低的原因。另一种说法是，卵在卵巢内待的时间越长，受到化学物质和辐射影响的风险越大，引发获得性遗传问题可能性也越大。较老的卵细胞更容易产生受精问题以及胚胎发育异常，因此引发流产率增高。
>
> 环境等其他因素也会产生影响。例如，吸烟会加速卵细胞的消耗，导致绝经提前。此外，随着时间流逝，女性更容易发生影响生育的疾病，比如子宫肌瘤、子宫内膜异位症、盆腔感染等。
>
> 卵细胞的生物年龄并不总是等同于你的实际年龄，这一点从同年龄段女性生育力不同可以得到证明。目前，还没有简单、直接的方式来检测卵细胞状态，但是有多种方式可以帮助医师确认你的卵巢储备功能(详见第十三章)。这些结论对于你组建圆满家庭有借鉴参考意义。

的地方着床，但无法存活，通常发生在输卵管内。随着女性年龄的增长，异位妊娠的概率越来越大，这可能与日积月累的风险因素有关，比如性传播疾病、盆腔感染或炎症以及输卵管问题等。

怀孕20周后发生死产的可能性也随着年龄增长而增加，其中的原因还不清楚。但总体而言，即使是45岁以上的女性，死产的概率也是极低的。在丹麦的一项研究中，35~40岁女性发生死产的概率不超过0.5%，而超过45岁的女性发生死产的概率也不到1%。

染色体异常

卵细胞质量下降也会增加胎儿染色体异常的风险。女性在出生前卵母细胞就已经停留在一定分裂阶段，而在正常的月经周期排卵前，激素刺激使得卵母细胞完成最终的细胞分裂过程(减数分裂)。但专家发现，卵母细胞在卵巢内减数分裂时间越长，卵细胞就越老，换言之，其发生错误分裂的概率越大。错误的减数分裂会导致细胞携带的基因物质多余或缺失。

很多排卵产生基因异常的卵细胞受精后不能活产，这就是为什么年龄越大，早期流产概率越大的原因。但有一部分异常卵细胞可以存活，受精后甚至可以达到足月分娩。

新生儿中发生频率最高的染色体异常疾病唐氏综合征，正是由于这个原理产生的。由于减数分裂过程中发生错误，唐氏综合征的宝宝除了有2条正常的21

号染色体之外，还多一条一模一样的 21 号染色体。其他一些随着女性年龄增长而概率增加的异常染色体疾病包括 18- 三体（爱德华综合征）、13- 三体（帕托综合征）以及一些性染色体缺陷，比如多一条 X 染色体（克兰费尔特综合征）或者缺失一条 X 染色体（特纳综合征）。

与年轻女性比较而言，40 岁左右的女性生育染色体异常宝宝的概率较大。比如，一名 29 岁女性生育唐氏综合征宝宝的概率是 1/1000，而 39 岁女性的这一概率是前者的 10 倍（1/100）。这个听上去似乎挺恐怖，但是请记住，39 岁的概率也仅仅是 1%，还是比较低的。45 岁女性的这一概率不到 3%(1/35)。根据右图可以看到女性年龄相对应的遗传风险比值。

其他并发症

高血压和糖尿病是干扰怀孕的常见因素。随着年龄增长，孕前就患有以上一种或两种疾病的概率会升高。此外，年龄越大，发生妊娠期高血压和妊娠期糖尿病的概率也越大。总体而言，身体健康的女性比孕前就有身体疾病的女性有更好的妊娠结局。

超过 40 岁的孕妇同时面临其他风险，比如胎盘问题以及剖宫产。先天性缺陷、低出生体重儿、早产和多胎妊娠在高龄产妇身上更容易发生，但具体影响程度还不明确。也就是说，理论上年龄越大，面临并发症的风险越高，但具体到每一个人时则变化较大。

母亲年龄与唐氏综合征风险

母亲年龄（足岁）	唐氏综合征（多少例中可能发生 1 例的风险）
20	1477
21	1461
22	1441
23	1415
24	1382
25	1340
26	1287
27	1221
28	1141
29	1047
30	939
31	821
32	696
33	572
34	456
35	353
36	267
37	199
38	148
39	111
40	85
41	67
42	54
43	45
44	39
45	35

摘自 Rodeck, CH, et al. Fetal Medicine: Basic Science and Clinical Practice. 2nd ed. Philadelphia, Pa.: Churchill Livingstone Elsevier; © 2009. (经许可使用)

男性生育力与年龄

男性寿命与女性持平,但是生殖时限却大不相同。女性绝经是卵细胞耗竭,男性并非像女性一样,他们没有精子耗竭。在正常情况下,男性终身在不断地生产精子并分泌男性生殖激素。但是随着年龄的增长,男性生殖功能会逐渐衰退,进而影响生育力。

对男性生育力与年龄的研究没有女性多,但是越来越多的研究开始关注这个领域。男性生育力是一个持续变化的过程,不像女性那样有特定的时间年限。所以很难定位年龄相关的生育问题何时会出现。此外,有些研究结果并不认同男性年龄对生育力有影响的观点。科学家还在尝试搞清楚男性生育力在不同年龄阶段的细微差别,下面是到目前为止部分研究得出的一些相关结果。

对生育率的影响

研究者通过对30岁男性和50岁男性的精液质量进行比对,发现精液浓度、精子运动能力以及正常精子的比例都随着年龄的增加而降低。但是精子质量并不完全等同于怀孕能力,因此不能与男性生育力完全画等号。

关于夫妻备孕时间长短的相关研究,尤其是在排除了女性年龄和其他一些可能掩盖男性年龄对生育力影响的因素后,可以有效地反映出男性生育力随时间的改变。研究表明,35岁以上的男性成功备孕的时间比年轻男性要长。一项针对英

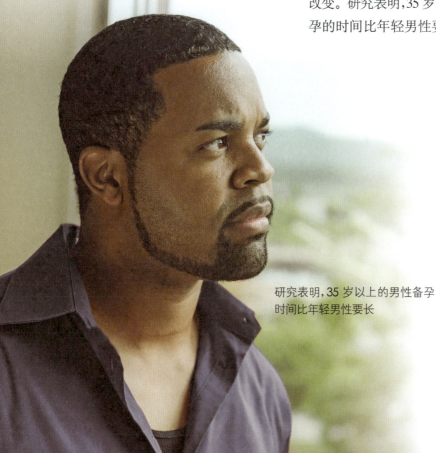

研究表明,35岁以上的男性备孕时间比年轻男性要长

国夫妻的研究,在已考虑女性年龄及性生活次数的基础上,发现45岁及以上的男性要使女性成功妊娠,需要花费5倍于25岁以下男性的时间。

一项来自法国的大规模研究,比较了女性接受自己丈夫精液进行人工授精助孕的结局,在平衡掉女方年龄对结局的影响后,发现男方的年龄可以影响妊娠率。对于一个周期(月)来讲,当男方年龄小于30岁时,妻子的怀孕率为12.3%,当男方年龄大于45岁时,妻子的怀孕率为9.3%。

另一些研究观察了接受健康女性(一般为小于35岁女性)赠卵的夫妇情况,主要想看父亲的年龄是否可能影响卵细胞受精和妊娠率。一项包含了大于1000位男性的研究发现,当男方年龄大于50岁时,妻子的活产率和健康胚胎发育率会降低。

但不是所有研究都提示男性年龄一定会对妊娠有负性影响,影响生育的因素非常复杂。我们需要经过更好设计、包含更多实验参与者的研究来观察。无论男性还是女性,年龄都不是唯一可以影响生育力的因素。但是总体来看男性生育力会随年龄增长而下降。

大龄男性精子的健康状况

当男性年龄增大时精子发生了什么样的变化导致了男性生育力下降呢?一项观察发现,男性年龄增大后精子DNA更容易受损并产生碎片。这些可能由男性年龄增长后环境因素、激素改变或其他跟年龄相关的事件引起。有证据表明,男性睾丸如果需要做更多的努力以保持射出精液的质量,那么结果会有更多的DNA损伤发生。

氧化应激可能也会对精子DNA损伤有促进作用。氧化应激发生在有更多自由基产生时,这些自由基是身体代谢的副产物,可以损伤细胞的健康。(具体见第四章关于氧化应激的信息)

精子的DNA碎片如何影响男性生育力尚不清楚。研究发现,女性卵细胞有能力修复精子损伤的DNA并使之正常可用。但是随着女性年龄的增加,卵细胞挽救大龄男性精子的能力下降,因此夫妇双方一方的年龄会影响另一方。当然也有可能现有的研究不能完全确定更微妙的年龄相关DNA改变对生育力的影响。

相关风险

一些研究也显示随着男性年龄的增加,可能对成功妊娠和生育健康的孩子都产生影响。

早期法国的研究讨论了男性年龄对流产发生的潜在风险,大于45岁后流产发生率几乎是45岁以下的2倍。流产率增加并不像随女性年龄增长的那样明显(大于45岁女性流产风险高于2倍),但这是女性年龄影响外的独立的危险因素。

还有研究针对高龄男性与其孩子发生精神分裂症关系的研究。通过回顾大于 600 例诊断为精神分裂患者的分娩记录，研究者发现孩子发生精神分裂症明显与父亲的年龄增长相关，而与母亲年龄无关。当男性生育年龄在 45~49 岁时，其子女患精神分裂症的风险为 20~30 岁生育男性的近 2 倍，而当男性生育年龄大于 50 岁，则是 20~30 岁生育男性的近 3 倍。但是需要记住，男性即使大于 50 岁生育，子女患精神分裂症的发生率增加，也仅有 1% 左右。

还有研究显示，父亲年龄增长与子代患孤独症风险的关系。一些研究显示，随着父亲年龄的增加，其孩子患孤独症谱异常的风险增加。

研究假设男性精子与年龄相关的遗传突变可能是发生子代精神分裂症、孤独症的原因。但是其他关于父亲年龄与孩子精神异常关系的研究结果是模糊的，似乎有男方年龄因素之外的其他因素在起作用。

统计学的结果看起来有些吓人，但不应该把你吓得不敢要孩子了。大体上看，即使男方的年龄大于 40 岁，其生育有健康问题孩子的概率还是很低的。

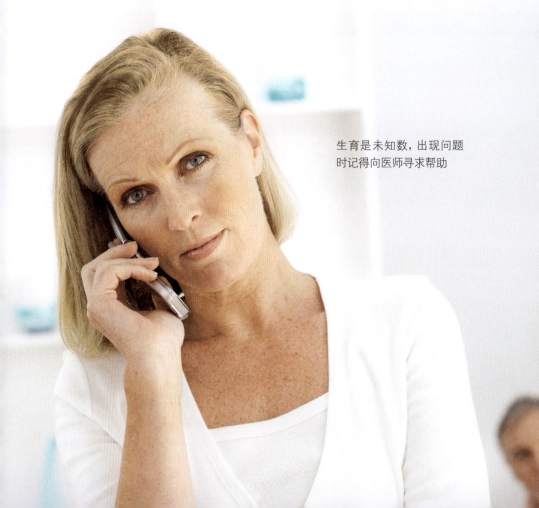

生育是未知数，出现问题时记得向医师寻求帮助

何时寻求帮助

生育是个未知数。基因决定了一大部分,如到了40岁哪些女性仍可生育,哪些女性就不能生育了。你母亲的生育史对你了解自己的生育情况有借鉴意义,但也只是估计而不是完全一样。如果你已经过了这个岁数,就不必浪费过多的时间来尝试自然受孕了。

记住,绝大多数夫妻在备孕的1年之内都会心想事成。有时只是时间的问题,比如性生活时间应该尽可能与排卵时间相契合。第六章详细探讨了如何判断排卵的征兆以及如何确定生殖窗。另外,改善生活方式,也可以帮助你提高自身的生育力。(详见第一、第二、第四章)

如果你是一位年龄超过35岁的女性,而且已经和伴侣积极备孕超过6个月,那么是时候和保健医师谈一谈了。这是来自美国妇产科医师协会(ACOG)以及美国生殖医学协会(ASRM)的建议。考虑到随着时间流逝生育力逐年递减,发生并发症的风险不断升高,你和伴侣最好咨询一下医师有什么好的措施。医师将帮助你们判断是否要继续尝试自然受孕,或者是否需要对双方可能面对的生育并发症进行评估。

如果夫妻双方均不超过35岁,不要太担心,除非你们规律尝试了1年还没有怀孕。如果确实如此,那么你们需要与保健医师或妇产科医师进行预约咨询。

如果女性有下列情况:月经周期紊乱、痛经、患有子宫内膜异位症或盆腔炎性疾病、有更年期提前的家族史、曾经有过卵巢手术或肿瘤治疗,或者曾经有过一次以上流产经历,请尽快咨询医师。如果男性有睾丸、前列腺方面疾病,以及性交障碍,或者接受过肿瘤治疗,也请尽快联系保健医师。

还有另外一个问题。如果你想在将来怀孕,但是目前还没有做好迎接宝宝的准备,怎么办?你可以和保健医师或妇产科医师沟通,一种选择是生育力保存,比如冻存卵细胞(详见第十八章)。然而,这种方法并不适用于所有人,因为这种方法通常没有保险且价格昂贵。

简的故事

42岁那年，我遇见了我的爱人。爱情来的时候犹如龙卷风，让我无法自拔，我第一眼就认定他是我的"真命天子"。我们认识了3个月就订婚了，但是又过了好几年才结婚。

我们沉浸在二人世界里安然自得，直到想要孩子时才发现多年的二人世界让我们付出了很大代价。

我们了解到，女性一旦超过44岁，由于出生缺陷及出现其他问题的概率升高，最好不要用自己的卵细胞来孕育。这对我来说简直就是晴天霹雳。虽然我有一个儿子，但是我丈夫在遇见我之前还从未生育。我也曾想过多生几个孩子，但是在寻找丈夫的路上我耗费了太多时间。我们曾经为组建新的家庭而无比兴奋。

在哭了无数次，和医师无数次的沟通探讨后，我们决定使用捐赠的卵细胞来完成生育计划。这是指将捐赠者的卵细胞与孩子父亲的精子相结合，然后再植入母亲子宫内。这个过程比较昂贵，但我们觉得很值得。

当寻找卵细胞捐赠者时，我们面临着多种选择。我们最终选择了一家医疗机构。开始前，我们被要求做一些筛选——捐赠者的身高、体重、头发及眼睛的颜色。很自然地，我想选择接近我的：金色卷发，身高1.67米，喜爱音乐以及骑马。

起初，并没有适合我要求的捐赠者，我们开始担心是不是永远都不会有。但是当我们快失望时，接到电话说他们可以提供3位捐赠者。听到这个消息时，我惊喜地哭了。我们无法看到捐赠者的照片，但是可以看到一些信息，比如血型、检查结果(确认捐赠者健康)以及身高、体重等外形条件。

挑选捐赠者以及开始移植过程是很激动人心的。我们从没确定过可以拥有一个宝宝，然而现在我们离目标越来越近。我们可以挑选卵细胞，一共形成12个胚胎。医师一次只移植2个，这就意味着我有好几次孕育宝宝的机会。

我花了近2个月时间为初次移植做准备，包括注射黄体酮，但是并没有起效果。我没能怀孕，失望的同时，我们鼓励自己继续向前。这时，我已经47岁了。

4个月之后，我进行了第2次移植，这一次医师解冻胚胎后帮我移植了1个，因为另外1个胚胎发育不好。从移植到确认怀孕前后需要10天时间，这10天度日如年，但是最终我怀孕了！8个月后，我们拥有了一个可爱的小公主。

我们兴奋不已，但我们还有7个剩余的胚胎。所以大约14个月之后，我又接受了一次移植，幸运的是，我再次怀孕了。然而，早期超声波检查发现，胚胎并没有正常发育，所以最终我不得不接受流产手术。

我们又尝试了一次，却以失败告终，这时我已经49岁了。倒推20年，如果有人说我将在49岁的时候还尝试生孩子，我绝对不会相信。最后，我们还剩3个胚胎，如果我们不进行最后一次移植，就要面临三种选择：捐赠给其他有需要的人，捐赠给研究机构，或者直接销毁。

我和丈夫认真地讨论了三个选择，虽然我们使用的卵细胞是别人的，但是精子是我丈夫的，因此我强烈觉得这3个胚胎都是我的孩子，我称他们为我的"冷冻宝宝"。

所以，我接受了最后一次移植，同时植入了最后3个胚胎。8个月后，我们又有了一位美丽的女儿。

我不能说我的怀孕过程很顺利。在怀孕的最初几个月感觉良好，但医师就告诫我们需要注意，因为在我这个年龄，出现并发症的风险增加。两次怀孕我都经历了子痫前期，即怀孕导致的高血压及尿蛋白升高。子痫前期是可以很严重的，因此我的大女儿早产了4周，小女儿早产了5周。幸运的是，我们有很好的医疗保障，最终结果很好，我也并没有留下子痫前期后遗症。

如今，我是一位超级妈咪，每天为两个女儿忙碌。我知道有时我会被人们以为是奶奶，但我自己清楚，比起31岁刚成为我儿子的妈妈时，我现在是个更为成功的妈妈。我始终认为，如果20岁就有这两个孩子，我的表现肯定不如现在这样好。

当然，我们的生活是疯狂的。我经常筋疲力尽，除了照顾两个女儿，还得应付研究生的课程，并且还全职上班。（如果你们要造访我的家，一定要提前告诉我，否则你会被家里的混乱吓一跳！）支付卵细胞捐赠者需要一大笔费用，我们花光了所有积蓄，现在还在偿还信用卡贷款。

但是我们觉得很幸运，是一种任何东西也换不来的幸福。有时我会忍不住想，这20年里，最让我刻骨铭心的事是什么？那就是组建了现在的家庭。

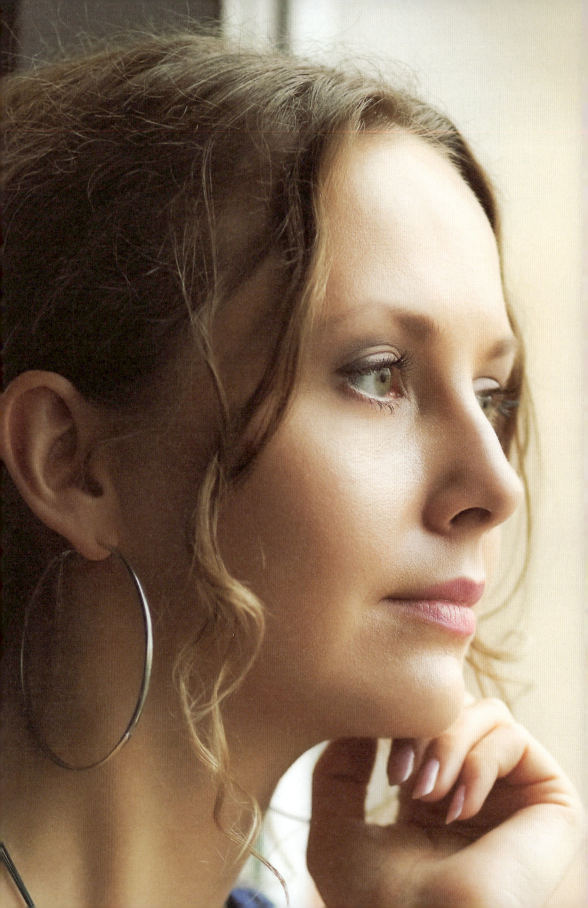

第十一章
女性问题：常见问题与罕见问题

怀孕看似很简单，但是如果你看完前面章节的内容，就会发现这其中包含排卵、精子生成以及受精等一系列复杂的受孕过程。事情有时并不顺利，有些努力备孕的夫妻，会遇到各种各样的问题，导致尝试了许多个月还是未能成功妊娠。

如果你遇到类似情况，保健医师会建议你做生育力评估，并寻求治疗方案。不要被"不孕症"这三个字吓着，这不代表完全没有生育能力，也不能代表你永远不会有自己的孩子。而只是意味着你在通常时间范围内没有怀孕，最好检查一下是否有医学原因而没有达到正常怀孕。及时治疗可以让你在备孕道路上少走弯路。而且如今有更多的辅助生殖技术可供选择。

有时，不孕症的原因为夫妻双方中的一方，单纯的男方或者女方因素。有时也可能夫妻双方都存在问题，而有时根本找不出不孕的原因。不管是何种情况，都不要盲目把问题归结于女性。根据美国生殖医学协会数据显示，当夫妻面临生育问题时，男女双方可能有问题的概率各占一半。

因此，请确保夫妻双方共同努力，尽量双方多交流，并一起去咨询保健医师相对女性来说，针对男性生育力的检查侵入性更小一些，所以可以男性先做检查，再进一步进行更为复杂的女性检查。

本章将帮助你了解女性可能面临的生殖问题，下一章将探讨男性可能面临的生殖问题。本书第四部分将着重讲解如何寻求帮助以及可供考虑的治疗方法。

排卵与激素问题

对女性而言，最常见的生育问题是排卵及激素调节问题。如果你月经周期正常、绝大多数情况意味着你排卵正常。如果你月经周期紊乱或闭经，或者完全没有任何月经来前的症状，比如乳房胀痛、抽筋或情绪异常，可能你的排卵功能不正常。

排卵问题可能由于下丘脑和垂体分泌的生殖激素水平调节异常引起,也可能与卵巢本身异常有关。下面是医师可能需要排查的导致排卵异常的问题。

甲状腺疾病

甲状腺功能亢进或减退会影响女性体内的激素平衡,包括调节月经周期的激素。

甲状腺位于颈部,主要分泌两种激素:甲状腺素(T_4)和三碘甲腺原氨酸(T_3),这两种激素与体内新陈代谢密切相关。受下丘脑和脑垂体控制,甲状腺会分泌出适量激素,以保证新陈代谢率维持正常——既不快也不慢。

然而一旦你的甲状腺开始分泌过多或者过少激素,机体代谢就会开始紊乱。影响甲状腺功能的因素包括自身免疫病,比如毒性弥漫性甲状腺肿或者桥本甲状腺炎、甲状腺肿块以及某些特定药物。

甲状腺功能减退会导致月经不规律,包括周期以及出血量的变化。许多研究发现,即使甲状腺功能只有轻微失衡(亚临床甲状腺功能减退),也会影响生育力。此外,甲状腺功能减退还会影响受精卵发育,引起流产率增高。因此,即使你的甲状腺检查指标在正常范围内,医师也可能会建议你为了受孕成功,接受必要的治疗。

甲状腺功能亢进也会引起月经周期紊乱和不孕症。甲状腺功能亢进或减退还会影响胎儿的发育,因此,在孕前就确保甲状腺功能正常十分重要。

许多保健医师越来越警惕不孕症女性的甲状腺问题。一旦发现问题,医师就会采取药物治疗手段,并在整个备孕及孕期更加密集地监控甲状腺功能。

催乳素升高

部分女性催乳素水平过高,会影响下丘脑和垂体之间的激素调节环,进而导致不孕症。

催乳素是垂体分泌的一种激素,当怀孕时,垂体会分泌更高水平的催乳素,以便为母乳喂养做准备。分娩后,催乳素会促使乳汁分泌。

对于没有怀孕或者没有母乳喂养的女性,催乳素过高会影响下丘脑、垂体以

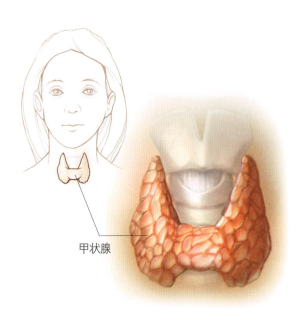

甲状腺

甲状腺功能减退与甲状腺功能亢进都会影响受孕

及卵巢之间的联系。某些情况下，还会导致排卵异常、月经紊乱或者闭经。催乳素过高的女性有可能在没有分娩的情况下也分泌乳汁。

垂体瘤，即使是微小、良性的，也可以增加催乳素的分泌。甲状腺功能减退、某些肾病、压力、运动以及某些特定药物也会提升催乳素水平。有些时候根本无法确定催乳素升高的原因。

如果你月经周期紊乱，或者有不孕问题，保健医师会建议你进行血液检查，以确定是否有催乳素水平升高。如果检测结果提示催乳素水平偏高，医师会再次进行检测，以确定升高的程度，并采用磁共振来检测脑垂体是否存在异常，此外，可能还会要求检查甲状腺功能及肾脏功能。

通常采取药物治疗来降低催乳素水平。一旦催乳素水平恢复正常，备孕的过程将变得容易。一般不需要垂体介入手术，只在垂体催乳素瘤瘤体过大或药物治疗无效情况下需要进行手术介入治疗。

下丘脑功能障碍

有时下丘脑、垂体和卵巢之间的通信回路启动异常，导致生殖激素失衡以及不规律排卵甚至无排卵。

通常，下丘脑作为大脑内很小但是很重要的一个区域，会分泌促性腺激素释放激素（GnRH），来刺激垂体释放卵泡刺激素以及黄体生成素，垂体产生的激素可以直接作用于卵巢。这些激素会调节卵巢内卵泡的发育，以及雌激素和孕

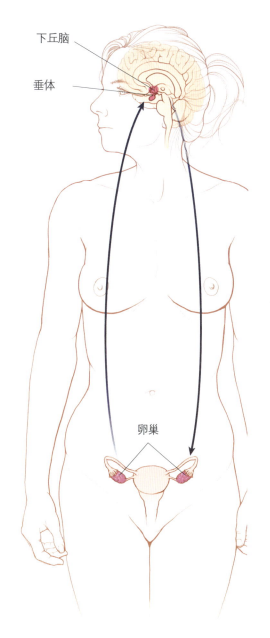

在女性体内，下丘脑、垂体和卵巢三个器官组成下丘脑—垂体—卵巢轴，这三者之间的联系对于生殖系统的调节至关重要

激素的分泌，这些对于释放一个有待于受精的卵细胞是至关重要的。

体能锻炼、精神紧张以及突发的巨大的体重改变会给人体带来压力，从而会抑制下丘脑分泌促性腺激素释放激素，进而对垂体、卵巢及其分泌的激素产生影响。排卵期的黄体生成素峰值可能就无法出现，卵泡无法正常发育，雌激素水平也会下降。因此，排卵就会减少甚至停止，月经量会变少甚至闭经。如果雌激素长期处于低水平，将导致骨密度降低，骨质疏松症风险增加。

促性腺激素释放激素分泌抑制在专业运动员身上更常见，比如芭蕾舞演员、跑步运动员和自行车运动员，通常这些运动员每天都要高强度训练几个小时。此外，有进食障碍的女性，如患厌食症或暴食症，也会出现促性腺激素释放激素分泌抑制。她们通常会面临能量缺乏——流失的能量远远大于摄入的能量，这会影响下丘脑的功能。另外，精神过度紧张也会影响下丘脑。

究竟是生理压力还是精神压力导致这些异常的发生，目前还不得而知。有一部分女性可能是由于自身基因的问题导致她们对下丘脑的变化非常敏感。此外，每个女性的下丘脑功能异常的触发点有可能不同，这也就是为什么有的奥林匹克运动员的月经周期很准确，而有些人从第一次尝试慢跑开始就出现了月经紊乱。

还有一些其他因素会影响下丘脑—垂体—性腺轴。这三个器官发生任何疾病都会影响它们之间的生殖激素环。营养缺乏导致的慢性疾病，比如未经治疗的脂泻病，在一些情况下会严重影响下丘脑分泌促性腺激素释放激素。一些女性生来就存在促性腺激素释放激素缺陷，她们从来就不会有月经。

摄入足够能量以满足身体需求，保持适当的锻炼并减少精神压力可以改善现状，使排卵恢复正常。但对待饮食的态度往往是根深蒂固的，许多女性把锻炼当成释放不孕压力的出口，一些女性发现向营养师或行为治疗师寻求帮助，可以帮助她们回到正常的生活轨道。

如果生活方式的改变无法改善下丘

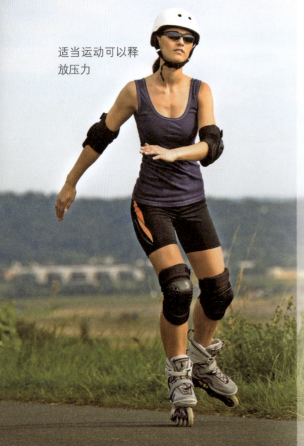

适当运动可以释放压力

脑、垂体和卵巢之间的循环，医师可能会推荐你使用人工合成的卵泡刺激素和黄体生成素以帮助恢复排卵。补充雌激素对于雌激素水平较低的女性也有帮助，可以避免骨质流失等一些长期隐患。

多囊卵巢综合征

导致女性不孕的一个常见原因是多囊卵巢综合征（PCOS），发病率在5%~10%，其症状如下。

- 排卵异常。月经周期通常超过35天，或者几个周期不行经甚至闭经。
- 雄激素水平升高。雄激素被认为是男性分泌的激素，但女性也会分泌雄激素。通常情况下大部分雄激素都会在体内被转化为雌激素。在一些女性体内，雄激素水平高于正常会导致痤疮或者面部和身体多毛。
- 囊肿。卵巢可能会增大，卵巢里面包含很多位于卵巢边缘的小囊肿。这些小囊肿通常含有未成熟卵的小囊泡（卵泡）。小囊泡集中在卵巢表面（皮质），在超声波检查时，看上去像一串珠子。

医师一般要确认以上三个症状中至少两项，才能确诊多囊卵巢综合征。此外，可以通过化验血液来检测雄激素等激素水平，盆腔超声波检查可以让医师清晰地看到卵巢的形态。在确诊之前，医师还需要排除其他一些影响卵巢功能的原因，比如甲状腺疾病、催乳素升高等。

在多囊卵巢综合征病例中，卵巢内有许多未成熟的卵泡，等待获得信号以开始排卵。尽管病因不是完全清楚，但可能是由于卵细胞发育所需的卵巢内信号传导出现了异常或中断。因此，排卵出现异常，甚至不排卵。当不排卵时，卵巢无法分泌孕激素，月经周期也就开始紊乱。导致多囊卵巢综合征的原因并不明确，但可能与基因有关，因为这种病例经常存在家族聚集性。在很多女性中，胰岛素抵抗可能是引发多囊卵巢综合征的原因。

尽管肥胖并不是诊断多囊卵巢综合征的标准之一，但是一半以上患有多囊卵巢综合征的女性存在肥胖［根据体重指数（BMI）］。此外，高胆固醇血症、高血压和糖尿病在该类患者身上也很常见。这些因素会增加患心脏病的长期风险，所以对于多囊卵巢综合征的患者不仅要关心其生育目的，还应关注她们身体的远期健康。

通过饮食控制和锻炼来减轻体重，可以帮助患者改善胰岛素利用，同时使激素水平恢复正常。研究显示，减掉体重的5%~10%有利于在6个月之内改善卵巢功能，增加受孕的概率。可以通过阅读第一、第二章的知识，学习如何通过改变生活方式来改善生育力。

可能有时会开具一些药物来改善机体对胰岛素的敏感性，以改善排卵、降低糖尿病的发病率。此外，医师还会开具一些促排卵药物来提高受孕率。

医师有时还会通过卵巢打孔手术来降低患者雄激素水平、恢复排卵。这种腹腔镜技术通过在卵巢表面打一些小孔而改变卵巢的激素分泌。手术时，医师从肚脐附近开一个小切口，便于腹腔镜镜头的插入，然后在下腹部打 1~2 个小孔，插入手术器械进行手术操作。但对绝大多数女性而言，通过药物治疗联合改善生活方式是比手术更好的选择。

对于尝试怀孕的多囊卵巢综合征患者而言，另一种办法就是采取体外受精。将卵细胞从体内取出，在实验室内与精子结合。体外受精可以有效提升受孕率，但是费用相对更高。本书第十四章有更多关于药物及手术治疗的内容，第十五章介绍体外受精及其他一些辅助生殖技术。

原发性卵巢功能不全

年龄不到 40 岁的女性中，有 1% 会遭遇原发性卵巢功能不全 (POI)，这种情况下，距更年期很早的年纪，该女性的卵巢就停止工作了。人们也称之为卵巢功能早衰。

在某些病例中，女性出生时携带的卵细胞数量就低于正常水平，而且可用卵细胞排出速度也比正常女性快。另外有些情况是，女性经历了肿瘤或其他疾病的治疗，治疗的副作用是永久性的卵细胞损耗。尽管这些治疗的影响因人而异，但是通常会对卵泡内的遗传物质带来损伤，有时这种损伤是不可逆的。有些女性卵巢功能可以恢复，但有些女性卵巢功能则永远无法恢复。

其他一些影响甲状腺和肾上腺的自身免疫性疾病也是导致原发性卵巢功能不全的原因。除此之外还有遗传病，比如特纳综合征 (女性只有一条 X 染色体)、

脆性 X 综合征 (X 染色体带有一脆性断裂点，主要引起智力障碍)，也会导致原发性卵巢功能不全。绝大多数时候，根本不能明确卵巢功能早衰的原因。

不管什么原因，一旦卵巢不再正常排卵，不能分泌正常量的雌激素，就会导致不孕。

和女性更年期的状况较为相似，原发性卵巢功能不全的女性也有雌激素缺乏的典型症状，比如月经周期紊乱或闭经、盗汗、潮热、阴道干涩和性欲下降。这些女性可能常年经期紊乱，但仍有可能会怀孕，尽管受孕率极低。

不幸的是，对这部分女性，目前还没有医疗手段可以帮助她们恢复卵巢功能。尽管有些患有原发性卵巢功能不全的女性能够自然受孕，但是不管是自然受孕还是借助医疗辅助手段，应用自身卵细胞受孕的概率都是极低的，成功率仅为 5%~10%。

另外一种方法是使用捐赠者的卵细胞 (赠卵)。捐赠的卵细胞可以与你伴侣的精子在体外受精，然后植入你的子宫。在这个过程中，你需要服用药物以便让子宫做好孕育的准备。一旦顺利达到临床妊娠，就可以停止服药，然后接下来的怀孕过程会和普通女性一样，直至分娩。

除了解决不孕的问题，你的医师还会采取措施治疗雌激素缺乏的症状。治疗措施包括补充雌激素和孕激素替代品以及钙和维生素 D，以便让你感觉更舒服，同时避免骨质疏松症等远并发症。通常，医师会建议你应用激素替代治疗至

50岁，这是正常人的平均绝经年龄。

在接受化疗或放疗之前就冷冻你的卵细胞，是可行的保存生育力的方法，但并不一定都可行。如果你即将接受肿瘤治疗，想了解更多关于生育力保存的知识，不妨详读第十八章。

黄体功能不全

正常的月经周期由三个不同的时期组成。在最初的卵泡期，一些卵泡开始成熟，但是只有一个能打败其他竞争者而从卵巢内释放出来。排卵之后紧接着就是黄体期，此时已排出卵的卵泡转化为黄体，并开始分泌大量的孕激素。孕激素帮助子宫内膜做好受精卵着床的准备。一旦受精卵着床成功，黄体将持续分泌孕激素，直到怀孕8周左右。那时用于连接装有胎儿的羊膜囊和母体子宫的胎盘就完全形成了，可以自行分泌激素了。

黄体功能不全是指在黄体期内没有分泌出足够的孕激素来使子宫内膜良好发育而支持胚胎着床和发育。理论上，这会阻止妊娠的进一步发展。

尽管黄体功能不全与不孕的病因密切相关，比如饮食紊乱、过量运动、肥胖、多囊卵巢综合征、甲状腺疾病以及其他不孕相关异常等因素，但科学家指出即使是月经周期正常的健康女性，每个周期孕激素水平也因时而变。因此，有些人对黄体功能不全可引起不孕症持质疑态度。此外，只有当黄体功能不全持续存在时，才有可能对怀孕造成影响。

诊断黄体功能不全也存在问题。即使医师通过检测黄体酮水平和子宫内膜组织来判断是否存在黄体功能不全，但这些结果都不能足够可靠地让医师区分不孕患者与正常人。

如果医师高度怀疑你存在黄体功能不全，他们可能会继续辨识是哪些原因导致的黄体功能不全，如甲状腺功能异常、下丘脑功能异常或高催乳素血症。一旦这些异常因素被找到，黄体功能不全也就可以解决了。如果没有找到明确的原因，医师可能会建议你应用药物治疗，如孕激素补充治疗或促排卵治疗促进子宫内膜发育，从而支持胚胎着床和早期妊娠。

结构和解剖问题

成功受精和妊娠除了需要依靠理想的激素环境，还需要关键的转运步骤才能达到，将卵细胞和精子转运到适当的位置，使子宫做好妊娠准备，并且有正常的形状和空间使怀孕过程顺利进行。

只有你的输卵管、宫颈和子宫提供适宜的环境，整个怀孕的步骤才能逐步正常进行。如果存在生殖器官畸形的情况，将会使这些步骤受阻从而出现生育异常。

有些女性生来就带有生殖器官结构异常而对生育造成影响。还有一些是后天的。盆腔感染、手术或既往异位妊娠等可使器官受损，从而导致瘢痕和组织改变，这些会影响受精和着床的过程。

下面是一些常见结构和解剖异常导致不孕的情况。尽管不是所有情况都需要治疗，但是有很多方法可以帮助解决这些障碍，提高成功妊娠的能力。

输卵管损伤和梗阻

输卵管是一对中空器官，可以使卵细胞从卵巢运输到子宫腔。输卵管的主要功能是在卵细胞从卵巢表面排出时，输卵管将其接受入管腔，并将其向子宫腔方向运输。管腔内壁充满微小手指状的突起，可以帮助其完成这一功能。通常精子在输卵管中与卵细胞相遇，并完成受精。同时，输卵管还会给卵细胞和受精胚胎提供一些必需的营养物质。

当输卵管损伤或发生梗阻时，可以使精子和卵细胞无法相遇，或者使受精卵无法顺利到达宫腔完成着床。导致输卵管损伤或梗阻的常见原因如下。

炎症

盆腔感染（盆腔炎性疾病）会使输卵管发炎，并损害帮助运送卵细胞和受精卵到达子宫的纤毛。炎症还会导致输卵管瘢痕，甚至完全梗阻，使卵巢与子宫之间的连接通道完全阻断。

衣原体感染和淋病等性传播疾病是导致盆腔感染及输卵管损伤的常见原因。有些时候你可能没有任何不适。尤其是感染衣原体，会大大增加不孕的风险。正如通常认为，感染越严重损伤越大。当你感觉盆腔疼痛，尤其是伴随发热症状时，一定要立即寻求治疗，从而预防出现生育问题。

腹部或骨盆手术史

腹部、骨盆或子宫内手术造成的瘢痕可能会阻塞输卵管，进而引起受精和着床问题。

输卵管妊娠史

有时原本应在子宫体腔内着床的受精卵会在输卵管内着床，造成输卵管妊娠（详见第 99 页）。这种情况下，怀孕无法顺利完成，需要在威胁到生命安全之前就进行手术治疗。输卵管妊娠会对输卵管造成永久性损伤，进而可能引发日后的生殖问题。

严重的子宫内膜异位症

子宫内膜异位症是指子宫内膜组织出现在子宫体腔以外的部位。久而久之，子宫内膜异位症会导致输卵管阻塞，抑制精子与卵细胞的运输。医师会检测输卵管是否阻塞，尤其是出现过上述问题的女性。如果发现输卵管阻塞，医师会建议通过手术来疏通输卵管，以便提升怀孕概率。

子宫内膜异位症

子宫内膜异位症是引起不孕症的常见病因。子宫内膜在宫腔内膜之外的其他地方种植，患者常感到疼痛。子宫内膜可能种植到卵巢、输卵管或者子宫外表层以及这些器官之间的组织中。对于患有子宫内膜异位症的女性而言，

问题：什么是输卵管积水？

回答：有一些女性，由于既往的盆腔感染或者手术造成的瘢痕可导致靠近卵巢端的输卵管阻塞，导致输卵管内出现液体积聚并增粗，这种情况被称为输卵管积水。

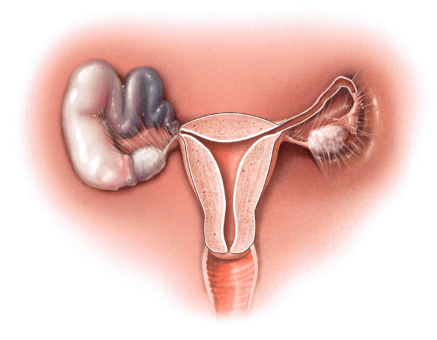

如果你检查出患有输卵管积水，那么怀孕将会变得格外困难，因为此时就和其他输卵管阻塞的情况一样，精子和卵细胞无法相遇，受精卵也无法抵达子宫腔。

部分患有输卵管积水的女性会时常感到下腹部疼痛，有时会有异常阴道分泌物。但有部分女性没有任何症状。因此为了确诊，医师会要求进行X线、超声波或手术检查。

一般通过手术治愈输卵管积水的概率比较低。如果医师发现病变较严重，可能会建议体外受精（IVF）等其他受孕渠道。在体外受精的过程中，卵细胞在实验室内与男方精子结合，然后植入母体子宫。

视输卵管病变情况而定，有些情况积水会回流至子宫内，给体外受精的受精卵着床带来问题。在这种情况下，医师会建议在接受体外受精之前，采取类似输卵管结扎术的措施，切除输卵管或在近端结扎。

异位的子宫内膜会随着每次月经周期而有正常的变化——增厚、脱落、出血。而这些异位的内膜无法排出体外，因此会不断堆积。而周围组织也会被影响，久而久之发展为器官之间的瘢痕或者粘连。在许多病例中，子宫内膜异位症还会侵蚀其他器官，造成血性囊肿以及大面积粘连。

子宫内膜异位症会引发疼痛，有些疼痛非常严重，尤其在月经期表现为严重痛经。然而疼痛的强烈程度与子宫内膜异位症情况严重度并不一定完全相符。部分患有轻度子宫内膜异位症的女性会感觉疼痛十分强烈，而另一些中、重度子宫内膜异位症的患者可能感受不到任何疼痛或者只有轻微疼痛。

多达一半的不孕症女性都患有严重程度不一的子宫内膜异位症。严重的子宫内膜异位会改变盆腔器官的结构，进而抑制卵巢释放卵细胞或者输卵管无法正常拾卵，还会阻止精子进入输卵管。

但是轻度子宫内膜异位症和不孕症之间的关系并不明确。有些研究表明，轻度子宫内膜异位症患者每周期怀孕的概率仅仅是正常健康女性的 1/5。专家指出，子宫内膜异位症可能对盆腔环境造成轻微影响，比如炎症或激素改变，从而造成受孕困难。

如果你有痛经症状，而且其他检查未查出任何不孕的原因，医师有可能会建议进行腹腔镜检查来明确是否存在子宫内膜异位症。如果确实存在，医师会在手术中去除子宫内膜组织造成的粘连。

手术可以缓解疼痛，并可使生育力有所上升。一般而言，医师不会轻易采取腹腔镜手术来确认是否存在子宫内膜异位症，除非你确实感到盆腔疼痛，因为还有其他非介入治疗手段来增加患者怀孕的概率。

如果手术后仍没有成功妊娠，医师可能会建议应用药物治疗或者采取其他一些辅助生殖技术，比如体外受精来帮助患者怀孕。

先天性异常

大约 3% 的女性出生时就有先天性子宫、输卵管或者阴道上部异常，这些异常会影响正常受孕。

当女宝宝在母亲子宫内成形时，有两根米勒管融合在一起，形成一个带有中空腔的子宫以及位于子宫两侧的两根输卵管。偶尔这些器官的形成过程发生异常，导致器官结构异常，即所谓的米勒管异常。通常有两种异常：生殖器官缺失（米勒管发育不全）和生殖器官融合异常（融合障碍）。子宫输卵管造影、超声波或者磁共振成像等影像学技术可以帮助诊断上述异常。

米勒管发育不全

极少数情况下，子宫、输卵管、宫颈及阴道上部没有正常发育或未发育，我们称作米勒管发育不全。对于有这种情况的女性，卵巢、乳腺、阴蒂和外阴发育正常，但是阴道口非常小或者仅仅像一个"酒窝"，子宫可能很小或仅为无正常

> **提问**：我被诊断为"后倾子宫"，请问这是否会造成受孕困难？
>
> **回答**：不会。子宫倾斜度与任何一种已知的不孕病因都没有直接关系。就像人的鼻子可以上翘或下塌，子宫也可以。绝大多数子宫会向宫颈口水平向前倾。如果子宫后倾，则是正常的解剖变异。子宫位置的变化还有其他一些原因。视膀胱的充盈程度以及身体所处的姿势，子宫位置有时会是前倾位，有时是后倾位。

结构的残余子宫组织。

多数有此异常的女孩直到月经初潮迟迟不来，才发现自己患有米勒管发育不全。健康的性关系对该症状有改善功效。

如果你患有米勒管发育不全，需要使用扩张器来逐步扩大阴道，从而实现正常性交。极少数情况下，需要借助手术手段来增大阴道或者造一个阴道。

此时，卵巢功能正常，可以正常排卵，这也就意味着可以生一个自己的宝宝，只是需要走一条不同寻常的路。需要借助体外受精以及代孕妈妈来帮助患者生育孩子，因为子宫是不可以再造的。米勒管发育不全女性生育的女孩通常会有正常的生殖道。

融合障碍

当子宫、宫颈和阴道上部发育异常时，会引发一系列畸形。通常，月经周期和性功能正常，但是这也取决于畸形的性质。此外，会引发受孕困难及流产率升高。

通常这些异常只有在进行不孕症或其他妇产科疾病检查时才会发现。有时，是在做怀孕相关的超声波检查时发现的。有些融合障碍需要进行手术治疗，以促进受孕，有一些则不需要。很多女性尽管会遇到大大小小的问题，但总体上可以自然生育。

常见的融合障碍如下。

双子宫。有时米勒管融合异常，导致两套独立的生殖结构——通常有两个独立的子宫和宫颈，有时阴道以及其他结构也会是两套。这就是通常所谓的双子宫。尽管结构异常，但是双子宫的女性通常月经周期正常、可以正常怀孕和顺利分娩，并不需要特殊治疗。甚至有些女性的怀孕还会在左右子宫交替进行——这次在右边子宫，下次在左边子宫。

但是一旦发生并发症，比如痛经、习惯性流产、早产或者双阴道引起性交障碍及阴道分娩异常，医师可能会建议通过手术来进行修复。

双角子宫。有时，米勒管只是部分融合，导致双侧上端的子宫角出现不同程度的分离。当双侧宫角分离不多时，人们将其称为心形子宫。这种分离可以是完整的、部分的或者是轻微的。双角子宫可能会影响怀孕，也有可能不影响怀孕。绝大多数双角子宫女性怀孕的概率与正常女性一样。如果发生并发症，可以通过手术使两边连接起来，为怀孕构建更好的环境。

纵隔子宫。在纵隔子宫病例中，两

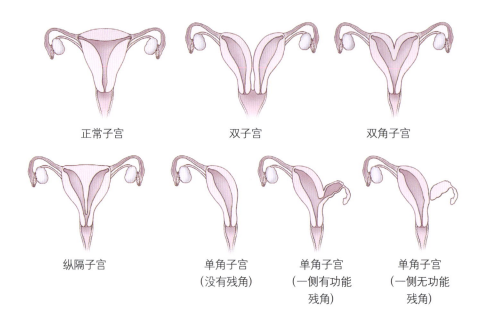

当米勒管融合异常时发生的畸形

侧米勒管融合正常，但是中间区域未正常溶解，因此仅仅是一个子宫。中心区域或隔不是正常的肌肉组织，而是像纤维一样的瘢痕组织。纵隔有时仅占宫腔中部的一部分，有时则从宫底到宫颈内口都有。这种缺陷是由于在胚胎发育期间双侧米勒管在融合最终环节没有完全被身体吸收。患有纵隔子宫的女性流产风险增加，因此通常会通过宫腔镜微创手术来去除纤维带，以增大怀孕成功的概率。

单角子宫。单角子宫的出现是由于一侧米勒管未发育完全，导致子宫看上去只有一个角，或者旁边还有一个残角。两个角之间可能相通，也可能不通。通常，残角没有功能，也没有治疗的必要。在这种情况下，生育力并不会受到影响。

在某些情况下，残角内含有有功能的内膜组织，会导致慢性疼痛或异位妊娠等并发症，医师会建议切除残角。此外，由于肾脏和子宫发育起源相同，单角子宫的女性很可能一侧肾脏缺失或者异常，而且与子宫残角同侧。

弓形子宫。弓形子宫是在子宫底部有轻微凹陷，通常不会对受孕或怀孕造成影响，也不需要治疗。绝大多数女性甚至不知道自己有弓形子宫。甚至有研究者争议是否应该算作畸形，还是仅仅是正常子宫的一种变异。

由于上述情况因人而异，所以最好和医师商议，并且结合自身病史，以便评估与米勒管畸形相关不孕症不同治疗方法的风险与益处。对于因存在上述异常而容易发生早产的女性而言，一定要避免多胎妊娠。一旦你怀孕了，医师会建议对整个孕期进行额外的监控，以预防早产的发生。但总体而言，尽管有时需要进行矫形手术，大多数女性都可以成功怀孕和分娩。

子宫新生物

对于某些女性而言，长在子宫内部的肌瘤或息肉等组织会妨碍受孕以及受精卵的着床。这两种新生物通常都是良性的，极少情况会恶变。患有子宫肌瘤或者子宫息肉并不应该阻碍你尝试受孕的脚步。但是如果你发现自己因为这样的问题变得受孕困难，那么医师可能会建议你切除这些新生物。

子宫肌瘤

子宫肌瘤是由子宫的平滑肌组织发展而来的。由一个单独细胞反复分裂，最终生成一个实性、有弹性、与周围组织界限分明的肿物。肌瘤通常是多发的，并以不同速率生长。

肌瘤的大小和位置不一，绝大多数患者都顺利地怀孕并分娩。有时，肌瘤会占据子宫内的重要位置而导致受孕困难。这类肌瘤包括分布在子宫腔（黏膜下肌瘤）或者长在子宫壁内但压迫宫腔的较大肌瘤，导致子宫腔变形。子宫肌瘤会增加流产的风险，并有可能导致其他怀孕并发症。

子宫肌瘤很常见，如果你有不孕问题，同时也有子宫肌瘤，不要自然而然把不孕归结为子宫肌瘤。如果夫妻双方接受过完整的评估之后，发现确实是子宫肌瘤导致宫腔变形，或使患者出现症状，可以根据肌瘤的数量及大小通过手术来剔除子宫肌瘤。此外，还有一些非手术治疗方法就可以破坏或缩小肌瘤。然而，并非所有的肌瘤手术都可以提升怀孕概率，每一种治疗方法都对生育力有独特的影响。所以有必要和医师进行详细的探讨，以确认子宫肌瘤的最佳治疗方案。

子宫内膜息肉

子宫内膜细胞过度生长会引发子宫息肉，也称为子宫内膜息肉。这些息肉通常都是良性的，尽管有的可能被误诊或者最终变成癌（癌前病变性息肉）。

子宫内膜息肉大小不等，通常小的不超过一粒芝麻籽（几毫米），大的如同一个高尔夫球（数厘米）。通常息肉与子宫壁间以较细的蒂相连，或者基底较宽。

和子宫肌瘤一样，子宫壁上较大的息肉也会阻碍精子的移动及受精卵的着床。与此同时，息肉还会引发炎症，产生生化效应，进而阻碍受精卵的着床及发育。

在不孕检查中可能会发现子宫内膜息肉。息肉较小、没有临床症状的，一般不需要治疗，除非有转变成内膜癌的风险，有时息肉可以自行缩小。如果没有找到其他不孕的原因，那么切除子宫内膜息肉有可能会帮助受孕。

子宫内膜息肉还会增加接受体外受精女性的流产风险。如果你正在考虑体外受精助孕，并且有子宫内膜息肉，医师会建议你在移植胚胎之前接受息肉切除手术。

宫颈狭窄或阻塞

宫颈异常也会影响受孕。正常情况下，宫颈是精子抵达卵细胞需要经过的一个通道，同时会在排卵期分泌黏液，有利于精子顺利穿过阴道、宫颈，一路向前直至到达输卵管。

有些女性存在先天宫颈异常，阻碍了精子的移动，且宫颈黏液分泌不足。此外，感染或者手术也会破坏宫颈的功能或者形状。

先天性宫颈异常

极偶尔的情况下，女孩存在先天宫颈缺失，或先天性宫颈发育不全，这是由于胚胎发育时期米勒管融合异常或形成障碍导致的（详见第 130 页关于米勒管发育不全的介绍）。宫颈缺失或发育不全会给自然受孕带来很大影响。在极少数情况下，手术可以帮助修复发育不完全的宫颈，也可以采取子宫腔内人工授精的方法来使精子直接穿过宫颈，到达子宫，以便尽可能地接近卵细胞。之后可以通过剖宫产的形式顺利分娩。

宫颈狭窄

有些女性先天性宫颈狭窄，但大多情况是女性在接受宫颈组织活检、手术或者放疗后产生的。此外，上生殖道感染也会改变宫颈的结构。

除了阻碍精子运动导致不孕外，宫颈狭窄还会造成月经异常，比如月经量少

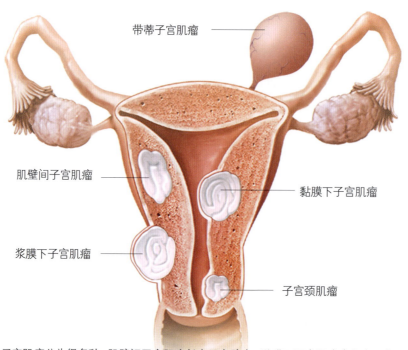

子宫肌瘤分为很多种：肌壁间子宫肌瘤长在子宫壁内；黏膜下子宫肌瘤会突向子宫腔；浆膜下子宫肌瘤延伸至子宫外，有部分黏膜下子宫肌瘤和浆膜下子宫肌瘤会有蒂，挂在子宫腔内或子宫外；子宫颈肌瘤在宫颈壁上

或闭经、痛经以及异常出血。一般情况下，医师很容易就可以诊断出宫颈狭窄，因为宫颈狭窄的女性根本无法用宫腔内膜采集器或其他妇科检查器械进入宫腔。

通常，狭窄的宫颈可以通过连续号码的扩宫棒轻柔地插入使其变宽。这项操作会由医师在医院里进行。

最开始使用的扩张器是很细的，然后越来越粗。有时医师会将扩宫棒在宫颈多放置一会儿，以使宫颈保持被扩张的状态。为了达到最佳效果，需要不断地重复该操作。

宫颈扩张后，可以自然怀孕，但是与此同时，流产和早产的风险也会增加。医师会非常谨慎地观察你的孕期状态，谨防宫颈功能不全或其他问题引发早产。

不明原因不孕

寻求不孕症治疗的夫妻中，大约 30% 的人找不出不孕病因。对于这部分夫妻而言，不孕的检查结果都正常，或者发现的问题微乎其微，不足以被认为就是不孕的主要原因。卵细胞正常，排卵正常，输卵管通畅、子宫正常，精子活力也正常。

在做过各项检查之后还是无法找到不孕的原因，这是件非常令人沮丧不安的事。有时，人们甚至期待能检查出一些问题，从而可以找准努力的方向，尽快解决问题。二三十年前，医师可能会持续不断地做检查，以期找到问题的症结。他们可能会要求性生活结束后立刻检查宫颈黏液，以确认精子活力；检查抗精子抗体；甚至会检查精子是否能够使仓鼠卵受精。然而，上述任何一项检查都不确定有效，所以现如今医师很少使用了。

所有检查完成后，没有发现大的问题，这对于你来说，是件幸运的事。有可能是精子与卵细胞相遇时发生了异常或者受精卵着床时发生了异常，从而导致无法怀孕。在许多情况下，不孕是由于男女双方因素共同造成的。但也有可能是如今的检查技术不足以精确发现问题所在。

不孕的问题已经困扰了很多代人，但是最近才被人们当作病症来对待。在曾祖母的那个年代没有避孕措施，人们很年轻就结婚，不是婚后很快怀孕就算是好事了。人们往往在婚后还没有来得及好好经营婚姻关系，就在洞房花烛夜或者初婚的几个月内怀孕了。如今，女性可以服用避孕药，直到想怀孕的时候再实施计划。

如果你和伴侣都很年轻，尤其是当女性年龄低于 32 岁时，医师可能会建议你们暂时尝试自然受孕，这是由于不明原因不孕症夫妻每个月的受孕成功概率为 1%~4%。与此同时，改善你的生活方式也是很有益的。

不管在何种情况下，你都是可以选择的。有许多用于治疗其他异常的治疗方法在不明原因不孕症夫妻同样适用。药物可以帮助促进排卵，宫腔内人工授精可以帮助解决精子运输的问题，接下来的几章内容会帮助你了解评估和治疗过程。

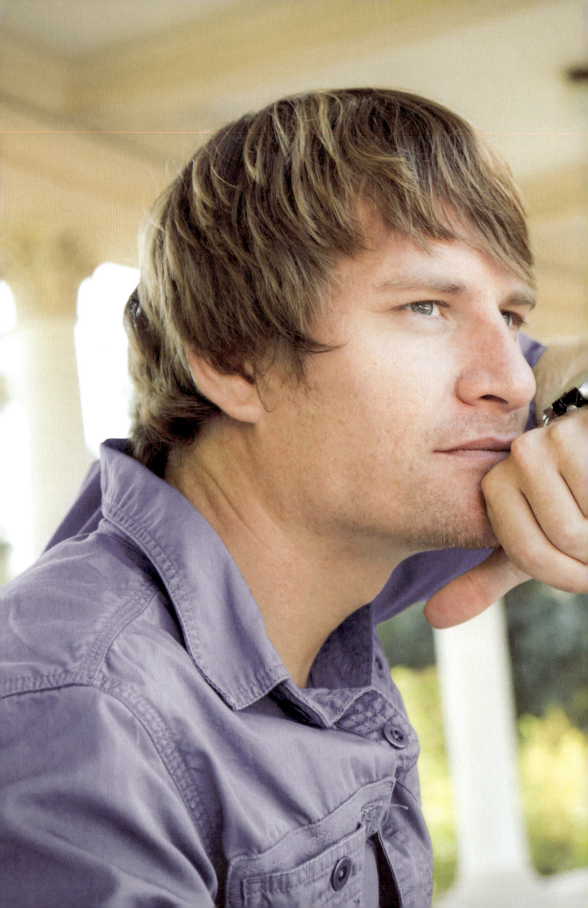

第十二章
男性问题：
常见问题与罕见问题

男性不育是常见问题，在不孕不育家庭中男性因素占35%~75%。鉴于所占比例高，所以医师一般会建议男女双方都接受不孕不育检查。

乍一看，男性不育问题很简单，都是精子的问题，这么说对吗？事实上，男性生育力不仅取决于健康精子的产生，还需要精子到女性阴道的这条通道畅通无阻。精子的产生是个非常复杂的过程，需要睾丸以及下丘脑和脑垂体功能都正常，这些大脑内的器官会分泌激素来促成精子的生成。一旦精子在睾丸内产生，会花费几个月的时间慢慢发育成熟，然后通过输精管与其他精浆混合，由阴茎射出体外。

任何一个环节出现异常都会影响精子的数量和（或）质量，进而导致夫妻的生育力下降。此外，精子形态异常或活力异常也会影响男性生育力。

对男性生育力的评估在很久之前就开始了，通常会对男性进行体格检查及精液分析。由于精液分析相对简单而且没有侵入性，所以医师将它作为初步检查，可以获得大量信息。精液分析结果将决定是否需要进一步的检测，比如血液检查、影像学检查或者其他检查等。

有很多因素会导致男性不育，但有些时候却找不到原因。比如，一位男性精液分析结果异常，但医师无法判断出引起他精液异常的原因（特发性男性不育症）。或者有时，体格检查、实验室检测以及精液分析的结果都正常，但是该男子还是无法生育（不明原因的男性不育）。

了解这些之后，很多人会认为不妨跳过这些诊断性检查，直接采取辅助生殖技术来更快地怀孕。然而事实上，全面的男性生殖评估是必要的。全面评估能够发现可以治疗的情况，同时还可以发现一些严重的健康问题，除此之外，检查和治疗还可以提高辅助生殖技术的成功率，从而尽可能地减少不必要的过程。

此外，需注意的是，男性生殖评估需要同时考虑女性伴侣的健康及年龄情况。举例说明，如果女性年龄超过 35 岁，那么针对男性不育的治疗建议可能会不同，以免耽误时间。

男性不育有很多病因。在本章中，我们简要讨论几种不育的常见病因以及相关的诊断检查。治疗男性不育和治疗女性不孕一样，是一门新兴科学。正如你配合保健医师一样，试着与你的伴侣沟通，做出共同的努力。

精子问题

目前，评估精子的最佳手段是进行精液分析(本书第十三章有详细介绍)。由于精液生成受身体很多因素影响，包括射精前禁欲多少天，每一天的精液都不同，因此为了获取准确结果，可能要对一份以上的精液样本进行检测。

通常，为了确保结果准确，精液测试前最少禁欲 48~72 小时。尽管目前精液分析是评估男性生育潜能的最佳手段，但是却不是最完美的检测。许多精液分析结果异常的男性可以顺利实现生育，而有些检测结果正常的男性却有可能面临不育问题。同时，研究者们发现精子的运动性可能是决定能否生育的最关键因素。

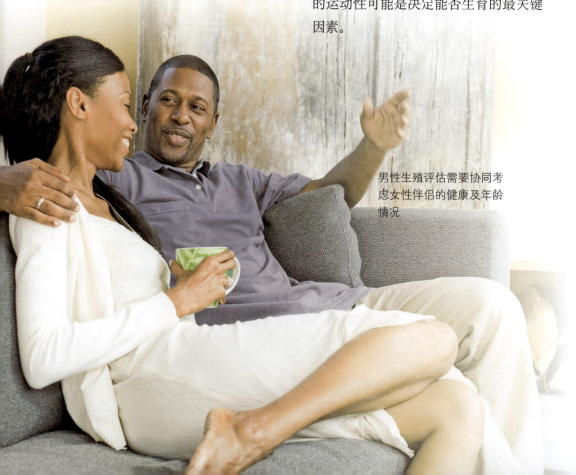

男性生殖评估需要协同考虑女性伴侣的健康及年龄情况

精液分析可提供的信息如下。

- 精液量。对于绝大多数男性，通常收集到的精液有半茶匙至一茶匙。精液量少通常说明射精过程中有精液损耗，或者存在射精问题，比如射精受阻。刚刚射精后，精液通常比较浓厚，但是室温下放置10~30分钟之后，就会自然液化。如果没有正常液化，精子就很难自由运动。
- 精子数量。精子总量指精液样本中所含精子的数量，精子浓度指每单位体积的精液所含的精子数量。通常正常精子浓度为每毫升精液含1500万~2亿精子。如果你每毫升精液的精子总量低于1500万，那么你的精子浓度较低（少精症）。精子总量高，可以使伴侣受孕率提高（通常为4000万~5500万），但是超出这一数值，并不会对受孕产生积极影响。此外，有些男性精液中没有精子（无精子症）。
- 精子运动性（活力）。由于精子需移动至卵细胞附近，因此活力对于受孕至关重要。如果可活动精子总量低于40%，那么该精液样本会被认定为异常。
- 精子形状（精子形态）。精液分析还需要对精子大小、形状以及外观进行研究。头部、体部及尾部缺陷，以及未成熟精子会被报告。评估精子形态有许多方法，因此不同实验室的数据会有区别。

需评估的其他因素包括精液酸碱度（pH）、精液含糖量（果糖）、精液中白细胞数量。其他一些检查包含DNA碎片、活性氧、抗精子抗体、精子活力检测、精子-宫颈黏液穿透试验、去透明带仓鼠卵试验以及计算机辅助精子分析，这些检查不常见，一般用于确定治疗措施时。

导致精子总量低的原因

持续的精子总量过低可能是由一系列健康问题及药物治疗导致的。比如肿瘤、感染、手术和肿瘤治疗等引起的男性生殖器官的解剖或结构性问题、激素失调、射精问题、基因异常等都会导致精子总量低。许多问题会在下面有详细探讨。

精子总量降低意味着，当你与伴侣性交时，能够接近卵细胞的精子数量少。受精确实只需要一枚精子，但如果一开始备选精子总数就少，会降低唯一的佼佼者完成最终任务的概率。此外，精子总量过低通常与精子质量不佳、运动性不佳以及形态异常有关。这些精子更难接近卵细胞而完成受精。

无精子症

对于一些男性，精液分析时发现其中并没有精子。这可能是由于男性生殖道发生梗阻，阻碍了精子被射出（阻塞性无精子症），或者是由于睾丸不能正常生成精子（非梗阻性无精子症）。

当男性生殖道部分受到损伤时，容易发生阻塞。比如，严重或持续性生殖道感染会引发感染性损伤，影响精子在生殖道内的正常运输。生殖道的既往手术史，包括输精管结扎术，也会阻碍精子在生殖道内的正常运输。生殖道的先天性缺陷也可能会导致生殖道阻塞。带有囊性纤维化变异的男性通常先天就输精管缺失,因此在做精液分析时始终无法获取精子。对于部分男性而言,这种阻塞是带有异常囊性纤维化基因的首要证据。

睾丸无法生成精子可能是先天性原因导致的,比如隐睾症或基因异常;也可能是由感染、创伤、癌症治疗引发的睾丸损伤导致的。使用过高剂量的睾酮或其他合成类固醇也会抑制睾丸生成精子。因阻塞而造成无精子症的男性,通常睾丸大小正常,生殖激素分泌正常。而非阻塞原因造成无精子症的男性,通常其生殖激素分泌紊乱,而且睾丸容量偏小。

另一个导致无精子症的原因是逆行射精。这是由于膀胱颈在性高潮时收缩功能失调,以致精液逆行射入膀胱,而非射出阴茎(详见147页)。如果你射精量较少,而且未发现精子,保健医师会建议你接受检查以确认是否存在逆行射精。

结构与解剖问题

许多男性生殖器官的结构性问题与不育有关。这类问题往往通过手术可以被纠正,从而增大受孕的概率。

精索静脉曲张

精索静脉曲张是指精索内的蔓状静脉丛回流障碍或血液反流引发的静脉异常扩张和迂曲的病变,与腿部静脉曲张类似。男性人群中发生精索静脉曲张的概率为15%~25%,而不育男性中的概率

白细胞精子症:是否是个问题?

许多研究已经发现,男性不育与精液中异常高水平的白细胞有关,即所谓的白细胞精子症。然而,另一部分研究则否认了这一结论。白细胞精子症损伤精子、阻碍受孕的机制尚不明确。此外,如何治疗白细胞精子症也无从得知。

白细胞通常被免疫系统用来预防感染,精液中也存在少数白细胞,其在维持精子正常功能方面有重要作用。但如果精液中白细胞水平过高,可能会导致生育力下降、精子受损以及早期流产发生。

白细胞水平升高可能由多种原因导致,比如感染或炎症,以及环境暴露、吸烟、吸食大麻或过量饮酒。

出于很多原因,白细胞水平升高通常并不会影响不孕不育的治疗过程。绝大多数精液中白细胞水平升高的男性并没有出现感染的症状。目前许多检查评估精液时,并不能准确区分白细胞和相似细胞,以致得出的数据比真实的数据高。此外,使用抗生素治疗白细胞精子症也会有不同的结果。如果你的检查结果显示精液中白细胞水平升高,可以与医师进一步沟通。

为35%~60%。

通常，睾丸静脉负责将睾丸内含氧低的血液运走，睾丸动脉负责将含氧量高的血液输送给睾丸，静脉围绕动脉而生从而保持睾丸的血液循环。睾丸静脉与睾丸动脉在腹腔外，它们结合可以为睾丸提供降温机制从而帮助睾丸维持有助于精子生成及存活的合适温度。

睾丸静脉问题，会引发过度扩张，进而带来血液回流受阻。这可能会造成睾丸温度上升，影响精子总量、形状、运动力、睾酮分泌以及精子的生育力。精索静脉曲张也会引发睾丸的功能损伤，导致睾丸体积缩小，进一步影响精子数量。

通常，精索静脉曲张不会导致不育或任何症状，尽管部分男性在长期站立后可能觉察到睾丸肿胀、麻木以及疼痛。精索静脉曲张通常发生在左侧。曲张越严重，症状越明显。有时会让人感觉像虫子一样伏在睾丸表面，医师往往通过体检就能做出判断。精索静脉曲张是导致男性不育的最常见可逆性原因。通常可以通过手术进行治疗。在对这部分男性患者的研究中，研究人员发现经治疗后，精子总量、形态、运动性及生育力都得到了较好的改善。一些研究还表明，治疗后自然受孕的概率加大，包括体外受精在内的辅助生殖技术的结果也更好。

隐睾症

有时，在胎儿发育时，一侧或双侧睾丸在发育过程中均未下降至阴囊的正常位置。这种症状通常出现在早产儿，大多数会在出生后几个月内正常下降。

如果睾丸未下降至正常位置，或者未及时进行手术修复，会导致精子总量下降、精子质量降低，生育力也会降低。患有先天性隐睾症的男性患睾丸癌的风险也会增高。

隐睾症通常可以通过手术进行纠正，外科医师会小心地将睾丸纳入阴囊并缝合固定。通常在婴儿期就施行这种矫正手术，但也可能在稍晚一些手术。

双侧隐睾的男性面临更高精液异常及不育风险，如果单侧隐睾，则该男性生育力与正常男性无异。对于接受辅助生殖技术治疗的男性，有无隐睾症病史并不会影响助孕的成功率。

输精管道异常

引发男性生殖器官中负责运输精子的输精管出现异常的原因，可能是先天性的，也可能继发于病变或损伤。有时在手术过程中会有意或无意地造成输精管阻塞，比如输精管切除术或腹股沟疝修补术。结果导致射精时精子完全或部分不能被正常射出体外而导致不育。生殖道阻塞可能发生在任何部位，最常见的就是射精管、输精管以及附睾。

射精管

射精管阻塞是指输精管与精囊的排泄管汇合后，穿入前列腺的射精管发生堵塞或闭塞（详见第46页）。射精管阻塞有可能是先天性的，也可能是反复感染、炎症、结石、创伤或既往手术导致的。治

预约专家时有何期待？

许多不孕不育夫妻在最开始会选择家庭医师或妇产科医师进行求助。通常，不孕家庭会被转诊给生殖专家，包括生殖内分泌专家或专治不育的泌尿科专家。专家会进行基础的精子分析，以便确诊男性不育的原因。你可能会被要求接受以下测试。

- B 超。B 超可以帮助医师确认男性生殖器官是否存在阻塞或其他结构性问题。阴囊 B 超可以进一步评估在体检时发现的任何异常问题。直肠 B 超通常将超声波探头放入直肠，以确认前列腺、输精管、射精管是否存在梗阻的问题。在某些情况下，肾脏 B 超用来检测是否存在先天性缺陷及异常。
- 激素测试。下丘脑、垂体及睾丸分泌的激素在性发育以及精子生成方面具有重要作用。激素分泌异常是不育问题的常见病因。可以通过血液检测来判断睾酮及其他激素是否正常，其结果可以为进一步的检查提供基础依据。激素测试也可以帮助确定不育的潜在因素。
- 射精后尿液检查。如果射出的精液中无精或少精，则必须进行射精后尿液检查。这项检测通常在医院完成，需要先排空膀胱，然后射精后提供尿液供实验室分析。

疗措施包括手术移除阻塞，或者考虑辅助生殖技术。

输精管

输精管阻塞通常是输精管手术（结扎术）导致的，但也可由其他原因引起，比如阴囊手术或腹股沟疝修补术的术后创伤。输精管异常还有可能是囊性纤维化病以及其他遗传病造成的。治疗措施包括输精管结扎术复通或辅助生殖技术，主要取决于个人状况。

附睾

有些男性睾丸周围（附睾）的管道异常或阻塞。尽管睾丸生成精子正常，但精子无法穿过一侧或双侧附睾。附睾或睾丸慢性感染导致的炎症会造成管道的瘢痕和阻塞。及时治疗可以降低形成瘢痕的概率。

和其他阻塞类似，有的可以进行手术修复，但有的手术无法修复。如果手术不可行，最好的治疗方法也许就是辅助生殖技术了。即直接从睾丸或附睾吸出精子，然后放入下列部位。

- 伴侣的子宫（宫腔内人工授精）。
- 实验室培养皿中接近卵细胞的位置（体外受精）。
- 实验室培养皿中直接放入伴侣的卵细胞内（卵母细胞胞质内单精子注射，ICSI）。

应根据上述梗阻和异常的具体情况，考虑是否选择手术治疗，同时还要考虑

尿液中出现精子则可以判断存在逆行射精（详见第 147 页）。
- 遗传学检测。如果精子总量特别低或者几乎没有，则必须进行基因检测。血液检查可以提示是否存在染色体多余或缺失状况，以及是否存在 Y 染色体异常，这些染色体问题都有可能导致男性不育（详见第 149 页）。基因检测还可以用来诊断先天性或遗传性问题，比如克兰费尔特综合征、囊性纤维化。
- 睾丸活检。这种检查是指通过手术或使用微型针从睾丸组织获取部分组织样本以供检测，通过该检查可以明确精子生成是否正常。睾丸活检还可以用于辅助生殖技术中的精子采集。
- 抗精子抗体检测。主要用于检测体内是否存在抗精子抗体的方法。但是，抗精子抗体如何影响生育力还存在争议。
- 特定精子功能检测。许多检查可以确认射精后精子存活情况、精子穿透卵细胞的能力以及精子与卵细胞结合能力是否存在问题。这些检查一般在精子检测正常，伴侣检查也正常的情况下进行。尽管有许多特定精子功能的检测项目，但是绝大多数仅供研究目的使用，其实用性还不明确。

伴侣的年龄。如果女性已经超过一定年纪，生殖专家有可能建议采取辅助生殖技术而非传统手术来治疗，尤其是考虑到手术后通常需耗费数月才能恢复正常的精子总量，比如输精管复通术。

尿道下裂

尿道下裂是一种男性尿道开口位置异常的先天缺陷，尿道口开口于阴茎下部而不是阴茎顶端正常尿道口位置。在较轻微的病例中，尿道口位于接近阴茎顶端的位置；在较严重的病例中，尿道口位于阴茎中部或接近底部。通常婴儿期就会发现并及时诊治。如果症状持续到成年期，可能因为射精时精液流出位置异常而导致不育。

尿道下裂可以通过手术进行修复，或者借助辅助生殖技术实现生育，比如宫腔内人工授精。

肿瘤

患有不育或精液分析异常的男性面临更高的睾丸癌风险。反之，患有睾丸癌的男性，由于睾丸异常以及治疗的副作用，其不育的风险也更高。不育男性还面临着更高的结直肠癌、黑色素瘤或前列腺癌风险，当然还需要更多的研究以确认它们之间的联系。

除了对睾丸直接造成影响，肿瘤也会扰乱下丘脑和垂体的正常功能，这些部位主要刺激睾丸分泌生殖激素。脑部肿瘤的移除或治疗有可能恢复生育力。另一方面，癌症治疗，包括手术、化疗及放疗的抗癌治疗也会导致不育（详见第十八章)。治疗的副作用有可能是暂时的，但是有些情况下是永久性、不可逆的。

激素紊乱

与女性生殖系统的工作模式类似，男性生殖系统也依赖于下丘脑、垂体和睾丸之间的激素反馈调节。

下丘脑分泌促性腺激素释放激素，刺激脑垂体分泌卵泡刺激素与黄体生成素，黄体生成素刺激睾丸分泌睾酮，睾酮进而从青春期开始刺激精子生成以及保持成年期精子生成。卵泡刺激素也间接刺激睾丸生成精子。睾丸及其他部位分泌的激素也会反馈到下丘脑和垂体，进一步调节促性腺激素释放激素的分泌。

激素反馈调节的任何一部分出现问题都会使体内的激素水平紊乱，造成睾酮水平下降以及精子数量降低。直接影响睾丸的激素问题称为原发性性腺功能低下，下丘脑及垂体的问题被称为继发性性腺功能低下。

任何一种性腺功能低下都可能是由遗传因素(先天性)或受伤、感染等继发性因素(获得性)导致。性腺功能低下并不总会表现出症状，如果引起症状，常见的有疲惫、精神萎靡、勃起功能障碍、性欲减退、肌肉组织增加困难以及缺乏动力等。许多情况下，性腺功能低下的人群感知自身症状已经意识到自己可能存在不育的问题。

原发性性腺功能低下

导致原发性性腺功能低下的常见因素如下。

▸ 克兰费尔特综合征。这种可遗传的情况主要是由 X 及 Y 性染色体异常导致的。通常，男性拥有一条 X 染色体和一条 Y 染色体。患有克兰费尔特综合征的男性通常有 1 条或几条多余的 X 染色体。这些多余的 X 染色体会导致睾丸发育异常，进而导致睾酮水平低下以及精子发育异常。

▸ 隐睾症。出生前，睾丸在人体腹腔内发育，正常情况下逐渐下降至阴囊内。有时，一侧或双侧睾丸在出生时未能下降至阴囊内。隐睾症与生育力降低有关，即使后期纠正也会如此。但是，早期纠正，尤其是在一两岁前就进行手术治疗，有可能能够帮助保存睾丸功能。

▸ 腮腺炎性睾丸炎。如果腮腺感染涉及睾丸以及唾液腺(腮腺炎性睾丸炎)，可能会导致长期睾丸损伤以及生育力下降。腮腺炎病毒的疫苗接种可以降低该病的风险。

▸ 血色素沉积症。这种情况主要是由于血液中含铁过多，导致睾丸功能受损或者垂体功能障碍进而导致睾酮分泌异常。

▸ 慢性感染或疾病。许多慢性疾病，如肝衰竭和肾衰竭，可能对睾丸造成损伤，并影响激素分泌。另外，睾丸和附睾的慢性感染也会导致睾丸损伤和瘢痕，或引起输精管功能障碍。其他炎性疾病，如结节病和组织细胞增多症会影响下丘脑和垂体的激素产生。还有一些感染，如艾滋病和结核可能同时影响性腺和激素的分泌。

- 暴露。许多环境中的化学物质，如污染、农药、多氯化联苯（PCBs）会影响精液质量。其他会影响生育力的因素还包括重金属、辐射、溶剂、热量和手机辐射等。

但必须认识到，许多研究已经确认这些关联很有限，需要更多研究进一步确认。

- 药物。许多药物与精液异常和不育有关。这些药物可能会通过对睾丸本身或通过影响其分泌的激素对生育力造成损伤。这些药物包括降压药、抗精神病药、抗生素和激素类药物。睾酮及其他增强性功能的药物也会对生育力造成负面影响，这种负面影响在停药后有可能持续数年。如果你目前正在服药，最好和保健医师确认一下，这些药物是否损伤生育力。在与保健医师确认前不要擅自换药或停药。

- 睾丸损伤。由于睾丸在腹部外，很容易受到外力损伤。睾丸损伤会导致性腺功能低下。一侧睾丸损伤或失去，一般

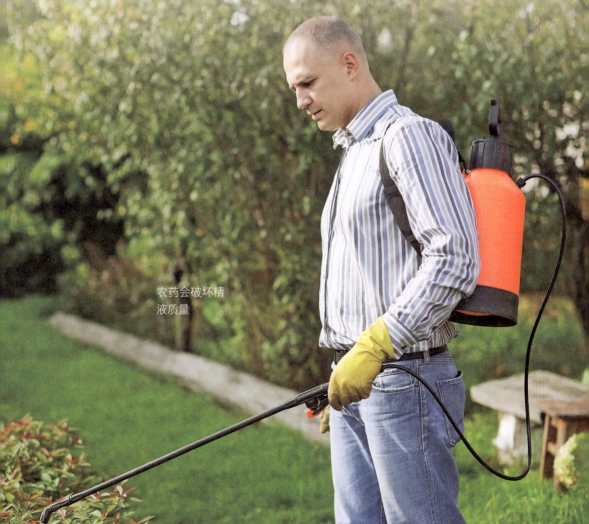

农药会破坏精液质量

不会明显改变睾酮分泌和生育力,除非生育力在这之前已经下降。
- 原始生殖细胞异常。有些情况下,特定疾病会造成精子生成异常,包括精子细胞无法正常发育(如唯支持细胞综合征)或者精子在特定阶段停止发育。这种状况下有很多人通过辅助生殖技术成功实现了生育。
- 癌症治疗。治疗癌症的化疗及放疗会干扰睾酮分泌及精子生成。两种疗法的影响可能是暂时的也可能是永久性的,主要取决于使用的药物以及治疗的周期。尽管许多男性治疗结束后数个月内就恢复了生育力,但是几乎所有男性都希望在治疗前就进行精子冷冻保存(详见第十八章)。

继发性性腺功能低下

继发性性腺功能低下时,睾丸是正常的,但是由于垂体或下丘脑问题导致睾丸功能异常。许多情况会导致继发性性腺功能低下。除了前面部分讨论的感染、炎症和药物因素,常见的原因如下。
- 卡尔曼综合征。下丘脑发育异常会导致性腺功能低下,这种罕见的遗传性异常也与嗅觉丧失相关。通常可以被有效治疗。
- 垂体障碍。垂体异常会影响脑垂体激素释放,从而影响睾丸分泌性激素,还会影响睾丸生精。头部肿瘤治疗,如手术及放疗,也会损伤垂体功能,造成性腺功能低下。
- 肥胖。不管年龄多大,严重超重——体重指数超过30千克/平方米——就与睾酮水平降低、精子浓度降低以及辅助生殖技术成功率降低有关。减肥及运动有助于睾酮分泌,可以有效改善生育力。

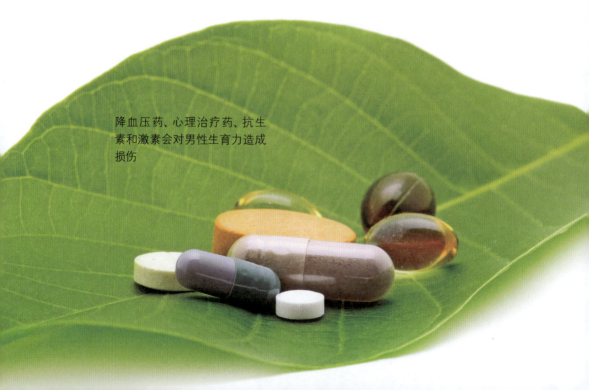

降血压药、心理治疗药、抗生素和激素会对男性生育力造成损伤

由于睾丸损伤经常伴随原发性性腺功能低下，很多患者都无法恢复生育力。然而在大多数病例中，精子可以通过许多外科手术方法取出。如果可以获得精子，就可以使用卵母细胞胞质内单精子注射技术。另一种选择是使用捐赠者的精子与伴侣的卵细胞结合。这部分治疗在第十五章及第十六章中有介绍。

在继发性性腺功能低下的情况下，医师会建议多种疗法，包括减肥、补充激素以帮助恢复精子生成。睾酮偏低的男性在治疗时不应单独使用睾酮，因为这样会损害生育力。

射精问题

受孕及怀孕问题有时会受到精液射出方式的影响。在某些情况下，精液可能会走错路（逆行射精）。在另外一些情况下，精子和精液生成都正常，但是射精时间或阴茎勃起存在问题。

逆行射精与不射精症

逆行射精指性高潮时精液进入膀胱而非由阴茎射出。不射精症是指无精子从生殖道射出。你依然获得性高潮，但是射出的精液量很少或几乎没有。

在男性高潮时，精子由附睾中释放出来。输精管负责将精子运送到前列腺，在那里，精子与其他液体混合成精液。射精时膀胱颈的肌肉紧缩，防止精液进入膀胱而顺利进入阴茎内尿道。这部分肌肉同时扮演着控制排尿的角色。

患有逆行射精的患者，精液逆行进入膀胱而不是进入尿道由阴茎射出。对于不射精症的患者，精液从未进入尿道。

多种因素会造成射精时这部分肌肉不能正常紧缩。具体如下。
▶ 前列腺或膀胱颈部手术。
▶ 某些治疗高血压、前列腺肥大和情绪障碍药物的副作用。
▶ 某些疾病导致的神经受损，比如糖尿病或多发性硬化，或者是手术造成负责射精的神经受损。
▶ 尿道疾病，比如尿道狭窄。

如果精液量少、没有或者只有少量精子，医师会建议性高潮后进行尿液检查。如果尿液中有精子，可能存在逆行射精。

如果该问题与神经受损相关，医师会建议服用药物，恢复膀胱颈肌肉射精时的紧闭状态。用于逆行射精治疗的药物包括特定抗抑郁药物、抗组胺药以及减充血剂。

如果药物不起作用，你可能需要考虑辅助生殖技术。可以从膀胱内获得精子，在实验室内进行处理，然后用于与伴侣卵细胞相结合。

勃起障碍

男性性刺激是一个复杂的过程，涉及大脑、激素、情感、神经、肌肉以及血管。勃起障碍，是指持续地不能达到或不能维持充分的勃起以获得满意的性生活，可以由以上任何原因引起。此外，压力和心理问题也会影响或加重勃起障碍。

有时,勃起障碍是由生理及心理的综合原因导致的。比如,某些轻微的生理问题会引发性反应变慢,就会使患者出现焦虑情绪,而焦虑会使勃起不能维持。所以焦虑情绪可以导致或者恶化勃起障碍。

勃起障碍还可能来源于一系列生理症状,尤其是影响阴茎内血流和神经的因素。比如血管疾病、高血压、糖尿病、多发性硬化、手术以及其他影响骨盆区域的治疗。某些特定药物的服用、烟草和酒精的摄入也会导致勃起障碍。此外,抑郁、焦虑和压力等心理问题也会对其造成影响。

不管是口服药物还是注射药物,都可以成功治疗很多男性的勃起障碍,并成功生育。通常,对于由焦虑和压力事件造成的勃起障碍,可以临时使用药物治疗心理问题,从而恢复正常勃起。对大

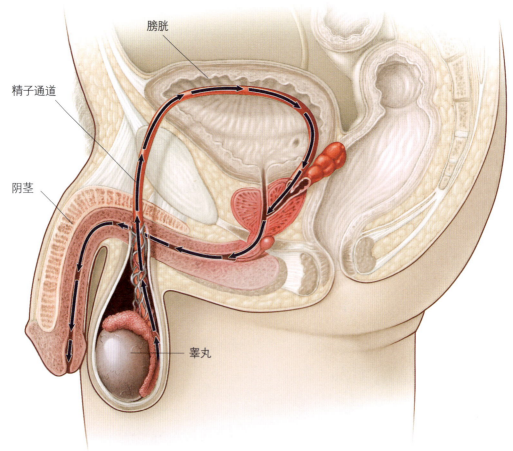

逆行射精是指精液回流至膀胱,而非由阴茎射出。此时尽管达到性高潮,射精量几乎没有或极少(无射精高潮)

多数人,单纯使用药物就可以收到疗效。但是对于药物治疗无效或者存在药物相互作用可能时,需要考虑其他治疗方案。通常,咨询师或者理疗师可以帮助你找到缓解压力和焦虑的方法。

染色体缺陷

基因决定着机体最基本的功能水平。基因编码的蛋白质帮助细胞正常工作。如果基因水平出现问题,那么会导致身体功能出现不同程度的异常。

生殖问题以及男性生殖系统的功能异常与染色体异常密切相关,比如囊性纤维化(详见 140 页)、克兰费尔特综合征(详见 144 页)和卡尔曼综合征(详见 146 页)以及其他遗传性疾病。这些基因异常可能是由多余的染色体物质或染色体之间的基因交换导致的遗传信息错误而引起。这种基因突变通常会带来除了不育之外的许多其他问题。

随着基因研究的进一步发展,科学家们发现即使基因序列发生微小的变化也会造成严重的并发症。比如 Y 染色体小片段一些基因的缺失,Y 染色体是男性才会有的染色体,通常携带着精子生成和睾丸发育的重要遗传物质。这种缺失被称为 Y 染色体基因微缺失,在常规基因筛查中常被忽视,但现在可以通过更先进的技术实现准确筛查。

Y 染色体基因微缺失在射精量低或无精子的男性群体中较为常见。这种缺失也许可以解释为何许多男性不育病例在之前的检测中均无法明确病因。随着研究的深入,研究者们将有望获得关于男性不育的更完整的基因改变图谱,以及男性个体环境、新陈代谢、种族背景等其他因素对不育的影响。

目前,由基因问题导致的不育还无法通过治疗实现自然受孕,但是可以提取足够精子来尝试辅助生殖技术。但在开始前,你和伴侣需要与遗传咨询师沟通,因为这些异常有可能遗传给你的下一代。遗传咨询师会告诉你概率有多大,以及最佳解决方案。在受精卵移植前可以对胚胎就特定基因问题进行筛查,以避免基因异常遗传给下一代(植入前遗传学诊断)。

接下来将发生什么

当问题被发现,比如激素紊乱或输精管阻塞,通常可以接受治疗,恢复生育力。

虽然有可能在经过一系列检查之后还是无法明确引发男性不育的具体原因,这很令人头疼,但不要轻易放弃。如果你的精子总量不是过低,且伴侣也还年轻健康,医师可能会建议增加性生活频率,以便尽可能接近排卵时间。而对于精子总量过低的夫妻,30% 的人在 2~3 年内可以实现自然受孕。然而,如果你情况严重,且伴侣年龄偏大,你可能需要求助辅助生殖技术。在第十五章可以了解到更多相关知识。

评估不孕的过程

女性年龄超过 35 岁，任何一方药物史提示有潜在损伤

女性年龄不足 35 岁，任何一方没有证据显示存在生育障碍

孕前咨询：
- 开始服用产前维生素
- 评估生活方式因素
- 确认医疗及遗传风险

尝试备孕达 6 个月

尝试备孕达 12 个月

怀孕

未怀孕

怀孕

- 确认是否排卵及评估排卵功能是否正常
- 进行精液分析
- 证明子宫与输卵管均正常

- 回顾之前的检查
- 纠正诊断出的问题
- 可能的进一步测试

第四部分
当需要帮助时

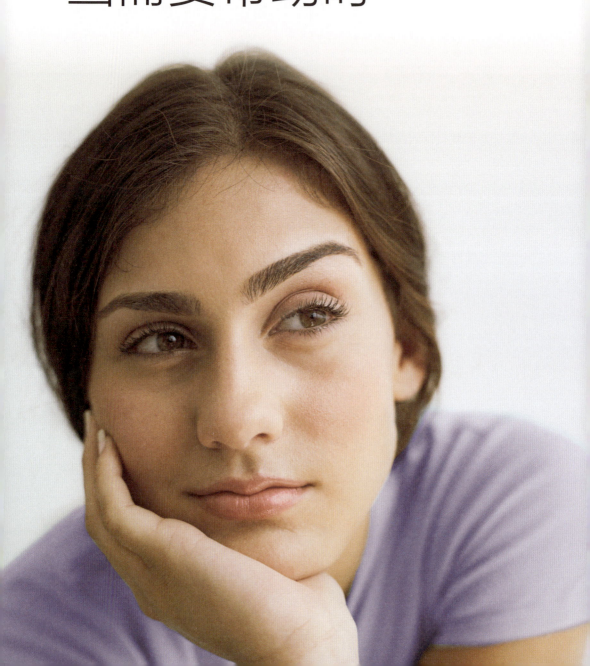

第十三章

就医

如果你备孕一段时间仍未孕，你很可能变得沮丧、焦虑、尴尬、伤心，甚至担心自己会不会一辈子无法生育。所有这些情绪都是正常的，甚至因为此事和伴侣发生争吵或者冲突，也是很正常的。

此时你的种种情绪和表现可能提示你应该寻求帮助了。寻求医师的帮助来明确自己不孕不育的原因，这绝对不是让人羞愧的事。就医并不意味着你是一位失败者，也不意味着你无法自然受孕，更不会预示着你一定会面临激素注射和体外受精。

相反，就医可以帮助夫妇双方确认自身是否存在本书第三部分提及的常见生育问题，有些问题其实很容易解决。获得生殖专家的帮助，可以有效缓解你的压力，并帮助你保持乐观的心态来面对备孕。

在本章中，你可以了解到应何时寻求医师帮助、初次诊疗中会涉及的问题以及有可能接受的检测项目。如果你决定求助专家，那么夫妇双方要相互配合，共同安排一次咨询。（切记：需要夫妇双方的共同参与！）

与此同时，非常重要的一点是，在这个过程中夫妇双方保持坦诚、直率。医师不会对你在咨询中给予的信息做任何评价，相反他们会竭尽全力从你的病史中探寻蛛丝马迹，以便帮助你尽快实现受孕，顺利进行夫妇双方的家庭计划。

何时就医

从严格意义上讲，不孕是指未采取任何避孕措施，性生活正常而1年之内仍无法怀孕的情况。如果你属于这种情况，那么你就应该就医了。在某些情况下，你甚至不需要等待一年，如果遇到以下情况，最好半年就来就医。

▶ 女性年龄超过35岁。

- 出现停经（闭经），或者月经周期超过 35 天（月经稀发），或者出血量过少。
- 夫妇双方中有人接受过化疗或放疗。
- 夫妇双方中有人之前有过生育问题。
- 确诊或疑似有子宫问题、输卵管问题、盆腔炎或子宫内膜异位症。
- 男方有睾丸外伤或手术史、腮腺炎病史或性功能障碍。

记住夫妇双方应共同参与，而非仅仅是疑似有生殖问题的一方独自咨询医师。大部分女性时常认为应该从女性检查开始，直到女性排除不孕问题后再通知男性来检查。这个观点有失战略性，因为这样会导致连续几个月的监测后，才发现问题原来就出在精子质量上，这样太浪费宝贵的时间了！

如果你的伴侣不肯接受不育的诊治，不妨和他谈谈，了解他犹豫的原因。不难理解，他很怕医师会发现什么问题，担心自己的男子气概会荡然无存，担心困扰你多时的问题是他造成的。另外，通过自慰的方式，将精子射到指定容器内以供检测会让他尴尬。告诉他这些感觉都是正常的并且帮助他认识到事实——如果他缺席，那么你所经历的所有检查都将毫无意义。

针对不孕不育问题，知识就是力量。绝大多数不孕不育问题都可以得到成功治疗。但是，如果存在不孕不育的原因，医师首先需要了解是怎样的问题。尝试着与伴侣讨论这些问题，共同关注组建家庭的计划。让自己坚定一个念头：为了拥有自己的宝宝，再多不适的尝试都是值得的。鼓励自己的伴侣去尝试做一些检查，并和他的医师多做沟通。此外，别忘了给他一些时间和空间去消化自己的情绪，正常人面对敏感问题而寻求医师帮助时都会感到焦虑。

该求助什么医师？

当夫妇双方决定寻求专业帮助来治疗不孕不育时，通常会最先寻求妇科医师或保健医师的帮助。这是个正确的选择。事实上，大部分妇产科医师及保健医师可以提供一些基础诊治以确定不孕的原因。此外，你可能需要和医师建立长期、互信的关系，便于诊治。

有可能你最终需要咨询专门研究男女双方不孕不育问题的专家。生殖内分泌学家，即通常我们所说的生殖专家，是接受过专门不孕不育诊疗培训的妇产科医师。生殖内分泌学家在普通妇产科医师 4 年培训期基础上需要再接受 3 年额外的培训，即超声成像、诱导排卵、体外受精、显微手术、腹腔镜手术、宫腔镜手术，以及临床和实验室研究等。

生殖内分泌学家是诊疗男女双方不孕不育症以及影响生殖系统疾病的专家。如果检查发现为了妊娠，你需要进行手术、药物或综合治疗，生殖内分泌学家可以全程进行指导。

生殖内分泌学家通常在专门的生殖医疗机构供职，或者在拥有高新设备及资源的大型医疗中心工作。专门从事生殖保健的泌尿科医师也是他们中的一员。

如果你在考虑辅助生殖技术，那么

条件允许的话最好联系一位生殖内分泌学家。需要注意的是，某些自称为生殖内分泌学家的医师事实上并没有接受过专业培训。生殖内分泌和不孕不育协会 (SREI) 可以帮助你找寻一位有资质的医师。

医师应该做什么

确定不孕不育的原因并非一件易事，通常可能没有特别明显的原因。因此需要多次拜访医师，甚至需要进行一系列诊断检查，才可能发现原因。初次就诊

如何选择生殖内分泌医师或生殖医疗机构

不管你是面对着一张医师推荐名单，还是和亲朋好友进行商量，或者通过网络搜寻本地的生殖内分泌医师，你都有必要在挑选生殖诊疗机构前进行一些调查。你可以在网页上查询到一些诊所及医师的相关信息，但是你很可能会有一些其他疑问在初次见面中需要确认，以下是你可能会会问到的问题：

- 你的培训资质是什么？
- 你是否进行过关于生殖内分泌学科的研究？
- 你是否获得了该领域的从业资格证？
- 你从业有多长时间了？
- 你接触的患者中有多少是不孕不育的患者？
- 你通常是如何与患者相处的？你的工作理念是什么？
- 你可以提供哪些治疗措施？
- 治疗费用如何？
- 你们参与了哪些保险计划？
- 你的治愈率如何？

通常人们倾向于关注疾病控制与预防中心以及其他相关机构公布的治愈率数据来选择所谓的"最佳诊所"，但其实诊所及医师的治疗理念及治疗措施也是同样重要的。

对于特定诊所而言，治愈率并非是治疗经验、治疗质量的唯一衡量标准。某些诊所接收更多患有复杂合并症的患者，这也会导致成功率的下降。另外，某些诊所对那些原本不需要采取高级辅助生殖技术的家庭也采用高端手段，这样毫无疑问成功率就得到了提升。所以最好以批判的眼光来评估生殖医疗机构，最好挑选与自己病情相似的家庭来衡量成功率，这样才比较准确。

主要是了解完整的病史，可能会对一方或双方进行体格检查。这是你和伴侣与生殖医师相互了解的非常好的机会。

这也是把你的疑问和顾虑提出来的好机会。预约前可以提前列好要咨询的问题，以防在咨询中有所遗漏。如果你很紧张，或者对某个特定话题充满疑问，不妨暂时抛开自己对问题的担忧，因为这很可能使你遗漏想解决的一些问题。最好随身携带笔记本和笔，这样可以随时记录下医师的谈话重点，避免结束后绞尽脑汁回忆谈话的细节。

病史

你和伴侣要做好心理准备，医师会针对你的病史和生活方式提出一系列问题。提前准备，这样才可以提供全面准确的回答。

如果你与伴侣有过生育问题，或者接受过相关检查，或者正在服用一些药物、维生素或其他保健品，请务必携带相关资料的复印件。此外，最好罗列一下自己近几个月的月经周期及相关症状。用日历或记事本记录下最近几次月经开始及结束的日期。记录好性生活的日期以及出现的身体反应和症状。这些细节都是非常重要的信息来源。

做好准备回答以下问题：

个人病史

你和伴侣是否接受过大型手术、患过严重疾病、感染或有过住院治疗的经历，尤其是腹部、盆腔以及生殖器官等部位相关的治疗？你是否患有过敏症？你是否患有慢性疾病？既往行 Pap 试验是否存在异常？你正在服用何种药物？你的疫苗接种是否失效？

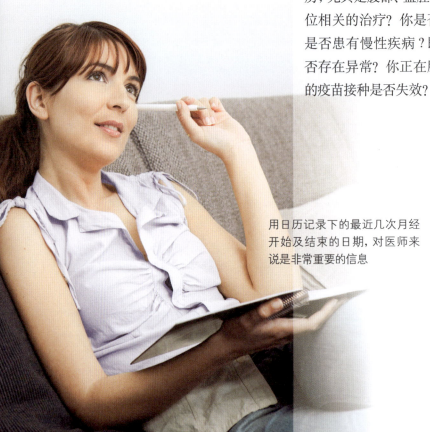

用日历记录下的最近几次月经开始及结束的日期，对医师来说是非常重要的信息

家族史

你是否有基因缺陷或生育缺陷的家族史？家族中是否有亲戚面临和你一样的生育困扰？家人的种族背景如何？

月经史

月经初潮大概是什么时间？最近一次月经是什么时候？月经周期平均是多少天？两次月经之间平均间隔多长时间？出血情况如何？月经期是否有其他感觉，比如腹部绞痛、胀痛或乳房胀痛？是否尝试过使用排卵试纸或监测基础体温？

男方病史

你是否有过严重疾病或服用过药物？婴儿期睾丸下降是否正常？是否接受过疝气手术？青春期大概是什么年龄开始的？是否与其他伴侣成功孕育过孩子？家族中是否有亲戚有生殖问题？性功能是否正常？

性生活史

你尝试备孕已经多长时间了？你在备孕的过程中是否清楚何时为性交的最易妊娠时间？性交的频率如何？性交过程中是否有痛感？性交过程中是否使用润滑剂？过去采用何种避孕措施？有过多少性伴侣？之前是否有过妊娠史？如果有妊娠史，结果如何？是否感染过性传播疾病？是否经历过流产？是否遭受过性侵？对性交是否感兴趣？获得性高潮是否有障碍？

生活习惯

是否吸烟？是否有吸烟史？是否饮酒？饮酒量多少？是否使用毒品及类固醇药品？是否经常锻炼？最近的饮食是否有变化？最近有没有突发的体重增减？你的压力水平如何？

工作条件

你的职业是什么？工作场所中是否有有毒化学物质？是否上夜班？

不可否认，上述问题中有一些会让你感到局促，但是请尽量忘却尴尬或紧张的情绪，尽可能冷静、诚实地回答问题。记住医师不会对你的答案有所评价。以上问题的真实回答才会给医师提供准确的线索来搞清楚导致你不孕不育的原因。如果你和伴侣从来没有讨论过以上问题，那么请在进行医师咨询前进行一场心与心的畅谈。

体格检查

初次不孕评估时，你和伴侣可能会接受体格检查。体检可以帮助医师了解你的综合健康状况，以便明确常见的不孕问题。如果你通过妇科医师进行不孕不育的评估，那么你的伴侣可能需要去泌尿科进行检查。体检一般会包括：体重、身高、血压及脉搏。有可能接受全面的检查，也可能接受个别几项检查。

对女性而言，初次评估可能包含盆腔检查。医师会检查阴道及宫颈部位是否有明显异常或感染症状，腹部及盆腔触诊是否有异常。此外，医师还会确认子宫的大小、形状以及位置。

男性会接受全面的睾丸、阴囊和阴茎检查，医师会检查压痛、肿胀及感染征象。有可能还会进行肛门直肠指检，即通过将戴手套的手指伸入直肠触诊，来判断前列腺是否存在肥大、肿胀或发炎。

体检的每一部分都可以帮助医师确诊或者排除导致不孕不育的常见病因。但这只是诊疗的第一步。直到初次评估结束，医师也有可能不能给你准确答案。

生育力相关检查

初次评估之后的进一步诊治取决于医师通过你的病史及体格检查得到的结果。通常，接下来需要进行一系列与生育力相关的检查。

需要对这些生育力相关检查进行系统化、高效、高性价比的安排。首先，医师需要确认导致不孕不育的根本原因。通常，医师并不会只针对一个病因做检查，因为夫妇二人不孕不育的原因往往不止一个。所以，最好采取一系列宽泛的检测项目，与此同时，医师需要考虑到你和伴侣的切身利益。如果基本检测项目可以解决问题，就完全不需要尝试价格昂贵的高科技手段。

基本的不孕不育检查项目主要针对引发不孕的主要病因，如：排卵功能障碍、卵巢储备功能异常、精液异常以及输卵管和子宫异常。简而言之：卵母细胞、精子、输卵管和子宫。

根据你的医师选择的具体检测项目，通常需要1~2个月经周期进行基本生育力评估，这是由于部分测试需要在月经周期的特定时间段进行。根据先期的检查结果，可能需要进行进一步的检查。

女性检查项目

女性不孕通常涉及三个方面：卵母细胞、输卵管以及子宫。因此，女性基本评估主要针对以上三个因素。

医师有可能需要进行一些测试以确认你是否排卵正常，以及子宫和输卵管是否存在异常。对于年龄大于35岁的或虽然年龄小于35岁但有特殊病情或处于特定条件的女性，需要进行针对卵母细胞储备的测试，即所谓的卵巢储备功能。此外，根据个人情况以及病史，医师可能还会建议其他的检查。

排卵测试

正如第五章所介绍的，排卵是孕育生命过程中非常重要的环节。在排卵过程中，卵母细胞自一侧卵巢的卵泡中释放，这通常会在排卵期发生，具体时间则因人而异。排卵后，卵母细胞会进入同一侧输卵管，在此将与精子结合。

许多因素会阻碍或干扰排卵，比如甲状腺疾病、垂体功能异常、多囊卵巢综合征、压力或肿瘤、通路阻塞等。所以，确认排卵是否正常至关重要。

月经史也许是评估排卵所需的唯一依据。女性出现月经推迟并不少见，尤其是在旅途、剧烈运动、疾病或压力大的情况下，偶尔出现月经推迟很正常。然而，如果你的月经史持续异常，那么很可能意味着你不是每个月都可以正常排卵。

医师可能会采取其他检查方法来确认你是否正常排卵。一些女性会监测基础体温来观察是否存在排卵后会出现的轻度的体温升高。一些女性使用排卵试纸（非处方），通过测试尿液中的黄体生成素（LH）峰来判断是否排卵。LH 是促使排卵发生的关键激素，所以在月经周期内合适的时间检测到 LH 峰可以有效确认排卵正常。

如果以上方法无法判断是否排卵，医师可能会要求进行血液检查，以检测孕激素水平。孕激素水平的升高可以为近期发生了排卵提供可靠、客观的依据。当然，检测的时间也很重要。如果月经周期不规律，可能就无法判断用于确定孕激素水平是否升高的血液检查最佳时间。

极偶尔的情况下，医师会通过阴道 B 超来确认排卵。在检查过程中，医师或者医疗技术人员会让你平躺在检查床上，将一个细棒状的探头置入阴道内，阴道探头通过发射超声波来生成包含卵巢在内的盆腔脏器的图像。阴道 B 超检测可以测量和监测卵泡的大小，以判断其是否成熟、破裂以及排出卵母细胞。检查过程并不会感觉到疼痛，但可能需要多次阴道 B 超检测确定排卵发生的时机。

卵巢储备功能检测

所有女性出生时卵母细胞数目就是固定的，一般而言，到了 50 岁后，女性的卵母细胞耗竭，绝经期就此开始。然而，在绝经前几年，卵母细胞的数量和质量就开始下降了。卵巢储备功能是描述卵巢内未成熟卵细胞（卵母细胞）的质量和数量的概念。没有一项测试可以精准算出卵母细胞的数量，但是有检查可以确定你和同龄人相比卵巢储备功能是否正常。这样可以估计你的生育潜力以及顺利怀孕分娩的可能性大小。

卵巢储备功能下降或衰竭都是年龄渐长后的正常现象。此外，卵巢手术、化疗或放疗、基因异常以及吸烟也会导致该问题。有一些方法可以检测卵巢储备功能，有些检测必须在月经周期的特定阶段才能进行。通常包括以下方法。

卵泡刺激素 (FSH) 测定和雌二醇测定

这些是针对卵巢储备功能的最常见血液检测，通常在月经周期的第三天取血。正如前面所介绍的，卵泡刺激素是促使卵巢内未成熟卵母细胞发育成熟的关键因素，由位于大脑内的垂体分泌产生。女性体内卵泡刺激素水平较高意味着机体正在努力使卵巢内的卵母细胞发育成熟，这也就意味着卵巢内卵母细胞的数量和质量正逐渐下降。随着卵母细胞数量的不断减少，卵泡刺激素水平不断上升，随之而来的就是绝经。

雌二醇是由卵巢内发育中的卵泡产生的一种激素，卵泡是充满液体的卵母细胞发育的囊腔。雌二醇刺激子宫内膜的生长，以便为怀孕做好准备，同时也会给大脑发出信号——卵泡刺激素正在发挥作用。通过综合分析这两种激素水平，医师可能发现仅靠卵泡刺激素水平无法发现的问题。这些检查是在月经周期初期完成的。

抗米勒管激素 (AMH)

这种激素是由小卵泡产生的，每个卵泡都会分泌出少量的抗米勒管激素。因此，高水平的抗米勒管激素就意味着良好的卵巢储备功能，而低水平就说明卵巢储备功能逐步下降。AMH 可以在月经周期的任何一天通过血液检查来测定。

基础窦卵泡数 (AFC)

基础窦卵泡数是指月经周期初期卵巢内出现的小卵泡个数。基础窦卵泡数可以反映出卵巢内剩余的卵母细胞数量，可以通过阴道 B 超检测窦卵泡数，在月经周期初期检测最为适合。该指标对剩余的卵母细胞质量无法判断，只用来估算数量。

通常医师会综合分析以上几项检查，以更好地评估卵巢储备功能以及明确最适合你的诊疗措施。

子宫和输卵管检查

如果精卵无法结合，或者受精卵无法在子宫腔内成功着床发育，那么卵母细胞的数量、质量、排出周期是否正常都会变得毫无意义。这就是为何检查子宫和输卵管是否正常、有无阻塞显得如此重要。常见输卵管和子宫问题包括输卵管梗阻、损伤、息肉、粘连、子宫肌瘤和纵隔子宫等畸形。据一项研究表明，输卵管异常占不孕因素的 14%。子宫与宫颈问题相对少见，但也必须引起足够的重视。

有很多种成像检测可以检查子宫的形状以及输卵管是否畅通。

子宫输卵管造影术 (HSG)

这种特殊 X 射线技术经常会用到，历史可以追溯到 100 年前，但它仍然是确定宫腔是否正常以及输卵管是否梗阻的标准诊断方法。

子宫输卵管造影术最开始的步骤和盆腔检查类似。医师会让你将腰部以下的衣服脱去，穿上特定的长裙，然后躺在检查床上，床的上方是进行实时 X 射线成像的荧光屏。医师或放射科医师会在你的阴道内置入一个塑料或金属的形似鸭嘴的窥器，以便撑开阴道壁。接着医师会用棉签清洁你的宫颈，将一根导管置入宫颈后取出阴道窥器。

通过导管向子宫注入少量液体或造影剂，造影剂通过生殖道逐渐扩散、填充宫腔及输卵管，医师就可以通过 X 射线监视器来观测是否存在梗阻或异常。如果某个部位没有被造影剂填充，那么极有可能存在息肉或者其他组织阻挡了造影剂的填充。

这项检查耗时 15~30 分钟，但你暴露在 X 射线下的时间仅为 1~2 分钟。检查时你可能会感到不适或者轻微痉挛。此外，检查结束后几天有可能出现少量阴道出血。

子宫输卵管造影术可以使输卵管的

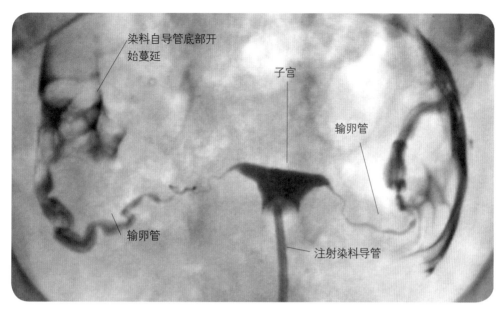

子宫输卵管造影术通过对女性生殖道染色,可以确认是否存在阻塞及异常(备注:图中的子宫中下部成像被导管底端的一个气球挡住了)

成像非常清晰,大多情况下宫腔内部也显示得非常清晰。但是由于常用的导管底端都有一个球囊,有时球囊会影响视线的范围。

宫腔超声造影术

宫腔超声造影术也被称为生理盐水超声造影,检查也需要将液体从子宫颈注入宫腔内。液体充满宫腔,从而可以看清楚宫腔内部,而不是常规超声检查中的一条线状回声。这种成像技术可以检查出子宫腔内的问题,比如子宫形状异常、宫腔内瘢痕以及肌瘤或息肉等宫腔内异常生长组织。宫腔超声造影有时可以代替子宫输卵管造影术,但是前者提供的关于输卵管的信息可能较少。如果基于你的病史及前期检查结果,医师判断子宫问题的可能性高于输卵管问题,那么宫腔超声造影可能是最佳的检查方法。

在这项检查中,首先要进行常规的阴道超声,然后将液体注入子宫内,再进行一次阴道超声检查。

同子宫输卵管造影术或盆腔检查类似,先将腰部以下的衣服脱去,穿上特定的长裙,然后躺在检查床上,进行第一次阴道超声检查。接着,医师会置入阴道窥器,用棉签清洁宫颈,将一根导管置入宫颈后取出阴道窥器。最后,将阴道B超探头再次放入阴道内,同时通过导管缓慢注入生理盐水。整个过程需要10~15分钟,与子宫输卵管造影类似,检查时你可能会因注射进的液体感到痉挛,结束后也可能会出现少量阴道出血。

宫腔镜检查

在检查中，医师会将一个细长的带有微型摄像系统的手术镜（宫腔镜）通过阴道、宫颈置入宫腔内，来观察宫腔内部。这是确诊宫腔内病变的金标准，但是它比超声检查费用更高、更具有侵入性，而且它也不能检查子宫肌壁或卵巢。因此，只有当其他检查不足以判断问题或者医师需要确认宫腔内特定问题时，才会选择宫腔镜检查。

腹腔镜检查

腹腔镜检查曾是不孕评估的关键检查方法。手术医师会通过腹腔镜检查来明确生殖器官是否正常。如今，由于其侵入性及昂贵的价格，这项技术已经很少使用。然而，如果医师认为（或怀疑）你有子宫内膜异位症、盆腔粘连、卵巢囊肿、输卵管梗阻或类似情况，需要进一步确认生殖器官内部情况时，仍会选择腹腔镜检查。

如果进行腹腔镜检查，需要在手术开始前接受全身麻醉。手术医师会通过肚脐插入气腹针，将二氧化碳气体充入你的腹腔内，从而将腹腔壁与腹腔内器官分开，便于腹腔镜安全地进入。腹腔镜是顶端带有微型摄像机的细长导管，通过肚脐处的切口置入体内。在检查过程中，手术医师会检查并采集子宫、输卵管及卵巢的图像。通常会有其他一些小切口，以便医师使用设备在体内进行更精细的检查或操作。

检查结束后，通常肚脐和腹部会有轻微创伤。一些女性会因麻醉而感到恶心以及由于体内的二氧化碳引起肩膀、胸腔及腹部不适。同时，还存在膀胱感染及皮肤过敏的风险。在极少数情况下，有可能发生其他并发症。术后通常建议休养几天。

激素检查

有时，不孕问题是由调节体内激素产生和释放的内分泌系统紊乱导致的。医师可能会要求你针对下列激素指标进行血液检查。

促甲状腺激素 (TSH)

如果你有甲状腺功能减退，那么腺体将无法分泌足够的非常重要的激素。对女性而言，甲状腺功能减退与不孕以及健康分娩存在关联。低水平的甲状腺激素会影响你卵母细胞自卵巢的释放（排卵），从而阻碍受孕。此外，引发甲状腺功能减退的自身免疫性疾病或垂体功能异常也可能会影响生育能力。甲状腺功能减退的症状还包括疲劳及甲状腺肿大。

越来越多的证据显示，甲状腺功能正常对努力尝试备孕或者已经经历复发性流产的女性而言并不是最理想的。这就是所谓的亚临床性甲状腺功能减退症，通常对于尝试备孕的女性会采取治疗，一旦分娩就停止治疗。

催乳素

催乳素是由大脑内的脑垂体分泌的，如果身体产生大量催乳素，那么将会导致雌激素减少，影响排卵。这对哺乳期的女性（泌乳）而言有益，但对于备孕的女性而言则有害处。

催乳素分泌过多可能是由脑垂体良性肿瘤（腺瘤）造成的，也有可能是某些药物、其他垂体肿瘤或甲状腺功能减退造成的。催乳素过高的女性可能乳房会有白色液体溢出，或者由于阴道干涩，在性交时会有痛感。

一些医师会将这些激素检查作为不孕检查的基础检查项目，所以如果你的医师为你安排了这些检查，并不意味着你面临着相关问题。

男性检查

正如之前提及的，为了确保受孕成功，男性必须提供健康的精子。至少得有一侧睾丸功能正常，必须分泌睾酮以及其他一些激素来激发和维持精子的生成。接着，要有足够的精子被输送入精液，此外，精子必须形成正常形状、能够快速移动。如果精子的形状及运动发生异常，精子可能无法到达输卵管并与卵母细胞结合。

男性生育力检测的目的是确认生育过程是否正常。男性基本生育力检测包括病史、体格检查以及精液分析。进一步的检查项目需根据这些基础检查结果来确定。

精液分析

精液分析是男性不育检查的基础项目。在预约时要求精液分析检查前几天必须避免性交，因为性交会减少精子总量，影响检查结果的准确性。

精液分析通常需要男性通过自慰的方式将精液射入医院定制的无菌容器内，精液采集可能在私密空间或洗手间内完成，配偶可以在场，尽可能以个人感觉舒

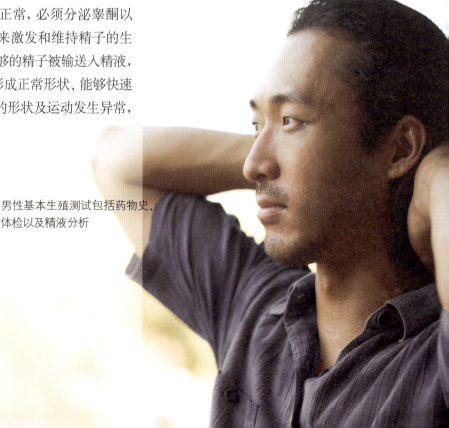

男性基本生殖测试包括药物史、体检以及精液分析

适为前提，有时会提供视频或杂志作为辅助。

如果你家离医院或实验室较近，也可以在家里采集精液之后迅速送去医院。医师也可能建议你在性交过程中采集精液，这时需要用不含杀精物质的专用避孕套。

不管以何种途径采集精液，实验室会分析如下精液指标。
- 精液体积。
- 精子总量。
- 精子形状（见 47 页）。
- 精子移动（活动性）。
- 酸碱度和糖含量。
- 感染等问题的症状。

精子检查结果异常不代表一定存在问题。男性每天能生成成千上万的精子，并非每个精子都是完美无缺的。此外，每天、每周、每月精子生成的情况也不一样。因此，当精液分析结果显示异常时，医师通常会让你重新采集精液进行二次检测，以确认问题是否持续存在，以及严重程度如何。

其他检查

基于精液分析结果以及个人病史分析，医师会考虑采取其他一些检查项目。

阴囊 B 超

阴囊 B 超可以帮助医师确认睾丸及其附属结构是否存在问题，比如精索静脉曲张。医师首先在阴囊上涂抹偶合剂以便于超声波的透声，随后用超声探头在阴囊上移动，生成图像，然后分析异常情况。

激素检查

正如激素在女性生育中扮演的重要角色一样，激素对男性生育力也非常重要。由脑垂体和睾丸分泌的激素影响男性性发育以及精子生成。其他激素分泌器官的异常也会对生育力产生影响。医师可能会建议进行血液检查以确认睾酮、卵泡刺激素 (FSH)、黄体生成素 (LH)、催乳素和甲状腺激素等水平。

保持乐观心态

不可否认，生育力的检查让人倍感压力，更无愉悦感可言。但是一旦踏上这条路，你就必须以积极乐观的心态来面对一切。你和伴侣经历的所有检查都可以为解开不孕不育之谜提供线索，而一旦医师将所有线索拼凑出来，就可以了解真实的谜底，并且帮助你们指明正确的方向。

对于部分夫妇而言，检查结果可以揭示不孕的原因。但部分情况下，所有检查和评估结束后，并未获得一个可靠的答案。虽然这种情况令人沮丧，但是并不意味着没有了希望。如果你刚好遇到类似的情况，请先不要气馁。好消息是，只要没有发现明显的不孕不育问题，你仍然有一些检查和治疗可以采取。

你不需要接受的检查

医学领域是在不断变化和发展的。也许昨天的标准流程到了今天就不再适用。一些之前被认为是生殖检查的必选项目现在已经过时了。如果医师建议这些检查，请询问医师具体原因。你不需要为非必需的项目支付费用。

性交后检查

在这项检查中，夫妇需在就医前进行性交，随后医师检查宫颈黏液的质量和数量以及可游动精子的数量。

基于多种原因，这项检查已经被取缔：首先，因为没有标准检测结果很难解释；其次，研究人员和医师发现宫颈黏液异常很少成为不孕不育的原因，而且这种异常完全可以通过其他检查获得；最后，这种测试并不方便，而且容易使女性感到尴尬，给夫妇二人带来不必要的压力。

子宫内膜活检

过去很多年，子宫内膜活检是不孕不育的必查项目。这项检查主要是为了确认排卵是否正常，以及子宫内膜发育是否同步以利于受孕。而如今，子宫"滞后"导致不孕的谬论已经被揭穿。事实上，研究人员发现，许多没有任何不孕不育问题的女性子宫内膜也是不同步的。

如果有强力证据显示不孕问题就是子宫内膜原因导致的，仍有必要进行这项检查，比如发现你有不规则出血或月经稀少等情况。但是一般而言，医师不太会建议进行这项具有侵入性、价格昂贵、有不适感的检查了。

例行腹腔镜检查

正如之前所提及的，腹腔镜可以用来检查特定问题，但是不作为常规或基础检查项目。

抗精子抗体检查

有很长一段时间，医师会对宫颈黏液、血液以及精液进行检测，以便确认抗精子抗体。这些检查是为了检测是否有特殊蛋白（抗体）来攻击精子——类似于过敏反应。目前观点认为，鉴于对抗精子抗体没有有效治疗，进行这项检查也意义不大。

如果医师建议你做一些你并不熟悉或者你不明白为什么检查的项目，请咨询医师，尤其是遇到昂贵的检查或者据说可以迅速解决不孕不育问题的项目。正如古人言，如果有些事情听起来太好而不真实，很可能就不是真的。

丽莎和斯考特的故事

丽莎： 我们结婚之后，就决定停止避孕了。备孕时我们对彼此说："就让他顺其自然吧！"虽然这么说，我不得不承认，内心是渴望着宝宝早点到来的。斯考特在大学里工作，暑期都不上班，我们在夏天办了婚礼，如果那之后立刻怀孕，对我们而言，绝对是最合适的时间。

然而不幸的是，我并没有立即怀孕。事实上，我们花了9个月才受孕成功。然而，第5周的时候，我流产了。

对我们而言，这是个巨大的噩耗。我们积极调整，试图尽快再次怀孕。我们努力尝试了11个月终于再次妊娠，结果最终还是在怀孕5周的时候流产了。

斯考特： 这对我们来说太残酷了，我们尝试了一次又一次，却始终没有成功。我们咨询了一位医师，她说丽莎太胖了，需要减肥才可以增加怀孕的概率。而且她还说除非丽莎减肥成功，否则她都不会介入我们的治疗。

我们牢记她的建议，开始跑步并关注饮食。我们把希望寄托在减肥上。

丽莎： 尽管这个建议很难接受，但总归是一条有希望的建议。我告诉自己："一旦我减肥成功，我就可以顺利怀孕，一切都会变好的。"

当开始健康生活的同时，我们又见了另外一位医师，他介绍我服用氯米芬这个助于排卵的药物。3个月过后，还是未能怀孕，我们被介绍到生殖内分泌专家那里。

接下来的15个月，我们尝试了人工授精。他们取出斯考特的精子，进行洗涤和离心，然后直接将精子置入我的子宫内。我们前后进行了9次人工授精，只有一次成功了，可惜又流产了。

斯考特： 那段时间太难熬了，我尝试着让自己积极些，经常说"我们可以再多尝试一下"。但是丽莎不这么认为，她开始责问我为什么每次可以如此迅速地走出流产的阴影。

其实并不是我很快走出流产的阴影，而是我心里有一个念头，那就是继续尝试。基于在大学里体育工作的经验，我深知即使是最艰难的比赛，也有扳回一局的胜算。前途是光明的，道路是曲折的，我坚信这一点。

丽莎： 我感到很沮丧，我的应对办法就是蜷缩在床上，大哭一场，我会时不时对斯考特大吼："你怎么可以当作什么事都没有发生？"与此同时，我觉得我的世界就要塌陷了。

在休整了几个月之后，我们开始接受体外受精（IVF），在第二次尝试的时候我就妊娠了，但又再次流产了。

我崩溃了，这什么时候才是个头？费用、压力、时间，这些足够把我压垮了。

斯考特： 我认为最难过的是不清楚丽莎为什么会习惯性流产。我们无能为力，因为压根儿就找不到问题的症结。

我们进行了各种检查，尝试了各种治疗方案。我特别期盼他们能告诉我："斯考特，你不生成精子。"或者"丽莎，你不排卵。"这样，我们就可以大哭一场，然后集中精力解决这方面的问题。

丽莎： 我们承受了 4 次的失败，始终没能拥有自己的宝宝。尽管失望过无数次，心里还是忍不住自我安慰，也许下一次就可以成功。

我们将继续坚持尝试，除非有人明确告诉我无法怀孕，我觉得我有权利怀孕。我想感受胎儿在体内成长的温馨感，我甚至想体验分娩的阵痛。我们还剩下 4 个胚胎，我不能把他们搁置在实验室的冷冻箱里。

斯考特： 我特别想亲眼看到这样一幅场景——我迫不及待地跑下楼，发现丽莎正在晨吐，因为她怀孕了！

与此同时，我们几乎每 2~3 个月就开始讨论收养的问题，我们的意见产生了分歧，我完全支持收养，我只想拥有一个可以自己抚养的孩子，即使不是亲生的也行。丽莎不同意，她希望自己被告知完全没有妊娠的可能后再考虑收养。

丽莎： 我一直在纠结要不要收养。我感觉，一旦我们收养了孩子，我就会彻底放弃自己怀孕的念头，现在我还不能接受。

并不是我反对收养，我们周围也有朋友收养孩子，对他们而言，一切都很好。收养对我来说并不是问题，只是收养就意味着我无法孕育自己的孩子。

斯考特： 现在距离我们决定怀孕已经 5 年多了，在这段时间里，我们周围有很多朋友同事都生儿育女了，只有我们一直失败，当然，这也让我们变得更坚强。我们没有完全放弃希望，仅存的 4 枚受精卵还可以让我们接受 2 次胚胎移植。也许，其中一次就可以给我们带来宝宝。

如果仍然没有受孕，我们还是有收获的，现在，丽莎一周有 5 天都坚持跑步，我则是每天都跑步。我们的生活方式更加健康，我瘦了 140 磅（约 63.5 千克），丽莎瘦了 85 磅（约 38.6 千克），如果最终我们依然没能生育，最起码生活方式的改变对我们还是有益处的。

丽莎： 如果两三年前有人对我说："丽莎，你的婚姻会因为这更加坚不可摧。"或者"你会因此变成更坚强的人。"我压根就不会相信，但事实上这真实地发生了。而且我发现，我们的经历其实比人们想象中的常见，不管如何，我们都会坚强地走下去。

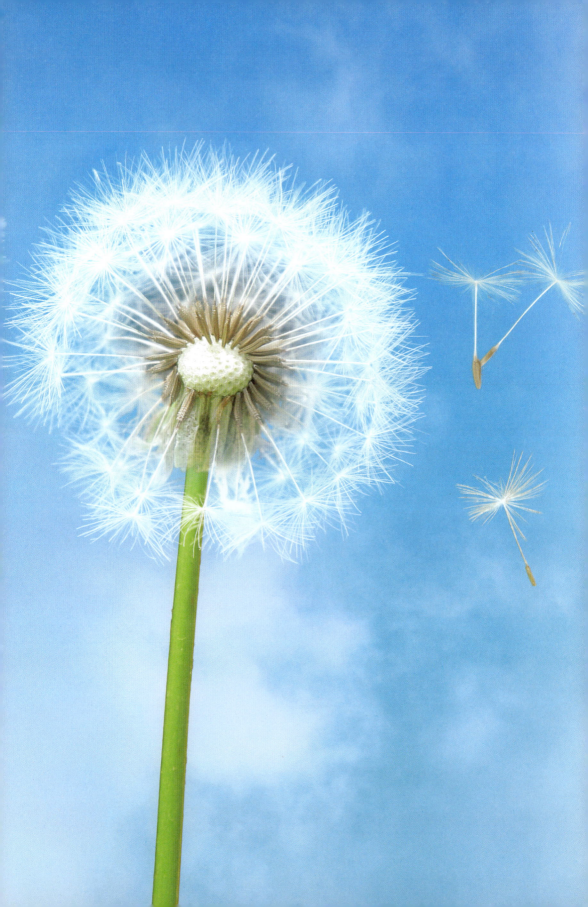

第十四章
药物与手术

当生育力检查全部完成后，你就了解了相关的医学用语，了解了阻碍受孕的原因。有时并非如此，一系列生殖相关检查帮助医师排除了许多可能的问题，却没能发现导致你不孕不育的根本原因。无论哪一种情况，你可能忍不住发问："那下一步该怎么办呢？"

绝大多数夫妇会选择接受一些助孕治疗。治疗方式取决于夫妇双方的年龄、不孕原因、备孕周期长短以及一些个人选择，包含经济、道德及宗教考虑。

许多夫妇最先选择费用少又能见效的措施，然后进行下一阶梯的治疗。通常每种治疗措施尝试3次后医师建议转换下一种治疗方法。在任何阶段，你都可以选择放弃，踏上阶梯不代表一定要直达顶端。

至于起步阶段选择何种措施，是因人而异的，主要取决于夫妇与生殖相关的检查结果。绝大多数夫妇不会从体外受精这种最顶端的高科技治疗开始。然而，有时考虑到紧迫的时间以及保险覆盖的不孕治疗情况，一些夫妇会选择直接从体外受精开始。

许多夫妇会从以下两项较简单而且费用低的方法之一获益：其一是促使每个月经周期多个卵母细胞发育成熟；其二是在合适的时间尽可能地让最优秀的精子与卵母细胞相遇。

本章将介绍可以达到这两个目的的药物以及流程，同时，你还可以了解在特定情况下需要使用的药物和手术操作。下一章将着重介绍体外受精胚胎移植术（IVF-ET）以及其他辅助生殖技术。

多种选择

有很多药物和手术操作可以帮助不孕家庭解决难题。有些措施旨在修复某些药物原因导致的不孕，而有一部分措施则是针对特殊情况以及不明原因的不孕问题。

在大多数情况下，女性会接受治疗，即使是男性精液问题引起的不孕不育。研究人员一直对改善男性精子的治疗措施进行研究，但是收效甚微。本章结尾部分介绍了一对男性接受手术治疗的不孕夫妇。

在治疗过程中，前一章介绍的生殖相关检查可能会被用来监测你的进展。比如，排卵测试会用来检测治疗后是否发生排卵。

通常在转向进行另一种治疗措施前，现有治疗会持续 3 个月经周期。研究显示，如果某种治疗有效，那么效果应该早期出现而非滞后。反复进行同一种治疗，并不会改变结果，只会浪费时间与金钱。

如果治疗成本会影响你的决定，请大胆地询问药物及手术治疗的费用，并提前确认保险是否覆盖这部分费用。此外，在估算治疗费用时，记得确认重复检查次数、监测检查的费用以及预约费用是否包含在治疗费用内；如果没有包含在内，请把以上项目的费用计算在内。

可能你认为与保健医师讨论治疗费用很少见，因为在美国，其他科室通常不会有这样的医患沟通。但是在生殖医疗机构内，这样的谈话很正常。如果医师了解到你的财政计划，她会帮助你选择合理的诊疗方案。一些诊所甚至提供财务咨询或指南，以便你算清生殖治疗的费用。

助孕药物

当人们提到"助孕药物"，通常会想到促排卵药物。这种药物可以帮助排卵

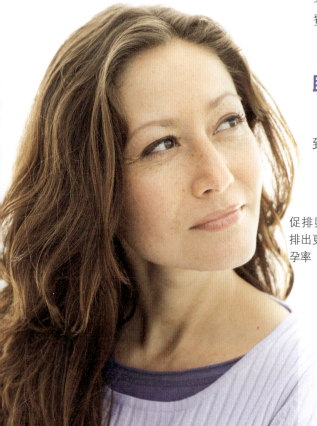

促排卵药物能刺激卵巢排出更多卵细胞，增加受孕率

异常的女性促进卵母细胞发育并排卵，对于排卵正常的女性而言，可以帮助刺激卵巢每次排出多卵母细胞，从而增加受孕的概率。

对很多不孕家庭来说，这是一线治疗方案。对于排卵异常（甚至不排卵）的女性而言这是最佳治疗，对很多不明原因不孕的家庭而言，也是一种有效的尝试。考虑到促排卵药物价格低廉、效果显著，所以很多家庭在考虑辅助生殖技术前都会尝试这种药物。然而，如果你卵巢储备功能低下，子宫或输卵管严重异常，或者伴侣的精子有严重的问题时，那么这种药物可能是无效的。

促排卵药物有很多种，有时候会联合用药。

氯米芬

医师给很多女性开的第一种药就是氯米芬，既价格低廉，又见效明显。它主要通过阻断由卵巢发往大脑的雌激素信号，使大脑刺激脑垂体分泌更多的卵泡刺激素(FSH)以及黄体生成素(LH)。这样卵巢就可以更长时间持续性地接到使得卵泡发育的信号。

氯米芬（克罗米芬、雪兰芬）一般从月经周期开始后的3~5天内开始服用，连续5天后间隔数天，医师会建议你使用测排卵试纸来监测是否排卵。一旦测排卵试纸呈阳性，最好当天晚上就同房。或者医师可能鼓励你在月经周期的第10~20天，每隔一天性交一次，因为这段时间是排卵最有可能发生的时间段。

有时，医师会通过其他检查来确认排卵，比如经阴道超声。在这个过程中，医师会将超声探头置入阴道内，来近距离观测卵巢结构。获取的图像可以帮助医师观测卵巢内发育中的卵泡以及刚刚释放卵母细胞结构。

许多女性最开始每天服用50毫克的氯米芬，如果没有促发排卵，那么每月增加50毫克的剂量，直至排卵发生。药物的有效剂量为50~150毫克，即每天服用3片，连续5天。然而，美国食品药品监督管理局(FDA)并不允许剂量超过100毫克。

幸运的是，绝大多数女性都不需要那么大的剂量。研究表明，采用氯米芬进行排卵治疗的女性中，80%经过治疗能够顺利排卵，且其中50%以上都顺利怀孕了。而在促排卵成功的女性当中，有一半服用50毫克的剂量就足够了。

氯米芬的副作用虽然常见但比较轻微。潮热是比较常见的症状。此外，一些女性表现为情绪波动以及易怒，尤其是应用较大剂量药物的女性。这些症状与围绝经期症状类似，因为氯米芬于大脑内有拮抗雌激素活性作用。一些女性副作用的症状比较严重，而有些女性可能完全没有。其他副作用可能包括乳房胀痛、盆腔坠胀、疼痛以及恶心。

服用氯米芬促排卵后，可能出现多胎妊娠的情况——事实上，多胎现象在服用氯米芬的人群里占10%以上。多数为双胎。三胎或更多的则比较罕见。比起单胎妊娠，多胎妊娠母体和胎儿将面临更大风险，比如早产、低体重儿以及其他一些并发症。

芳香化酶抑制剂

这类药物通常用来治疗晚期乳腺癌，包括来曲唑（弗隆）以及阿那曲唑（瑞宁得）。和芳香化酶抑制剂二甲双胍类似，已逐渐用于促排卵治疗，但是属于超出说明书范围的用药。

对于多囊卵巢综合征的女性而言，芳香化酶抑制剂是治疗不孕的一线药物。和氯米芬类似，芳香化酶抑制剂属于口服药物，可阻断大脑与卵巢之间的信号传导。在针对多囊卵巢综合征的一项近期大型研究中，研究者对来曲唑与氯米芬作为助孕治疗的疗效进行了对比。研究显示应用来曲唑治疗的女性有较高的排卵率及活产率。两种药物在流产、严重妊娠并发症以及出生缺陷等方面并没有明显差异。

早期一项关于芳香化酶抑制剂的研究曾指出，该药物可能会增加出生缺陷的概率。然而，由于许多方法学上的不足，该研究并未发表，且初期的研究结论也不为人们所认同。最新研究并没有发现其对出生缺陷有显著不良影响。

更多数据分析显示，当评估不孕不育治疗获得每个活产儿的成本时，来曲唑更加经济实惠。研究者因此得出结论，对于患有多囊卵巢综合征的女性而言，来曲唑可以促进排卵，提高活产率，应该作为一线治疗药物。

除了患有多囊卵巢综合征的女性，对于服用氯米芬治疗无效或者用药后不良反应严重，以及多胎妊娠风险高的女性而言，芳香化酶抑制剂是更好的选择。

促性腺激素

促性腺激素指的是脑垂体分泌的促进卵母细胞产生及成熟的两种性激素，即卵泡刺激素以及黄体生成素。促性腺激素（尿促性素、美诺孕）通常在较为简单、价格低廉的治疗措施无效后被医师使用。它们也可以用于人工授精和IVF-ET的准备过程中。药物必须注射到皮肤下的脂肪层或肌肉中。一些新药物（如果纳芬、Follistim AQ）含有更纯的卵泡刺激素，使用更方便，但价格更昂贵。

不同于氯米芬通过刺激脑垂体分泌额外的性激素，促性腺激素超越了体内激素的微妙平衡，单独直接刺激卵巢，因此见效既快又明显，有时也会效果过于明显——有时会产生10个以上卵母细胞。（对于尝试体外受精的人群而言，这无疑是件好事，但是如果只想促进正常排卵就不太合适了）。媒体报道过服用药物后怀上八胞胎的。很多情况下，多胞胎都是促性腺激素的"杰作"。

促性腺激素一般需要从月经周期的第2~3天开始每天注射，一直持续7~12天。在这段时间里，医师会通过血液检测雌激素水平以及用B超评估卵泡（卵母细胞发育的囊腔）大小进行监测。一旦卵母细胞成熟，医师会注射人绒毛膜促性腺激素（HCG）来触发排卵。

和其他助孕药物一样，一般从最低

剂量（每天 75 国际单位）开始，然后逐步按需加大剂量。最大的风险就是会有多胎妊娠。一些女性会表现出情绪波动、腹胀、轻度恶心或腹部不适。保健医师会通过经阴道 B 超以及血液检查仔细监测用药后状态，以便及时确认排卵时机，帮助降低多胎妊娠的概率。

　　一些女性想到需要自己注射会很害怕，可是一旦经历过就发现并没有那么恐怖。该类药物可以在人体任何部位注射，但是大多数女性发现在肚脐附近注射是比较舒适和方便的。医师或护士会指导你如何安全合适地自我注射。如果伴侣每天的时间许可，也可以学习来帮助你注射。一些夫妇发现，最好双方都学习注射，然后决定谁来注射更好。

人绒毛膜促性腺激素

　　这种注射用激素和黄体生成素类似，但是药物作用时间更长。与其他药物不同，它并不会发出促进卵母细胞发育的信号，而是发出释放成熟卵母细胞的信号。

　　人绒毛膜促性腺激素（艾泽、波热尼乐）和其他助孕药物配合使用。通常在月经周期早期开始应用促排卵药物，然后定期进行经阴道 B 超检查、血液检查来监测卵泡发育情况。当有至少一枚卵泡发育到一定大小，并很有可能孕育出成熟卵母细胞时，医师会指导你何时接受人绒毛膜促性腺激素注射以触发排卵。

　　接下来就到了精子与卵母细胞结合的时间！在某些情况下，下一步要做的就是你和伴侣在适当的时间进行性生活，让精子与卵母细胞结合；然而，更多情况下用促排卵药物是为进行人工授精或其他辅助生殖技术做准备的。

二甲双胍

　　二甲双胍（格华止，Fortamet）用于治疗糖尿病，能改善机体对胰岛素的敏感度。当确认或者疑似胰岛素抵抗是不孕病因时，比如 PCOS，二甲双胍还可以用于帮助触发排卵。但是美国食品药品监督管理局（FDA）并没有批准二甲双胍用于该类用途。因此用二甲双胍来治疗不孕属于超说明书用药，而且对于无胰岛素抵抗的女性并不适用。

　　即便对于有胰岛素抵抗的女性而言，这也不是最佳药物。但是对于体重明显超重的女性而言，这种药物是有益的，因为它有助于减肥。很多女性发现服药后，胰岛素水平低时食欲会下降。因此，二甲双胍配合氯米芬使用，会增加疗效。

　　有些医师会同时开具氯米芬和二甲双胍，有些医师只会在单独服用氯米芬无效时才开具二甲双胍。二甲双胍的确会给不孕治疗带来额外费用并使治疗更复杂。

　　二甲双胍通常剂量为每日 1500~2000 毫克。副作用包括恶心、呕吐和腹泻。可以通过逐步增加剂量，使用缓释制剂，于饭时、睡前使用可减轻药物副作用。

特殊情况药物

　　助孕药物不只是用于促排卵，在某

> **问题：助孕药物会不会致癌？**
>
> 回答：关于这个问题并没有明确答案。一些早期研究指出，助孕药物与特定种类的卵巢肿瘤有相关性，尤其是连续服用超过12个疗程时。但是最新研究发现两者之间没有明显关联。卵巢癌为卵巢细胞发生癌变，一般情况下不易被发现，直至卵巢癌扩散到盆腔以及腹部才会被发现，难以治愈。
>
> 不孕问题本身是卵巢癌的一个独立风险因素。最近研究证实服用助孕药物并没有增加这一风险概率。
>
> 此外，目前很明确的一点是，没有必要连续服用助孕药物达12个疗程。这是因为除了癌变的风险，助孕药物如果在第3、第4个疗程时还没有效果，也不太可能在第10或第11个疗程时突然见效。
>
> 那么乳腺癌呢？目前并未发现助孕药物与乳腺癌之间存在直接关联。

些情况下，助孕药物也可以针对其他一些影响生育的问题（比如激素问题）进行治疗。

比如，如果医师发现你有甲状腺功能减退或催乳素水平升高（高催乳素血症），他就会给你开具相关药物进行治疗。如果你因为以上病症感到不适，接受药物治疗使激素水平维持在正常范围会让你感觉改善很多。此外，恢复正常激素水平有助于调节月经周期，解决不孕问题。

对于因激素问题导致不育的男性，医师也会开具相关药物，比如性腺功能减退症。在这种情况下，男性无法分泌足够的性激素睾酮。部分男性由于天生睾丸异常引发该问题（原发性性腺功能减退症），部分男性则是后天形成的（继发性性腺功能减退症）。

继发性性腺功能减退症指的是，睾丸形态正常，但是由于脑垂体或下丘脑异常而出现功能减退。这种异常可能是由脑垂体良性肿瘤或卡尔曼综合征导致的。这类性腺功能减退症通常可以用激素药物治疗。当激素水平回归正常，精子生成就恢复正常。

助孕操作及手术

本章剩余部分将介绍宫腔内人工授精（IUI）以及治疗不孕的手术。IUI是一种常见的辅助生殖助孕技术，适用于多种不孕的治疗。而手术主要是修复某些影响受孕的特定问题，只有通过检查确诊某些特定器官存在异常时才会采取手术治疗。

宫腔内人工授精

当夫妇进行性生活时，携带精子的精液会射入女性阴道内，在那一瞬间，成千上万的精子会游向宫颈口。它们必须穿过子宫到达输卵管，直到寻找的卵母细胞进行受精。这一路上有许多阻碍——阴道的酸性环境、宫颈黏液，许多精子在移动过程中被阻拦、遗失或死亡。（对于一个精子来说，与卵母细胞结合的成功率比攀登上珠穆朗玛峰顶峰的概率还低！）

宫腔内人工授精（IUI）可以大大缩短精子在女性生殖道内的长途跋涉。在这项技术中，医师旨在排卵时，将最优秀的精子直接输送进子宫内，并尽可能地与卵母细胞接近。这样，精子只需要移动一小段距离就可以与卵母细胞相遇并结合了。IUI还可以帮助所有精子避开受精过程中的重重阻碍，从而保证最优秀的精子不会滞留在阴道内，或遗失在床单上。在临床上，这个过程有时候被称为人工授精（AI），虽然最初的人工授精仅指将精子置入阴道内。

通常，助孕药物会配合宫腔内人工授精进行，以确保产生更多更优秀的卵母细胞，以增大怀孕概率。对于不明原因的不孕、轻度子宫内膜异位症以及接受促排卵治疗仍无法怀孕的女性而言，助孕药物与IUI的联合治疗比单独一种治疗效果要好得多。

此外，对于男性精子异常引起的不孕问题，IUI也是理想的选择，但是前提

问题：为什么要用药物治疗？为什么不直接进行体外受精呢？

回答：正如梅奥诊所一名生殖内分泌学专家所指出的"体外受精是一把强有力的锤子，但是并不是每对不孕夫妇都要成为它手下的那枚钉子"。

事实上，很多夫妇通过侵入性更小、影响范围更小的治疗手段就可以解决不孕问题。直接进行体外受精会较快地增加受孕的概率，但是需要投入大量的时间、情感和金钱，通常需要上万美金的费用。

如果你已经备孕很长时间了，那么迫不及待地想怀孕是可以理解的。你也可能会担心接受各种各样检查治疗之后浪费了很多宝贵时间，最终还是要选体外受精。

有人指出体外受精对于所有的不孕家庭都是必需的，所以先尝试其他途径并不是做无用功，事实上，先易后难是很明智的选择。

在绝大多数国家，助孕的医疗费用由保险公司承担。在大多数情况下，如果夫妇有严重不孕问题或尝试过其他助孕措施失败只能通过高科技手段来辅助治疗，他们才会尝试体外受精。然而对某些夫妇而言，保险为他们提供了充裕的助孕治疗费用。为了增大怀孕的概率，他们会毫不犹豫地倾向于选择更为激进的治疗措施。

让自己冷静下来，理性思考自己的选择。在考虑体外受精这些高科技辅助生殖技术时权衡利弊，与保健医师沟通你的选择与目标，这样才能找到最适合你们的治疗方案。

是要有足够正常健康的精子以供筛选。此外，IUI还适用于宫颈手术后及宫颈黏液有碍精子移动的女性。

不管是否与助孕药物联合使用，IUI还可以帮助解决勃起障碍及无法有效射精引起的问题，比如逆行射精，这种情况下，精子逆行射入膀胱而不是经由阴茎射出。极少数情况下，夫妇双方由于时间不便或地域的阻碍，比如夫妇双方工作时间交错或者异地工作，可应用冻存的精子进行IUI。

对于患有中度或重度子宫内膜异位症以及卵巢储备功能低下的女性，IUI并不适用，其他方法可能更为有效。此外，该技术对于输卵管梗阻的女性也不适用。

工作原理

男性在医师诊所或生殖实验室提供精液样本，这个过程与进行精液分析留取精液一样。精液采集后，用特定溶液进行洗涤以提升精子功能。这样可以降低精子注入子宫内可能面临的由化学物质或细菌引起的感染、过敏或其他问题。清洗后，再进行精子收集和浓缩处理，高度浓缩的健康精子可以增加成功受孕的概率。

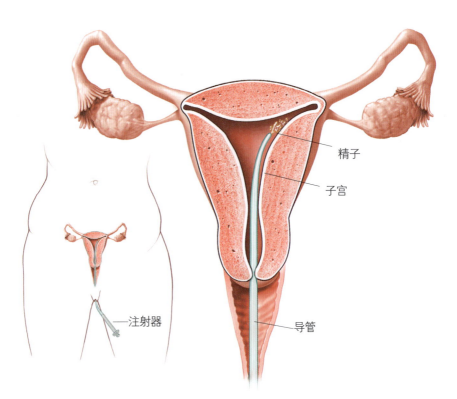

在子宫腔内人工授精，一个携带有精子的注射器与一根尾端细长、柔软的导管相连，导管被放置在阴道内，缓慢地由宫颈进入子宫腔，随后将精子释放

在接近排卵的时间注入浓缩的精子样本很关键，如果使用测排卵试纸监测排卵，那么可以在试纸呈现阳性结果的第二天进行 IUI。保健医师也会用经阴道 B 超来确认卵巢排卵的时机。

当经阴道 B 超提示卵母细胞已经成熟并等待排卵时，就可以用药物触发排卵了，通常注射人绒毛膜促性腺激素来触发排卵。在用药 36 小时之后，进行 IUI。

通常，宫腔内人工授精需要 20 分钟，在治疗室就可以完成。该过程与 Pap 试验或盆腔检查很类似。你需要将腰以下的衣服脱去，穿上指定服装躺在检测床上，将小腿放在腿架上面，医师会用塑料或金属制成的、形似鸭嘴的阴道窥器撑开阴道壁。装有精子的注射器与一根细长、柔软的导管相连接。接着医师会缓慢轻柔地将导管置入阴道内，穿过宫颈直至宫腔，然后推注精液，最后移除导管和窥器，就完成了。

整个过程几乎没有疼痛感，但是可能与你想象中缔造小天使的方式有所出入，出现沮丧感很正常。你周围的姐妹可能觉得怀孕是一个非常浪漫的过程，是在体验最美妙的性爱后妊娠的。所以你可能会对这种机械、冰冷的受孕方式有所埋怨。

从另一方面来讲，宫腔内人工授精效果显著。对许多夫妇而言，成功受孕值得他们暂时舍弃二人私密的性生活。在宫腔内人工授精时，伴侣可以全程陪同，所以在精子释放的那一刻，夫妇二人是一起见证的。

IUI 术后

人工授精结束后，医师会要求你平躺一小段时间，然后就可以回家或者回去做日常工作了。你们可能打算在治疗后共享一段时光，那么可以考虑在环境优美的酒店预订晚餐或者叫些外卖，再一起躺在沙发上看电影。这是一个历史性的时刻，如果感到愉快可为此庆祝；如果不想庆祝，你认为怎么样舒服就怎么样做。

根据个人实际情况，医师可能会推荐补充孕激素来支持子宫变化，以做好受孕的准备。当然，不是所有女性都需要补充孕激素。你可以咨询医师以决定是否需要补充孕激素。

2 周后，你可以在家进行早孕测试。可能由于激动和兴奋，你会忍不住想早点测试，但是请尽量不要提前。通常需要 2 周时间激素才可以达到被检测出来的水平。如果在激素水平未达到足够高的水平就测试，会出现假阴性的结果。（如果你使用了促排卵药物，比如人绒毛膜促性腺激素，过早检测可能造成假阳性结果，这是由于体内注射 HCG 造成的。）

在一些病例中，保健医师会建议你到医院进行血液检查，血液检查比家用早孕试纸更敏感。如果初次 IUI 并未成功，可以在接下来的时间里再次尝试。

风险

对于大多数女性而言，这个过程并不比 Pap 试验不适或痛苦。

部分女性会在置入导管时感到轻度子宫痉挛，和月经期子宫痉挛类似。在极偶尔的情况下，操作后会发生感染。

女性生殖手术

过去，许多女性生殖治疗的第一步是接受诊断性手术，以确认是否存在导致不孕的问题，以及判断可否通过手术治疗。随着成像技术（比如超声）的发展进步以及更新更好的不孕治疗措施的出现，绝大多数女性不必先进行诊断性手术。然而在特定情况下，手术仍是治疗不孕的最佳选择。

手术通常用来诊断和修复输卵管阻塞或损伤；还可以治疗伴随严重盆腔痛的子宫内膜异位症，剔除较大的卵巢囊肿或子宫内膜息肉。如今更常见的是，手术被用来评估病情或增加体外受精的成功率。

如果想到手术感觉害怕，你要鼓励自己：手术的成功可以增加受孕成功的概率；术后有可能自然受孕成功，而不必依赖辅助生殖技术。

如今，许多不孕治疗手术运用了腹腔镜或宫腔镜。在腹腔镜手术中，外科医师在腹部切开一个小口，用带有内镜的导管探入体内进行手术。在宫腔镜手术中，不用在腹部切口，和腹腔镜一样的设备会通过阴道和宫颈进入宫腔内。通常这些手术都属于门诊手术，也就是说手术当天就可以回家休息，并很快恢复正常。

输卵管阻塞

如果你的输卵管阻塞，那么疏通输

问题：一次不孕不育问题是否意味着终身都不能自然妊娠？

回答：不一定，意料外的怀孕时常发生。很难估算有多少夫妇接受生殖治疗后自然妊娠的，但有一点可以确认的是，这种情况并不罕见。

法国生殖中心进行的一项大型研究中，研究者们随访了近 2000 名 7~9 年前接受过体外受精助孕的夫妇，以统计后来有多少家庭自然妊娠。他们发现有 **17%** 的夫妇在体外受精助孕之后又自然妊娠孕育了其他孩子。此外，有 **24%** 的夫妇体外受精助孕失败，却在后来依靠自然妊娠成功生育了。（这部分人中有的在治疗过程中就自然受孕了，因此就中断了 IVF-ET 治疗。）

研究人员并不清楚其中的奥妙，但是可以发现部分夫妇只要有充足时间，可以在无辅助措施的情况下自然受孕，辅助生殖技术只是加快了这个过程，也许加快了几年，而不止几个月。在法国生殖中心的研究中，那些自然怀孕生育的夫妇通常用了 **7~9** 年的时间。对于绝大多数夫妇而言，这段时间太长了！

卵管可以提升受孕的概率。手术可以松解输卵管及周围组织的粘连，疏通输卵管，或通过其他方式修复输卵管。

有时输卵管病变严重，无法修复。此时最佳方案是完整切除输卵管。这看起来似乎违反常理，但是许多研究发现仅有单侧输卵管的女性，其受孕率与双侧输卵管健全的女性没有区别。而且输卵管病变严重会增加异位妊娠的风险，此时受精卵在输卵管内而非子宫腔内着床。

有一种输卵管阻塞、肿胀的病变为输卵管积水（详见 129 页），也与怀孕率降低有关。在这种情况下，输卵管靠近卵巢的一段堵塞，典型情况是管内充满液体。这些液体有可能回流进宫腔，对妊娠有潜在毒害作用。一项关于体外受精的研究发现，一旦出现输卵管积水，受孕的成功概率将减半。此时需要进行手术来疏通或切除病变输卵管。

结扎后输卵管复通术

结扎后输卵管复通术是指女性输卵管结扎后重新疏通、获取再妊娠能力的手术。

在手术过程中，被阻塞的输卵管部分与残余部分重新相连，为精子与卵母细胞的移动、结合提供畅通渠道。

结扎后输卵管复通术并不适用于所有人，你的生殖内分泌医师需要考虑下列因素：你的年龄和体重、卵巢储备功能、输卵管受损情况以及输卵管结扎手术类型，以便决定该手术对你是否有效。

同时你的伴侣也要接受检查，需要有正常的精子量。

对于那些对输卵管损伤程度较轻的结扎手术（比如应用输卵管夹或者环来结扎），成功修复的概率比较大。有些结扎手术通过电损伤对输卵管进行封闭，那么就很难修复。

如果结扎后输卵管复通术不是最佳选择或成功率不高，那么就可以考虑体外受精助孕；即使结扎后输卵管复通术成功了，也不能保证就一定可以受孕成功。据统计，术后怀孕成功的概率为 30%~85%，波动较大，这主要取决于女性年龄及其他一些因素。

子宫内膜异位症

子宫内膜组织出现在子宫体以外的部位时，称为子宫内膜异位症。这些异位的组织可能会位于卵巢或输卵管内，也可能会覆盖骨盆周围的组织。极少数情况下，会出现在骨盆外的区域。

由于这些组织不在宫腔内，就无法在月经期顺利排出体外，因此会滞留在体内。久而久之，会导致卵巢囊肿或在骨盆内形成瘢痕组织，进而影响女性的受孕能力。部分女性会在月经期感受到腹痛，性交、排尿或排便时也会感到不适。

可以通过手术来去除异位的子宫内膜组织，同时保留子宫及卵巢。然而，目前越来越多的非手术治疗手段被用来解决子宫内膜异位带来的症状问题。某些女性在子宫内膜异位症手术后仍然需要服用促排卵药物或用人工授精的方式实现怀孕，但去除这些异位组织可以为成功受孕做好准备。

如果需要，手术也可以切除瘢痕组织，恢复骨盆脏器正常解剖结构，提高受孕率。

其他情况

医师通常通过手术来去除子宫肌瘤、息肉或瘢痕组织，这些情况都会影响受孕的概率。

男性生殖手术

对于男性而言，手术可以纠正影响生育的解剖异常，适用于下列情况。

精索静脉曲张

精索静脉曲张是指阴囊（覆盖睾丸松散的袋状皮肤组织）内静脉扩张，和下肢静脉曲张类似。它会影响睾丸的自动冷却，导致精子总量下降以及运动性减弱。这种情况还会导致睾丸萎缩。

手术可以修复受损的血管，但是，并不确定一定可以恢复生育力。一些研究表明，修复精索静脉曲张可以成功治疗不育症，但另外一些并没有得出这一结论。对于精索静脉曲张较严重，或伴随睾丸疼痛者，这个手术值得一试。

在手术过程中，外科医师会把曲张的血管封闭起来，从而引导血液流向正常血管。绝大多数男性在手术2天后可以恢复正常生活，痛感一般比较轻微。

X线引导的血管栓塞术是治疗精索静脉曲张的新型非手术疗法。

附睾或射精管梗阻

男性储存精子的附睾可能会出现梗阻，也可能出现输精管梗阻问题。在以上两种情况下，精子无法顺利排出体外，导致顺利进入阴道的健康精子的数量也大幅下降。

这种梗阻通常可以通过经直肠超声检查发现。通常医师会将一个类似于雪茄形状、尺寸的设备置入直肠来进行观察。一旦发现梗阻，医师会采用手术进行治疗。然而，手术治疗后能否成功恢复生育力取决于梗阻的具体原因。在一些情况下，手术治疗可以有效提升精子总量及质量，从而成功受孕。

输精管吻合术

输精管吻合术是恢复输精管通畅性的一种手术方式。它可以重新疏通将睾丸内的精子输送到精液的管道。如果手术成功，精子可以重新出现在精液里，从而恢复使伴侣受孕的能力。

输精管吻合术远比输精管切除术复杂。即使接受输精管结扎术很多年以后，也可以通过输精管吻合术来恢复生育能力，但是隔的时间越久，恢复生育能力的可能性越低。

输精管吻合术后的成功受孕率为40%~90%。许多因素会影响输精管吻合术是否能够成功，包括输精管结扎术的类型以及做吻合术医师的技能和经验。通常手术经验丰富的医师会给你带来较好的手术结果。

考虑输精管吻合术时，请记住这个手术价格比较昂贵，且生育保险可能并未包含这个项目。所以必须事先规划好成本。医师可能还需要确认你的伴侣是否具备生育能力，尤其是当妻子从未生育过或者已经超过 35 岁时。

输精管吻合术完成后，医师会通过显微镜定期检测精液质量。除非伴侣成功受孕，否则无法判定手术是否成功。通常手术几个月之后，精液中会开始出现精子，但有时也需要等 1 年或者更长的时间。

展望未来

本章中的许多治疗措施可能需要耗费数月的时间，而且有可能你需要面对多种选择的尝试。

如果一种治疗无效，你可能要面临更换治疗方案的选择。时刻记住，每一项检测或治疗都可以帮助你获取更多与自身不孕不育相关的信息，都可以为下一步治疗提供判断的依据。因此，切记不要草率。在放弃一项治疗项目前，一定给予充分的信任和时间。

这个过程中保持耐心并不容易，那么就叮嘱自己，培养耐心也是为人父母的准备工作之一！

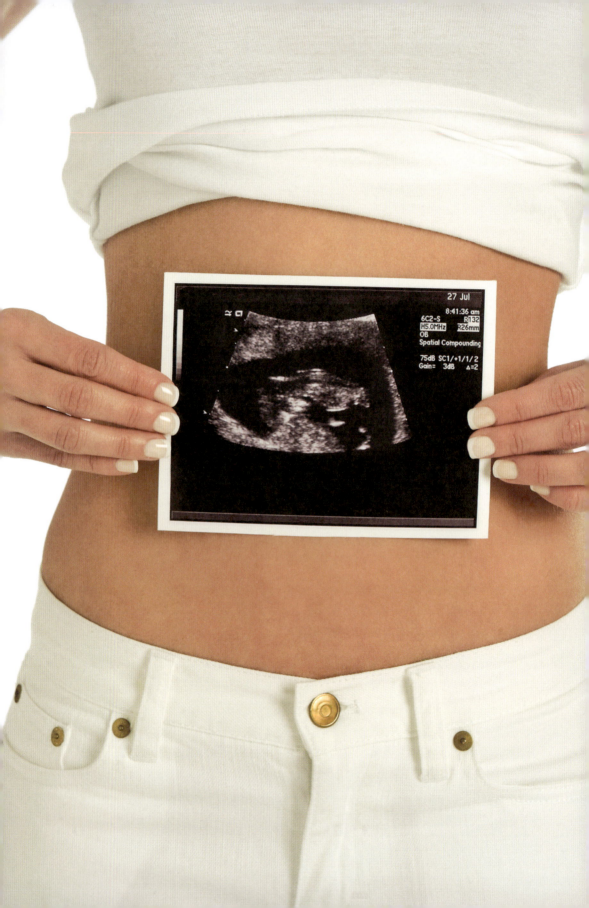

第十五章
辅助生殖技术

本章将介绍体外受精以及其他辅助生殖技术。在积累了 35 年的经验后,诸如通过体外受精之类的高科技辅助技术妊娠已经从人们印象中的"试管婴儿"发展成为人们所公认的不孕不育难题的解决措施。当其他办法都无能为力时,辅助生殖技术无疑可以为不孕不育家庭带来曙光。

这些技术曾经乃至现在,一直存在争议,因为这些技术中受精是在女性体外进行的。在体外受精这种最常见的辅助技术中,医师从女性体内获取成熟的卵母细胞,在高新科技的实验室内完成与精子的结合。接着,一个或更多的受精卵(胚胎)会被植入女性体内,继续着床及生长发育。

在过去的几十年中,这些技术的成功率及普及率在全球范围内不断上升,使得许多奋斗多年的不孕不育家庭实现梦想。如今,世界上大约有 500 万的婴儿是通过体外受精技术出生的。随着这些技术越来越成熟,越来越多的夫妇也愿意接受了。

什么是辅助生殖技术

辅助生殖技术(ART)是指从女性体内获得卵母细胞,将其在实验室内与精子结合,然后再植入女性体内或捐赠给其他女性的过程。体外受精是最为常见的辅助生殖技术,也是最有效的。但除了体外受精,还有许多其他辅助生殖技术,包括配子输卵管内移植(GIFT)以及合子输卵管内移植(ZIFT)。

所有辅助生殖技术都可以用夫妇双方的精子和卵母细胞来完成,或者也可以用捐赠的卵母细胞和精子,下一章中将详细介绍。通过体外受精或其他辅助生殖技术成功生育的概率取决于许多因素,比如患者的年龄及导致不孕不育的原因。

通过辅助生殖技术来怀孕并不是一件容易的事,需要大量的时间和金钱投入,具有侵入性,且会让人精疲力竭。而且通常都会移植一个以上的胚胎,这样就有可能孕育双胎,甚至少数情况下是三胎。

准备接受体外受精或其他辅助生殖技术是个很大的决定,需要充分的考虑和讨论。对于很多夫妇而言,在经历过很多失败的助孕治疗后,这无疑是最好的机会。如果规划得当,辅助生殖技术可以帮助你健康受孕,获得一个新生儿,获得完整的家庭。

第一个试管婴儿

曾经,在实验室内缔造婴儿的想法听起来像是科幻小说里的情节,令人匪夷所思。但是在体外使卵母细胞受精的想法并不新奇。

早在1878年,世界各地的科学家们就用兔子、老鼠和仓鼠进行相关实验。在美国,体外受精实验早在19世纪30年代就开始进行了。尽管有成功案例的报道,但是早期绝大部分实验都是以失败告终。

然而在1951年技术突破了"瓶颈",这一次,科学家们发现了精子"获能"。他们发现精子只有在女性生殖道内滞留一段时间,才可以被激活获得使卵母细胞受精的能力。因此,科学家们提出假设——精子成熟的最后一步是精子获能,以便使卵母细胞在体外成功受精。

大功告成!在20世纪五六十年代,随着精子获能奥秘的揭示,不断有兔子、老鼠、仓鼠以及人类体外受精的成功案例报道。然而随着科学界这一重大喜讯的迅速传播,越来越多的质疑接踵而来。科学家、宗教领袖和政治家对于培养皿中孕育出来的试管婴儿争执不休。

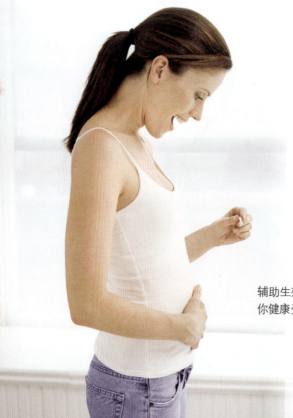

辅助生殖技术可以帮助你健康受孕

在这场道德争辩中，一些信心坚定的科学家迎难而上。英国科学家罗伯特·爱德华就是其中之一。20 世纪 70 年代，他和同事尝试将受精卵植入女性子宫内。很多年他们都没有成功，直到 1978 年，爱德华的主要合作人妇科医师帕特里克·斯特普托在英格兰成功分娩第一例试管婴儿，她就是露易丝·布朗。

20 世纪 80 年代，美国第一家体外受精诊所在弗吉尼亚州的诺福克成立了。不难想象，公众持一片反对声。人们对该过程中的非自然性存疑，担心会因此产生异常儿童，也担心由于部分受精卵移植失败而引发的高流产率。很多年里，当地媒体报刊都会接到负面的社评和信件以及抗议游行。然而，也有很多女性呼吁诊所为她们提供治疗。

继英国和澳大利亚之后，美国是第 3 个成功孕育试管婴儿的国家。1981 年 11 月，伊丽莎白·卡尔诞生于诺福克诊所，一时之间，小女孩的出生成为头条新闻。11 个月之后，面颊红润的小伊丽莎白出现在生活杂志的封面上，标题为"试管婴儿潮"。

如今的体外受精

随着时间流逝和经验积累，对于绝大多数人来说，试管婴儿的概念不再那么可怕了。当然，还是有部分人群出于宗教和道德的因素抵制体外受精，但是目前这一技术受到健全的法律法规的保护。总的来说，生殖治疗目前已经逐步健全且为人们所接受。事实上，英国科学家罗伯特·爱德华还因为在该领域的突出成就于 2010 年获得了诺贝尔奖，3 年后逝世，享年 87 岁。

如今的体外受精过程与最初也大不一样了。在早年的体外受精过程中，没有药物来促排卵获得多个卵母细胞，医师需要苦苦等待每个月唯一的一枚卵母细胞。即使成功获取卵母细胞，仍需要进一步受精、移植，继续发育生长。因此在最终怀孕前需要付出很多次努力。

当时监测卵母细胞发育情况的技术也不先进。要求患者每隔几小时就收集尿液样本，以检测是否即将排卵，由于排卵时间不定，很多时候卵母细胞需要在夜间获取。

所幸的是，时代不同了。现在的药物可使多枚卵母细胞同步发育，同时，监测卵母细胞发育的手段也更为先进，可以通过血液检查及 B 超密切监测。控制卵母细胞进入最终成熟阶段的药物已经应用于临床，可将获取卵母细胞的时间控制在白天。

体外受精的角色也发生了改变。原本它主要用于解决手术无法恢复的输卵管梗阻性不孕问题，现在变成可以帮助少精症患者实现受孕。在实验室内，将精子与卵母细胞共同放在培养皿中使其结合的概率远远大于放任精子自行穿过女性生殖道后使卵母细胞受精的概率。如今，体外受精的运用范围越来越广。

在许多情况下，体外受精仍是最后的选择，只有当其他治疗措施都无效时才会考虑。但是在某些情况下，体外受精也可以成为首选的治疗手段，比如输卵管完全梗阻或精子存在严重问题时。有时，患者也可能因为年龄、财政或保险的考虑选择立即尝试体外受精。

通过体外受精成功获得健康后代的概率主要取决于以下因素。

女性年龄

如今，人们已经清楚影响体外受精成功与否的关键因素是提供卵母细胞的女性的年龄。女性越年轻，用自己卵母细胞进行体外受精并成功孕育健康宝宝的概率越大。

对于年龄低于35岁的女性，40%可以通过体外受精成功受孕并分娩。成功率随着年龄增长而骤降。年龄为35~37岁的女性，成功率下降至略高于30%；年龄一旦超过43岁，成功率只有5%。对于高龄女性而言可以通过捐赠者的卵母细胞来提高体外受精的成功率。

体外受精的成功率也因种族而不同。在非裔、亚洲以及西班牙在美女性群体中，其成功率远远低于白人女性。至于原因还不得而知。

不孕原因

如果你的不孕原因仅仅是生理方面的，比如输卵管病变或输卵管结扎，那么你很可能成功进行体外受精。对于子宫正常、对促排卵药物反应良好或排卵正常的女性，体外受精的成功率也较高。

体外受精还可以帮助夫妇解决因男性因素导致的不孕问题，比如少精症。

对于子宫存在异常且未治疗的女性，比如子宫肌瘤、子宫内膜息肉、子宫形态异常或子宫腺肌症（子宫内膜生长在子宫肌壁的病变），体外受精的成功率会较低。然而，并不能确定存在子宫方面的异常或者女性年龄是导致体外受精失败的原因。

生活方式

许多生活方式上的细节会影响体外受精的成功与否。首先是体重是否超重或超轻。如果你的体重指数（BMI）超过30千克／平方米，那么就是严重超重——肥胖；相反如果低于18.5千克／平方米，就是体重过轻（详见5页的BMI自评表）。不管是超重还是体重过轻，都会增加自然受孕以及体外受精成功的难度。

吸烟是另一个会降低体外受精成功率的因素。烟草、毒品、过量咖啡因以及某些药物会影响受孕。医师和科学家正在研究影响体外受精成功率的其他因素。比如，压力会降低成功率，而针灸则轻微地有助于体外受精的成功。

随着经验的不断积累，医师发现了更多关于人类生殖的问题，使体外受精成功率不断上升。如今，接受体外受精治疗的女性比健康女性尝试"传统方法"受孕率更高。此外，体外受精的女性由于接受移植的胚胎不止一个，也更容易成功受孕。体外受精从谦卑、有争议开始，现在已成为一项非凡的成就！

体外受精如何操作

体外受精并不仅仅是一次性事件，更是一系列的过程。在体外受精过程中，从卵巢内采集成熟卵母细胞（取卵），从男性伴侣体内获取精子；接着精子和卵母细胞将在实验室内完成受精；几天后，受精卵（即胚胎）被移植入女性子宫内。这样一个持续2~3周的过程称为一个体外受精周期。

在正式体外受精开始之前，你可能要进行数次就诊。作为体外受精前期准备的一部分，可能需要接受之前不孕评估中未涉及的特定检查。比如，医师可能会检查女性的宫腔以及测量子宫大小。这其中可能会使用宫腔超声造影术，即将液体经过宫颈注射进宫腔的特殊超声检查，可以帮助医师确认子宫的大小、形态及位置。或者也可能使用宫腔镜检查，医师通过将一根连接内镜的导管由阴道探入宫颈，来检查子宫内部的情况。通过以上技术收集的数据在医师移植胚胎植时有帮助。

如果你暂时不打算选择体外受精治疗，医师可能会进行卵巢储备功能测试，以确认卵母细胞的数量和质量，并用B超了解卵巢状况。这些措施可以帮助预测卵巢对促排卵药物的反应。

此外，你和伴侣很可能需要进行血液检查，以检测是否有艾滋病、乙型肝炎及丙型肝炎等传染性疾病。这些检查有助于判断是否需要对卵母细胞、精子和胚胎进行特殊处理和储存。

这些检查结束后，你们可以和保健医师探讨检查结果，并商议体外受精计划。可能还需要签署一些文件，比如体外受精手术同意书及胚胎存储协议。

接着，体外受精就正式启动了，包括五个基本步骤——超促排卵、取卵、取精、受精和胚胎移植。

超促排卵

体外受精是一个数字的游戏。考虑到其高昂的费用及时间成本，许多夫妇想实现成功率的最大化。提高成功率的最佳途径之一就是刺激卵巢获得更多卵母细胞——而不是传统意义上的每个月1枚。

促进卵母细胞生成通常借助第十四章介绍的促排卵药物来实现。然而，在体外受精中，促排卵的目的是将多个卵母细胞促进成熟——也许需要10~20个，而不是两三个。因此，这个过程被称为超促排卵。

许多夫妇起初意识不到超级在哪里，事实上20个卵母细胞是一个非常大的数量。了解这一点很重要，随着体外受精的进行，有的卵母细胞会无法进入下一步，因此需要多备些卵母细胞来完成体外受精。

来算一算：取卵时，很难做到所有卵母细胞都到了适合受精的特定阶段。虽然目标是能够让绝大多数卵母细胞在取卵时正好成熟，但是通常都会有一些卵母细胞还处于未成熟状态，有一些可能已经过度成熟（闭锁）。在绝大多数情况下，精子只会与发育恰好的卵母细胞完成受精。

通常，取出的卵母细胞中有70%~80%处于适合受精的阶段，在这群成熟卵母细胞中，有70%左右可以成功受精。部分受精卵可能无法继续正常发育，因此不适合植入体内。另外，并不是所有植入子宫内的受精卵都可以成功着床，并发育成健康的胎儿。这就是为什么大多数情况下，即使母亲只想孕育一个孩子，也会移植一个以上胚胎的原因。

除了增加卵母细胞产生的数量，药物还可以帮助医师控制排卵的具体时间。通常联合应用下列药物以完成超促排卵。

促排卵药物

促性腺激素通常用来刺激卵巢促使多个卵母细胞同时发育。常通过注射的方式给药，将合成的卵泡刺激素、卵泡刺激素与黄体生成素联合注射进女性体内。合成的卵泡刺激素包括：果纳芬、Follistim、丽申宝。组合药物包括美诺孕和Repronex等药物。这些药物可以刺激多个卵母细胞同时发育，详细内容见171页。

接受激素注射的同时，女性还会接受常规血液检查及经阴道B超检查，以监测对促排卵药物的反应和卵泡中卵母细胞的发育情况。这样可以帮助医师判断何时取卵。通常，大多数女性需要8~14天的促排卵药物治疗才可以使卵母细胞成熟。

预防过早排卵药物

生殖过程其实是从大脑内开始的，当下丘脑分泌促性腺激素释放激素(GnRH)时，会激发脑垂体分泌两种激素——卵泡刺激素(FSH)和黄体生成素(LH)。卵泡刺激素一般控制卵泡发育，而黄体生成素则负责促使成熟卵母细胞从卵巢中排出。

然而，当你的卵巢中多个卵母细胞发育时，最不希望发生的是第一个卵母细胞成熟后就立刻产生了黄体生成素峰值。单方面减少黄体生成素很难，所以通过使用影响促性腺激素释放激素的药物来达到此目的，这种药称为促性腺激素释放激素激动剂(GnRH-a)或促性腺激素释放激素拮抗剂(GnRH-ant)。根据医师采用的促排卵方案以及个人卵巢储备功能情况，你可能在月经周期开始时就要接受这些药物注射，持续一段时间，甚至有可能在前一次月经周期内就要开始用药了。你要按照医师要求每天注射一次，连续注射几天至几周，直到适合接受人绒毛膜促性腺激素(HCG)的注射，来激发排卵。

促卵母细胞成熟与释放药物

当医师发现卵泡已经发育到合适大小并很可能含有成熟卵母细胞时，你会接受类似于自然状态下LH的激素注射来刺激卵母细胞成熟。通常会使用人绒毛膜促性腺激素，但有时也会使用促性

一种更温和的方式

有些夫妇会好奇,可否不使用促排卵药物获得多个卵细胞就能完成体外受精。答案是可以的。但是,对于年轻人来说,不使用促排卵药物的体外受精会降低一半以上的受孕成功率;对于高龄夫妇而言,受孕成功率会更低。

体外受精过程中不使用任何促排卵药物的情况极为罕见,因为仅依靠卵巢自然发育的一枚卵母细胞成功率太低了,考虑到费用和时间成本更划不来。一些诊所确实提供"温和"促排卵体外受精方案,使用氯米芬(克罗米酚、雪兰芬)而不是更强效的促性腺激素。

这种温和的药物一次可能使 2~3 个卵母细胞发育,而不是 10 个以上。因此,对于那些有较强道德或宗教信仰观念并且不愿意产生过多胚胎的夫妇而言,使用氯米芬可能更适合。另一种选择是超促排卵,但是只受精一小部分,剩余的卵母细胞可以冷冻存储起来以备将来使用。

较温和的促排卵方案也适用于年龄较大的女性,因为不管使用什么药物,她们大量卵母细胞同时发育的概率都比较小。这听起来可能不合乎常理,但是仔细推理就会发现优势:如果明知它们的疗效并不比 20 美元(折合人民币 133.42 元)的氯米芬好,为何花费数千美元在这些昂贵的促排卵药物上呢?但是大多数医院考虑到低成功率,都不提供这种温和的促排卵法。

对于担心双胎及三胎风险的夫妇也可以选择一次只植入一个胚胎到宫腔内。这不会影响胚胎的获得数量,对于以下选择体外受精助孕的夫妇是较好的选择,比如女性较年轻、初次体外受精夫妇、胚胎质量较好的夫妇以及之前体外受精成功过的夫妇。

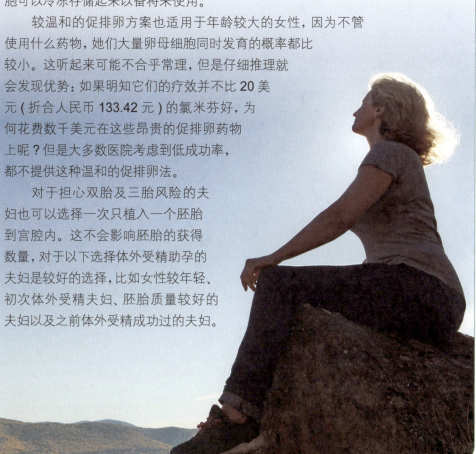

腺激素释放激素激动剂。这些药物通常被称为排卵扳机药物。不过不要担心，医师会在自行排卵前就将卵母细胞取出来的。

这一切听上去很混乱和复杂，但是别紧张，到了那一步你自然会了解接下来需要做什么。你的医疗保健小组会给你充分的指导，给你制定个体化的日程表，用以标示需服用的药物以及服用时间，与此同时，你有任何疑问都可以随时提出来。

遗憾的是，有 10%~20% 的体外受精周期在取卵前就终止（取消）了。最常见的取消原因是发育中的卵母细胞数量太少。另外，如果体内发育中的卵泡过多，也会为避免发生卵巢过度刺激综合征而被迫终止治疗。如果发生卵巢过度刺激综合征卵巢会有水肿，伴有疼痛，甚至会有液体渗出到腹腔。在某些情况下，女性促排卵药物会引发严重并发症，导致体重快速上升、腹部疼痛、呕吐，如果液体渗入肺部还会造成呼吸困难，这时就需要住院及手术治疗。卵巢过度刺激综合征是暂时的，通常可以自行恢复，但是一旦发生可能会造成严重的病症。因此最好避免这一综合征的发生。

一旦体外受精周期取消，会让不孕家庭伤心失望至极，但是可以为医师提供信息，从而确保下一次尝试成功率更高。如果你的周期取消，医师可能会建议更换药物或调整剂量，以便获得适合的卵母细胞。在某些情况下，医师可能会建议你考虑使用捐赠的卵母细胞，而不是一味尝试用自己的卵母细胞。

取卵

一旦卵母细胞成熟，卵巢也做好即将排卵的准备，就到了医师取卵的最佳时机。这个时机通常发生在人绒毛膜促性腺激素注射后的 36 小时左右。必须准确确定时间，以防错过取卵的最佳时机。通常取卵会在清晨就开始安排，以防错过手术室，而且可以给实验室人员留出足够的分离卵母细胞及选取健康卵母细胞受精的时间。

在早期的体外受精中，需要用腹腔镜手术来取卵，但是今天这种方法已经被淘汰了。目前绝大多数诊所选用经阴道超声引导下卵泡穿刺抽吸术，这种方法比腹腔镜更简单、侵入性低、更便宜，可以在门诊进行。

进入手术室后，医师会要求你换上医院准备的衣服，然后平躺在操作床上，医师会给你注射镇静和止痛药物，让你感觉到放松有睡意。取卵时不会有太大痛感，但是会引发轻微痉挛及不适。

开始取卵前，医师首先会将一个超声探头置入阴道来定位卵巢，以超声波为向导，医师将一枚细小的针穿过阴道壁，刺入毗邻的卵巢，从卵泡中取出卵母细胞。含有卵母细胞的卵泡液被细针抽吸到特定容器中（吸引术）。同样的操作会在另一侧卵巢中进行，这个过程持续 15~30 分钟。

含有卵母细胞的卵泡液即刻被送至附近的实验室，然后放进无菌培养皿中以便通过显微镜确认卵母细胞的具体位置。接下来，卵母细胞会被放在富含营

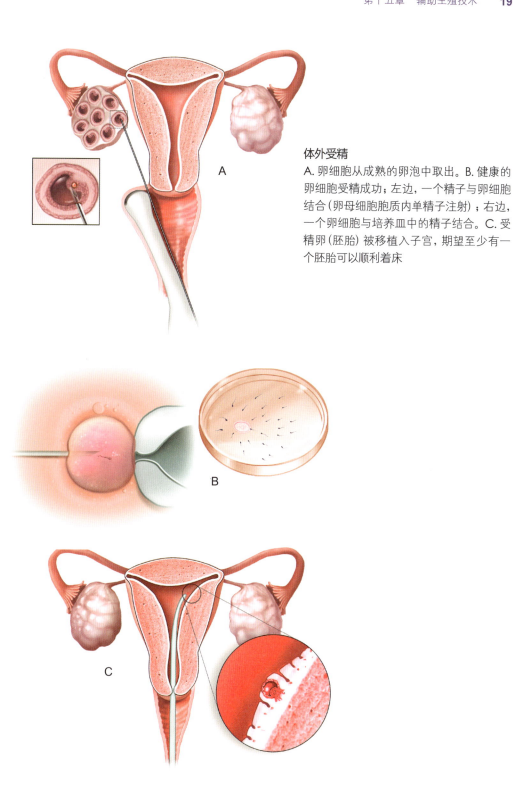

体外受精

A. 卵细胞从成熟的卵泡中取出。B. 健康的卵细胞受精成功；左边，一个精子与卵细胞结合（卵母细胞胞质内单精子注射）；右边，一个卵细胞与培养皿中的精子结合。C. 受精卵（胚胎）被移植入子宫，期望至少有一个胚胎可以顺利着床

养液的培养皿中,并在与人体输卵管温度相似的环境下储存几个小时。成熟并且健康的卵母细胞将与精子混合以便受精形成胚胎。然而,并非所有卵母细胞都可以成功受精。

在取卵成功与接受移植期间,你需要开始服用黄体酮,以使子宫内膜变厚,便于受精卵着床。人体在排卵后会自行分泌黄体酮,为受孕做准备,这种激素在怀孕早期是极为关键的。

黄体酮有多种使用方法,如注射、通过涂药器以凝胶的方式置入阴道内,与卫生棉条或阴道栓剂用法类似。你必须在取卵完成后立刻使用黄体酮,一般到怀孕 7 周之后才可以停止。

精子采集或取精

到了这个阶段,需要你的伴侣积极参与。在前期评估中,伴侣需要接受相关检查以检测精子质量和总量是否正常(精液分析)。男性评估可以为体外受精结局提供额外参考信息,并且有助于实验室受精环节的成功完成。

如果精子分析结果一切正常,那么会在取卵的当天早晨同步采集新鲜的精子。如果精子总量较低,或者当天取精不成功,也可以使用之前冷冻的精子备用。

如果精液分析发现精液中没有精子,可以从睾丸或附睾中直接取精。这需要在医师办公室或手术室里进行以下操作。

显微外科附睾取精术 (MESA)

这项技术是在麻醉状态下通过手术直接从附睾管里提取精子,在这个过程中需要高级的手术显微镜来确认哪个附睾管含有精子,一旦发现,就会通过针和注射器将富含精子的液体抽吸出来。如果没有探测到精子,医师会立刻进行睾丸取精术 (TESE),不需要再进行一次手术。

经皮附睾穿刺取精 (PESA)

经皮附睾穿刺取精与显微外科附睾取精类似,不过前者只需要在医师办公室就可以完成,不需要手术显微镜和镇静剂。皮肤和睾丸可以使用短时局部麻醉药来麻醉,然后将穿刺针刺入附睾,完成精液采集。

睾丸取精术 (TESE),包含显微外科手术

在这项技术中,医师会选择性使用显微镜,在睾丸上开一个小切口来获取精子。睾丸取精术通常会在附睾管中无法探测到精子的情况或者需要睾丸活检明确诊断时使用。

经皮睾丸穿刺取精 (TESA)

运用这种方法时,给皮肤以短时间的局部麻醉,接着将穿刺针刺进睾丸,精液被抽吸到注射器内。与经皮附睾穿刺取精一样,不会产生任何切口。但是和其他技术相比,提取的精液会较少。

不管精子以何种方式采集,新鲜的或冷冻的精子在获能前都无法使卵母细胞受精。精子必须在特殊的培养皿中处理几个小时——不管是刚射精后、刚取精还是刚刚解冻后。

受精

到了奇迹发生的一步了。在受精时,培养好的卵母细胞可以通过两种方式之一实现受精(详见191页的图B)。它们可以以常规受精的方式与精子结合,或者将一枚精子单独注射到一枚卵母细胞中,即所谓的卵母细胞胞质内单精子注射(ICSI)。

卵母细胞胞质内单精子注射

在早期的体外受精中,所有受精过程毫无差别——精子和卵母细胞共同混合在培养皿中。然而,这个过程需要成千上万的精子,对于精子总量低的夫妇,意味着他们唯一的选择就是接受供精。而且,即使有足够健康的精子,仅使精子和卵细胞混合孵育,一些夫妇仍然面对较低的受精率,甚至不受精情况。

卵母细胞胞质内单精子注射,是受精的另一个备选方案。与在一个培养皿中混合许多精子和卵母细胞不同,在这个过程中,单个精子被直接注射到单个成熟的卵母细胞中。在美国,这项技术在体外受精中是非常常见的,几乎60%的体外受精都会使用。

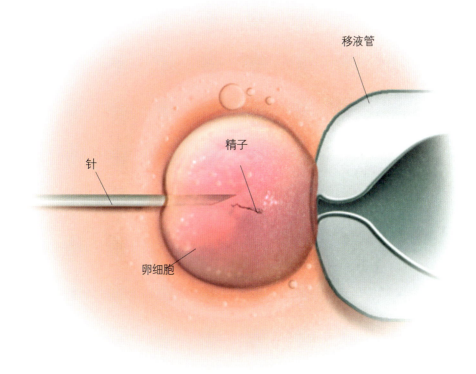

在卵母细胞胞质内单精子注射时,将一枚成熟的卵细胞放入移液管内。用一根极细的针提取一枚精子,并将针头刺穿卵细胞壁,将精子注射入卵细胞的细胞质内。随后将针移除。在接受移植前受精卵还需进行观测,了解受精是否正常化

> **问题：如何挑选胚胎？**
>
> 回答：挑选最好的胚胎以供移植，是个艺术与技术高度融合的过程。基于多个参数将胚胎进行比分排序，选取综合排名最靠前的胚胎进行移植，以便使成功概率最大化。评价早期胚胎（卵裂期）与评比囊胚期胚胎的方法还不一样。
>
> 评选胚胎的参数包括胚胎外形、胚胎中的细胞数、细胞大小差异、胚胎中是否有细胞分裂过程中遗漏下的碎片。每个胚胎都会有自己的评分，评分最高的胚胎被认为是接受移植的头号种子。
>
> 举例说明，早期胚胎阶段，细胞大小相当而且没有碎片的胚胎，将获得最高分。囊胚期胚胎比卵裂期的时间更长，有更长的时间进行分化，随着每次卵裂带来越来越多的细胞，囊胚开始呈现不同的形状，像一颗沙滩排球或是中间有很多细胞的地球仪。球外层（滋养层）最终将成为怀孕所需组织，如胎盘。球内部的内细胞团将发育为胎儿。对滋养层、内细胞团以及两者之间的液体区域会分别评分。一个拥有滋养层形成良好、内细胞团结构良好以及两者之间区域扩张良好的囊胚将获得最高分。
>
> 需要记住的是，胚胎评分系统很大程度上是主观的。尽管经验丰富的胚胎学家对胚胎孕育成功的概率有较为合理的估算，但是也有很多原本评分很低的胚胎最终成功孕育，而评分较高的胚胎最终失败的案例。毕竟，胚胎的外形无法揭示其完整的基因信息。
>
> 为了提高挑选出最佳妊娠概率的胚胎，新型技术开始在部分医学中心推行，比如检测胚胎孵育过的培养基或者使用延时成像的孵化器来更精确地监测细胞分裂。

当精子质量或数量存在问题时，通常会使用卵母细胞胞质内单精子注射。比如精子总量过低、精子存在轻微异常或者精子无法与卵母细胞正常受精。此外，如需使用手术取精或者使用男性癌症治疗前曾经冷冻的精子，通常也使用 ICSI。

在许多情况下，卵母细胞胞质内单精子注射可以增大受孕的概率。但是一些生殖诊所将这项技术用于所有不孕家庭，这意味着可能在非必要的情况下也使用该技术。

不管是通过常规受精还是通过卵母细胞胞质内单精子注射技术受精，一旦受精成功都被称为胚胎。

胚胎移植

体外受精的下一步为胚胎移植。取卵后的 2~6 天，根据胚胎健康状况进行评分，以便挑选出最好的胚胎进行移植。

和其他助孕治疗一样，你需要换上指定的衣服。通常胚胎移植会在手术室内进行，但事实上它与 Pap 试验或其他简单门诊治疗并无区别。你需要躺在操作床上,将脚放置在脚蹬上。一般会给镇静剂帮助放松。在此过程中你处于清醒状态,还有可能和伴侣通过超声成像看到操作过程。

医师会使用阴道窥器来检查宫颈,然后用棉签擦拭宫颈,接着将含有胚胎的导管放置进阴道,穿过宫颈进入宫腔。在导管内,胚胎悬浮在特定的营养液中,导管与注射器相连。

最后一步是慢慢地将带有胚胎的液体注入子宫。许多手术医师会在超声引导下完成胚胎移植。尽管胚胎太小以至于无法在超声波屏幕上看清,但是当液体和胚胎注射进子宫时,可以探测到其移动的轨迹。整个过程需要 5~10 分钟。如果成功,移植后数天,胚胎就可以在子宫内膜上顺利着床。

时间

胚胎在移植前需要培养数天,而取卵与移植之间的培养期取决于胚胎的质量和数量以及不孕不育的原因。

对于胚胎数量较少的夫妇,胚胎移植最快在取卵后 2 天就可进行。如果有足够多胚胎,最好是取卵后 3 天再进行移植。在实验室多培养 1 天有利于确认并筛选发育潜能更好的胚胎,这对提高成功率有一定帮助。

也可以在取卵后第 5~6 天再移植胚胎。此时,胚胎基本发育到囊胚期,开始逐渐成熟——特定细胞发育成胎儿,另一部分细胞发育成胎盘。一旦到达囊胚期,胚胎无须进一步卵裂就可以直接植入子宫了。如果医师在这个胚胎阶段进行移植,可能会建议少移植一些胚胎,因为这个阶段移植的胚胎存活率很高。

尽管并不常见,但有可能一个囊胚期胚胎会分裂成同卵双生。这种情况发生的原因并不明确,但是可能与培养期较长的一些实验室条件有关。同卵双生在体外受精囊胚移植中发生的概率是 1%~5%。这也是医师在囊胚移植时减少移植胚胎数目的原因之一。

数量

记住,不用移植所有的胚胎,移植一个以上胚胎会提高成功概率(至少一个胚胎可以着床,9 个月后至少一个宝宝可以顺利诞生)。但是移植多个胚胎增加了多胎妊娠的风险,从而增加母体和新生儿的并发症。

每个体外受精周期内胚胎移植的具体数量取决于胚胎总数、女性年龄、综合健康状况以及个人要求。通常会移植 1~3 个胚胎。

由于体外受精的成功率随着年龄的递增而递减,年长女性通常会移植更多胚胎。美国生殖医学会的临床指南指出,35 岁以下的女性最多一次植入 2 个胚胎;年龄介于 35~37 岁的女性不得一次植入超过 3 个胚胎;年龄介于 38~40 岁的女性,一次最多植入 3~4 个胚胎;年龄介于 41~42 岁的女性一次最多植入不超过 5 个胚胎,这也是移植的上限。然而,一些医师建议,不管年龄多大,一次最多只能移植 2 个胚胎。

在提高体外受精成功率与"中彩"获得四胎这两种情形下可以寻求一个比较好的平衡。如果植入过多胚胎，可以通过孕期选择性减胎术来终止 1 个或多个胚胎发育。但是一些夫妇历经千难万苦后根本舍不得终止任何一个胚胎的妊娠；另外有一部分人则是因为道德或宗教的考虑无法接受选择性减胎术。

美国目前普遍倾向于囊胚期的胚胎移植，原因在于胚胎发育越健全，妊娠成功率越高。受精卵发育到囊胚已经扫清了很多障碍，拥有足够能力继续发育生长。因此，通过移植囊胚期的胚胎，可以移植更少的胚胎获得更高的妊娠成功率。

在移植胚胎之前，你要和医师商量准备移植的数目，与医师和伴侣仔细探讨其中的优点和缺点，确保医师了解你的想法，以便配合你做出相应的决定。

移植后

移植完成后，女性会被推送到休息室，在那里休息数十分钟至数小时。之后就可以起床，离开诊室。越来越多证据显示，体外受精完成后没有必要卧床休息，事实上卧床休息有时会带来压力，对移植成功反而不利。

尝试恢复日常生活。卵巢仍旧处于增大状态，所以最好避免剧烈运动以防产生不适。同时，也没有必要在家里蹑手蹑脚、小心翼翼地生活。试着放松，需要 12 天左右的时间进行早孕测试。

许多女性会感到轻微肿胀、痉挛、便秘以及乳房胀痛，这是由于高黄体酮及雌激素水平导致的。体外受精完成后短时间内，发现阴道出血或有透明液体也是很正常的，这是由于之前擦拭宫颈造成的，并不是异常或者流产的征兆。

体外受精有可能要尝试几次才能成功。在第一次体外受精时，如果你没有怀孕，或者没有保胎成功，医师会仔细评估整个治疗过程，不断完善治疗方案，以增加下一次成功的概率。

体外受精失败会令人沮丧失落。放轻松，要知道体外受精有时和重大的发

在一次体外受精中，未移植的健康胚胎会被冷冻保存

明一样,虽然经过坚持不懈的努力,结果可能也是失败的。

冷冻多余的胚胎

在一次体外受精中,未移植的健康胚胎会通过深低温贮藏的方式进行冷冻保存。这样可以保存胚胎,以供后续使用。如果第一次体外受精失败,你可以用冷冻胚胎进行二次尝试。如果你怀孕了,但是想在将来生育更多孩子,可以在数月或数年之后再次使用冷冻胚胎。

胚胎冷冻时所处的阶段决定了其日后移植后的结局。胚胎仍是单细胞时(原核胚胎)或达到囊胚期时进行冷冻,结局最好。

冷冻胚胎可长期储存在一个商业化的设备中。一旦将胚胎进行冻存就无须重复促排卵和取卵的过程,冷冻胚胎解冻后就可以进行移植。

近年来,冷冻胚胎技术越来越完善,因此不用担心冷冻胚胎会影响体外受精的成功率。事实上,最新研究表明,使用冷冻胚胎的体外受精成功率比使用新鲜胚胎的还要高。研究者们认为这是由于新鲜胚胎使用的药物会对子宫内膜产生影响,而不是由胚胎自身原因导致的。

卵巢过度刺激可以为体外受精的成功带来足够数量的卵母细胞,但是也会引起体内雌激素高于自然状态,对胚胎着床有不利影响。使用冷冻胚胎无须接受促排卵药物,所以子宫内环境更自然、更易于胚胎着床。

冷冻胚胎还有另一个优势:一旦胚胎被冷冻,它的时间也被冻结了,这对未来进行胚胎移植来说是件好事。比如,你36岁接受体外受精,怀孕成功,将多余胚胎进行冷冻;3年后,当你想生二胎时,可以使用冷冻胚胎再次进行移植,而这时的胚胎还是你36岁时的卵母细胞形成的。使用36岁时的胚胎带来的成功率远比39岁时的高。孩子染色体问题的风险,比如唐氏综合征,也和36岁时一样,尽管你现在年龄更大。

体外受精的风险

通常,体外受精风险较低,但是和绝大多数医疗措施一样,风险还是存在的。体外受精过程中使用的促排卵药物可能会有副作用,比如潮热、喜怒无常、易怒、乳腺胀痛、疲劳以及药物注射部位的瘀伤和疼痛。但是这样的风险与单独使用促排卵药物或宫腔内人工授精前服用药物的风险相当。

体外受精后续步骤也存在风险,同样的风险在自然受孕过程中也存在。然而,体外受精并发症的概率会增加。

卵巢过度刺激综合征

促排卵的药物,比如人绒毛膜促性腺激素,会导致卵巢过度刺激综合征。在这种情况下,卵巢会肿胀疼痛。卵巢刺激综合征的症状和体征大概持续1周,包括轻微腹痛、腹胀、恶心、呕吐和腹泻。如果成功妊娠,这些症状可能会持续几周。也有可能会发展为更严重的表现,比如体重快速增加、呼吸短促。

患有多囊卵巢综合征的女性，促排卵后体内雌激素水平更高，或取卵更多，患卵巢过度刺激综合征的风险更高。如果在胚胎移植前就出现了卵巢过度刺激综合征，胚胎可能需要先冷冻，等到卵巢恢复正常时再进行移植。

多胎

如果有多个胚胎植入子宫，那么就有多胎妊娠的风险。进行体外受精助孕后，30%的家庭都迎来了多胞胎。大多数情况下都是双胎，但是有2%的女性在体外受精后生育三胎或者更多。

孕期并发症

体外受精与前置胎盘、胎盘早剥、子痫前期和剖宫产等并发症有一定相关性。通常，接受体外受精的女性普遍年龄较大，或多或少有潜在的导致不孕及妊娠期并发症问题，因此并不能明确体外受精是导致并发症的直接原因，还是有其他因素。

早产与低出生体重

早产和低出生体重在多胎妊娠中是常见现象，但是即使是单胎儿，体外受精的胎儿也比自然受孕的胎儿出生时间要早、出生体重要低。同样，出现这种情况的原因并不明确，可能与药物、潜在不孕问题、压力、严密孕期监控以及其他因素有关。

流产

使用新鲜胚胎进行胚胎移植的女性与自然受孕的女性在流产率上没有区别（15%~20%），使用冷冻胚胎移植的女性流产率会轻度增加。

异位妊娠

异位妊娠是指胚胎在宫腔以外的地方着床，通常是在输卵管内。接受IVF-ET的女性发生异位妊娠的概率比自然受孕的女性要高。受精卵在宫腔外无法存活，因此妊娠必然要终止。在IVF-ET患者中，异位妊娠的概率大约为2%。

出生缺陷

早在体外受精发展的前期，就不断有人担心它会导致更高的出生缺陷与基因异常。研究者们对该问题进行了持续不断的研究。科学家们一致认为不管受孕方式如何，母亲年龄是造成出生缺陷的关键因素。同样有证据显示父亲年龄也起着一定的作用。

进行体外受精的夫妇面临出生缺陷轻度升高的风险，但是这个风险的增加是由父母的年龄或基因造成的，并非由于体外受精本身造成。

压力

接受体外受精是件耗财、耗体力、耗情感的事。不要小看这随之而来的压力对你的健康和生活的影响，要积极地向咨询医师和亲朋好友寻求帮助，确保自己和伴侣可以共同面对助孕治疗过程中的艰难险阻。更多信息详见第十七章。

其他先进技术

体外受精是公认的也是最常见的辅助生殖技术。在美国,99%的辅助生殖都是通过体外受精来完成的。然而,除此之外,还有些其他先进技术可以帮助你们生育孩子。

合子输卵管内移植(ZIFT)

在合子输卵管内移植过程中,受精过程和体外受精时一样,是在实验室内完成的。不同的是,受精卵被移植入输卵管而不是子宫。这个过程也被称为输卵管内胚胎植入,通常在手术室里完成。

研究者认为,与子宫相比,正常的输卵管可以为羽翼未丰的胚胎提供更好的发育环境。因为输卵管原本就是精子与卵母细胞结合的地方。但是,将胚胎移植入输卵管是更为复杂的过程,需要进行腹腔镜手术。

由于实验室培养方法的改进,常规胚胎移植成功率显著提高,合子输卵管内移植很少使用。只有当受精卵无法通过宫颈移植入子宫内时,才会考虑使用这项技术。

配子输卵管内移植(GIFT)

与合子输卵管内移植技术类似,配子输卵管内移植过程中,卵母细胞被移植到输卵管内,只不过这一次卵母细胞并未受精。未受精的卵母细胞与精子被一同放置在输卵管内,这样可以使受精过程在女性体内而不是实验室内完成,这是与其他技术(体外受精,ZIFT)最大的区别。

在20世纪八九十年代,配子输卵管内移植技术非常盛行。但是,这项技术比起体外受精,侵入性更高,而且通常需要植入至少2枚卵母细胞,会增加三胎或多胞胎妊娠的概率。随着实验室技术水平的提升,体外受精几乎完全取代了配子输卵管内移植。但是一些医院仍然为那些因道德或宗教考虑纠结于体外受精的夫妇提供这项技术,那些无法接受体外受精的夫妇通常可以选择配子输卵管内移植。

辅助孵化

在完成受精5~6天后,胚胎开始从其周围的膜(透明带)里"孵化",从而使其做好在子宫内膜着床的准备。辅助孵化是一种实验室技术,使用机械或化学手段将卵母细胞外层的蛋白质外衣打开,在胚胎移植前帮助胚胎完成孵化。

有证据显示,体内透明带会随着年龄上升而变厚,因而需要这项技术。如果胚胎质量不好或前几次体外受精尝试都失败,那么你可能需要进行这项手术。

胚胎植入前遗传学检查

早在20世纪90年代初期胚胎植入前遗传学诊断(PGD)和胚胎植入前遗传学筛查(PGS)就已问世,但是最近才普及。在这些技术中,对胚胎进行活组织检查。在取卵和胚胎移植期间取出一个细胞或数个细胞,从这些细胞中探测DNA,进而确定胚胎潜在的基因问题。

在胚胎植入前遗传学诊断中,医师

马库斯还是米歇尔？

除了提供重要的基因信息，胚胎植入的遗传学检查可以决定哪个胚胎会发育为小公主，哪个胚胎会发育为小王子。正如你可能会想到的，这项技术是存在争议的。

如果因非医学目的使用胚胎植入遗传学筛查，会陷入道德困境。人们会利用这项技术选择自己喜欢的性别来进行胚胎移植，也就是说夫妇在胎儿性别上可以进行随意选择。

委婉点说，这项技术有助于"家庭平衡"。支持者们认为，这是完全合理合法的选择。反对者们认为这种方式带有性别歧视，不合适也不道德，他们担心会打乱男女比例，让生殖机构处于"选择性别"的风口浪尖。

在美国，只有部分生殖医院提供性别选择。绝大多数医院选择移植最健康的胚胎，无论男女。然而很多地区都希望生育男孩，然后传宗接代，为家族争光。随着科技的进步，性别选择将持续存在争议，有待进一步商榷。

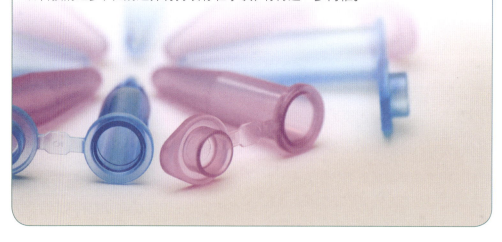

通过检测样本来判断是否携带父母双方或一方已知的遗传基因疾病。在胚胎植入前遗传学筛查中，可以通过检测所有染色体（基因）来确认是否有基因物质的缺失或异常。这两项技术的目的是一致的：甄别出最健康的胚胎以供移植。

这些技术发展突飞猛进，同时由于检测的用途而受到广泛的争议。这些技术的初衷并非帮助父母筛选胎儿性别或者胎儿的特征，胚胎植入前遗传学诊断的目的是帮助携带有囊性纤维化病、镰状细胞贫血以及亨廷顿舞蹈病等遗传病基因的父母避免将异常基因遗传给下一代。胚胎植入前遗传学筛查对于已知带染色体易位的基因问题或经历过数次不明原因流产的夫妇有至关重要的帮助。

胚胎植入前遗传学检查并非百分之百可靠，并不能完全排除胎儿患病风险，只是可以有效降低可能性。

辅助生殖的成功

体外受精对许多受不孕不育困扰多年的夫妇而言是天大的福音。在一个实验中，将准备接受首次体外受精的夫妇分为两组：90天内接受体外受精组和90天内不接受任何治疗组，结果相差很大。接受体外受精的夫妇中有29%成功受孕，而没有接受体外受精的夫妇中只有1%成功怀孕。

总体而言，体外受精的成功率正在不断上升。在美国，超过400家生殖机构将辅助生殖结果公布于众。2012年，超过400家生殖机构进行了16.5万例体外受精，带来61740个宝宝的诞生。正如前面提及的，在年龄不到35岁的女性人群中，超过40%的体外受精都可以成功受孕并分娩；当女性年龄介于35~37岁时，

关于体外受精成功率的解读

在美国，要求生殖机构将每个辅助生殖案例向美国辅助生殖协会及美国疾病控制与预防中心（CDC）汇报。每年大约有400家机构会这样做。这样可以为找寻生殖机构的夫妇提供数据参考，但是必须正确解读这些数据。

生殖机构公布的体外受精成功率取决于很多因素，包括接收的患者数量、年龄、不孕原因、取消周期数以及移植的胚胎数。同意接收有较复杂不孕问题且年龄较大患者的诊所，比起那些自动避免接收疑难杂症病例的诊所，成功率显然会更低。此外，在强制实行体外受精保险全覆盖的州，其成功率也显著不同。因为这个政策会促使很多女性直接进行体外受精助孕，而不尝试较简单的治疗，进而降低接受体外受精治疗的平均年龄及复杂程度，带来更高成功率。

当你查阅公布的成功率时，记住辅助生殖是个竞争力很强的行业，不同于普通的治疗。出于财政刺激，诊所会公布更高的成功率，为了实现更高的成功率，诊所也会采取投机取巧的办法。比如，取消进展不顺的病例，从而保证这个病例不影响综合平均数据。

对自己感兴趣的诊所，应了解足够多的信息，仔细甄别成功案例的细节，通过提问使自己对数据有更明确的认知。如果发现和其他诊所相比有异常不同的数据，请随时提问。

此外，确保自己理解成功病例汇报中的术语及市场资料。一些诊所为了吸引客源，仅以体外受精受孕成功作为成功率的基数，而实际上体外受精受孕成功群体中只有80%可以顺利分娩，因此受孕成功不代表体外受精的成功，活产率才是最标准的参考依据。

成功率降至30%；当年龄介于38~40岁时，这一概率降至20%。

当然，除了年龄，成功率还取决于许多其他因素，包括不孕原因以及诊所的治疗水平。

总体而言，体外受精不再是陌生的名词。另外，你要知道自然受孕的概率并非100%，平均下来，备孕夫妇每个月成功妊娠的概率是20%~25%。

费用

体外受精只在少数有强制生育保险的州才被纳入健康保险。因此，许多夫妇必须自行筹备好体外受精的相关费用。根据美国生殖医学协会报道，一个体外受精周期的平均费用在12400美元，而多数夫妇都要尝试不止一次。

为了应付如此大的支出，一些诊所提供财政选择以及"可负担治疗方案"，包括为多体外受精周期家庭提供折扣。这样，你一次性支付多周期(2周期、3周期或者6个周期)的费用，一旦你成功分娩，不论是否应用了所有周期，治疗结束不退费。

一些诊所还提供退款计划，也被称为"风险共担计划"。夫妇可以一次性预付多体外受精周期的费用，诊所在治疗失败后返还一部分费用——70%~100%。如果首次体外受精就成功，你可能需要支付高于一次治疗的费用。如果你直到第三周期还没有妊娠，那么费用可以打折。如果一直未能成功，诊所会承担大部分或全部费用。

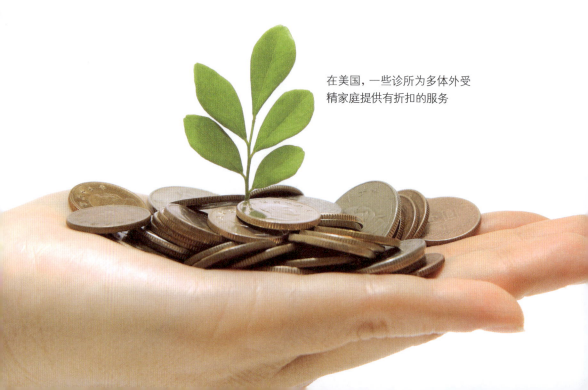

在美国，一些诊所为多体外受精家庭提供有折扣的服务

问题是什么呢？通常，体外受精成功的可能性大的夫妇，才有资格应用退款套餐及多周期折扣方案。

请确保自己了解购买的服务，以及该服务是否适合自己。

多余的胚胎

体外受精过程中有一个残酷的事实。一些历经艰难险阻想要生育一个宝宝的夫妇最终获得了过多的胚胎。在完成指定数目的胚胎移植后，还有无法移植的多余的胚胎。

你和医师可以采取一些措施尽量避免类似情况发生。但是即使计划再完善，也会面临多余的胚胎。处置这些胚胎的决定权在你手里，医学术语叫"胚胎处置"。

多余的胚胎会带来难题，可考虑以下选择进行胚胎处置。

冷冻胚胎

如果你打算在将来生育更多孩子，这是个很不错的选择，但是你需要支付月度、季度或年度储存费。而且你分娩之后至少需要等上 6 个月才可以再度受孕。许多项目支持使用储存 10 年的胚胎。

将胚胎捐赠给胚胎捐赠机构

当你选择捐赠胚胎时，另一对有需要的夫妇可以借助你的胚胎完成体外受精。很多夫妇在开始体外受精时，都认为自己会这样处理多余的胚胎，但是很多人在怀抱新生儿时就会改变主意，因为他们觉得那些沉睡中的多余的胚胎是手中婴儿的兄弟姐妹。

遗弃胚胎或捐赠给生殖研究

将胚胎捐赠给研究机构有助于体外受精技术的进一步完善。或者你也可以选择遗弃胚胎，进行个人告别仪式。

接受"富有同情心的转移"

这是以无法成功受孕的方式将多余的胚胎植入体内，这对于有宗教或道德顾虑的夫妇是很好的选择。胚胎在月经周期的"错误时期"进行解冻、移植，既可以解决胚胎的归属问题，又不会怀孕。

无目的地搁置冷冻胚胎会带来罪恶感。绝大多数夫妇在采取行动时，无论采取何种方案都会有终结感。

不孕治疗：总结

不孕治疗方案取决于你的不孕原因、年龄、尝试备孕多长时间以及个人意愿。第 150 页的图显示了评估不孕的步骤，本页图表是基于评估做出的治疗方案。

绝大多数夫妇会从价格最低廉、侵入性最低的治疗开始。如果受孕没有成功，它们选择下一步治疗。在治疗过程中，医师通常会建议你进行三次尝试再转移下一项治疗。

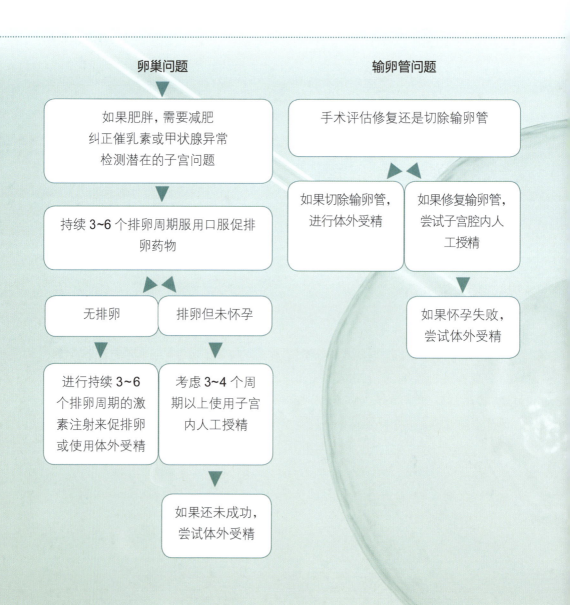

大多数治疗都会进行到体外受精。一些夫妇选择激进的做法,一开始就接受体外受精。其实并没有必要这样做,许多夫妇在侵入性更小、价格更便宜的治疗措施下就可以顺利怀孕。

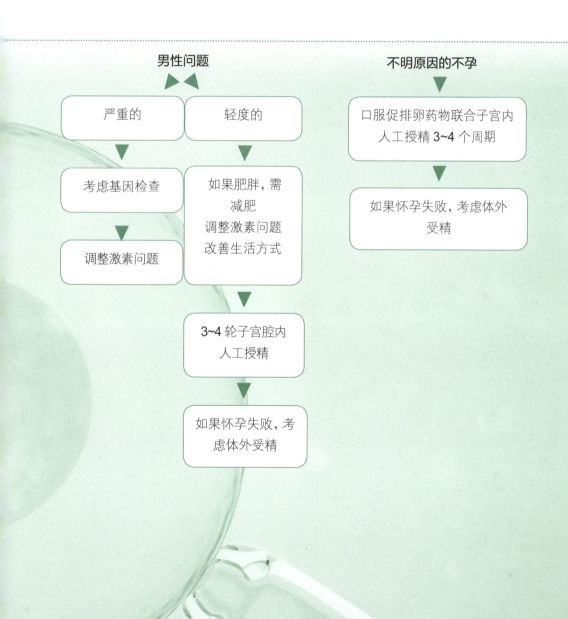

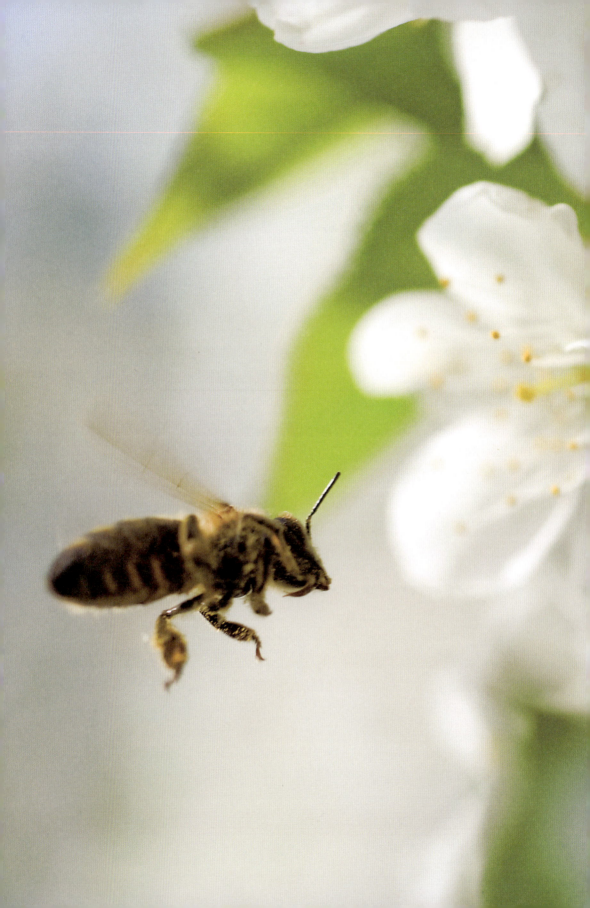

第十六章
第三方辅助生殖

如果你认为妊娠只是两个人的事，那么可能你需要转变下想法。在现代生育医学中，情况并不总是这样。如今，妊娠很可能需要他人的帮助。

第三方辅助生殖指的是接受第三方的捐赠，比如捐赠的精子、卵母细胞、胚胎，或者代孕，这些援助可以使不孕夫妇或同性恋夫妇为人父母。第三方辅助生殖在美国的生殖诊所是极为常见的。

在美国，每年有 18000 例体外受精治疗会使用捐赠的卵母细胞或胚胎。绝大多数 40 岁以下的女性会选择用自己的卵母细胞来进行体外受精。但是 37% 年龄介于 43~44 岁的女性，以及 73% 年龄超过 44 岁的女性选择接受年轻女性捐赠的卵母细胞以增加体外受精的成功率。捐赠精子及代孕也同样起着至关重要的作用。

第三方辅助生殖显然不是一般人喜欢的受孕方式。这个过程通常更复杂、困难以及昂贵，还意味着夫妇一方可能与孩子没有血缘关系。

但是第三方辅助生殖能给以下情况的家庭带来生育的希望。

▸ 无法使用自己的精子、卵母细胞或子宫生育孩子的夫妇。
▸ 有能够遗传给下一代的基因疾病的夫妇。
▸ 怀孕会对母体造成极大风险的夫妇。

试图生儿育女的同性恋夫妇（在第十九章可以看到更多关于同性恋夫妇生育的信息）。

第三方辅助生殖需要的多种药物及技术和前面两章介绍的一样。唯一不同之处就是精子、卵母细胞、胚胎或胎儿发育生长的子宫是由第三方提供的。

捐赠卵母细胞

捐赠的卵母细胞适用于上一章介绍

的所有辅助生殖技术。其中最常见的辅助生殖技术就是体外受精，即在特殊的实验室中将成熟卵母细胞与精子结合。

当捐赠的卵母细胞用于体外受精时，首先需经历前两个步骤——促排卵与取卵。男性的角色就是提供精子，使其在实验室内与卵母细胞结合。然后受精卵被移植到女性子宫内进行继续发育。在某些情况下，会同时使用捐赠的精子和捐赠的卵母细胞。

是否需要捐赠的卵母细胞？

使用捐赠的卵母细胞进行生殖治疗已经发展了30余年。起初捐赠的卵母细胞是供卵巢功能异常的女性或有明显基因异常的女性使用。截至目前，使用捐赠卵母细胞的辅助生殖技术仍适用于这些病例。

现在，捐赠的卵母细胞也适用于子宫正常但是不愿或不能够使用自己卵母细胞的女性。具体如下。

- 女性卵巢储备功能不足。
- 女性在之前的辅助生殖治疗中产生的卵母细胞或胚胎质量低。
- 女性尝试使用自己的卵母细胞，但一直未成功。
- 女性无法忍受促排卵或取卵。
- 年龄较大的女性。

现在捐赠的卵母细胞也越来越多地用于以下人群——因为求学或事业延误了生育，或因为找寻伴侣耽搁了太多时间的女性。对于这些女性，捐赠的卵母细胞可以改变因年龄因素导致的体外受精成功率下降。

通常，年龄较大女性的卵母细胞面临多种多样的问题。由这些卵母细胞形成的受精卵通常难以着床，更容易导致流产。而且，也更容易有染色体异常，从而影响胎儿的正常发育。不同年龄段的女性体外受精的成功率差异较大，35岁以下的女性成功率为40%以上，而超过43岁的女性成功率不到5%。

相反，女性子宫在不同年龄段的功能相差不大。只要有足够的孕激素和雌激素，女性都可以顺利分娩，即使是卵巢不再排卵的绝经期的女性也没问题。使用捐赠卵母细胞，胚胎移植的胎儿出生率都很高——在任何年龄段女性中都可以达到50%以上。

请记住：受精卵的命运取决于提供卵母细胞的女性年龄，而不是接受胚胎移植的女性年龄。对于年龄较大的女性而言，捐赠卵母细胞的受孕率与20多岁年轻女性的受孕率旗鼓相当。绝大多数有需要的夫妇愿意接受捐赠的卵母细胞来提高体外受精的成功率。

卵母细胞捐赠如何操作？

捐赠的卵母细胞可以来自于你认识的或者不认识的女性。在已知的捐赠卵母细胞计划中，夫妇从指定的捐赠者处获取卵母细胞——通常是好朋友、姐妹或其他亲属。在匿名的捐赠卵母细胞计划中，夫妇通过生殖诊所或专门的卵母细胞捐赠机构来指定一名陌生的年轻女性为捐赠者。通常捐赠者是年龄介于21~34岁、自愿捐赠卵母细胞的女性。匿名的捐赠者无法得知接受捐赠夫妇的信息，同样后者也不清楚前者的信息。另一种越来越流行的方式是购买冷冻卵母细胞（详见第 211 页）。

记住，捐赠者是孩子的遗传学母亲。比如年轻妹妹向年长姐姐捐赠卵母细胞，这位妹妹将同时为孩子的姨妈和基因妈妈。许多夫妇可以欣然接受来自妹妹的这份礼物，而另一部分夫妇则无法适应这种特殊的血缘联结。

夫妇双方需要评估哪种方法对自己最适合。你的医师或生殖咨询师可以帮助你理清头绪。许多生殖机构要求你在该过程开始前与专业人员就个人感受及潜在问题进行沟通。

不管你选择认识的捐赠者还是匿名的捐赠者，治疗过程都是一样的。所有捐赠者必须经历一系列检查。一旦你选定一位捐赠者，她将开始使用促排卵药物，以便促进更多成熟的卵母细胞发育，以供体外受精使用。捐赠者需要服用的药物（或者已经获得的冻存胚胎之前用的药）与选择用自己卵母细胞的女性需要服用的药物一样。

当捐赠者的卵泡达到指定大小，即卵母细胞即将成熟时，医师会进行最后的激素注射来帮助卵母细胞成熟。36 小时后开始取卵。绝大多数医师在阴道超声引导下将穿刺针穿透阴道壁，进入卵

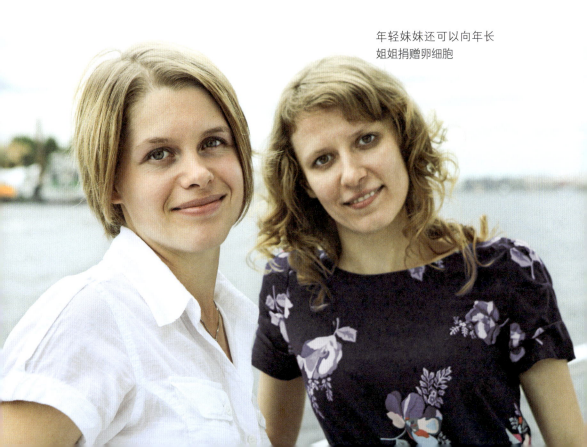

年轻妹妹还可以向年长姐姐捐赠卵细胞

巢，将携带有卵母细胞的卵泡液抽吸出来。成功取卵后，捐赠者的任务就完成了，接下来就该你上场了。

在第一阶段为捐赠者促排卵和取卵时，你和伴侣并非无事可做。在取卵完成前，你的子宫必须与捐赠者的促排卵周期相吻合，以使你的子宫做好受精卵移植后着床的准备。只有当子宫内膜做好准备时，受精卵才可以移植，所以这个环节很关键。

如果你月经周期正常，在捐赠者周期开始前，你可能需要服用避孕药或其他药物来调整自身月经周期。一旦捐赠者开始应用促排卵药物，你需要注射雌激素来保证与捐赠者周期同步，以便让子宫内膜做好受孕的准备。最终，当胚胎移植后，你需要补充孕激素来使子宫内膜变厚，以利于胚胎的着床。

对于男性伴侣而言，取卵的当天，他需要提供一份精子，用来与卵母细胞结合。受精后3~5天，胚胎将被移植入你的子宫。和常规的体外受精一样，移植胚胎的数目和时间取决于多种因素，包括你的道德和宗教信仰。

胚胎移植后你还需要持续服用激素药物，以保证顺利怀孕。移植后10~14天你就可以了解自己是否妊娠成功。

和常规体外受精一样，用捐赠的卵母细胞进行体外受精，最大的风险也是多胎妊娠。如果你有多余的由捐赠的卵母细胞与伴侣的精子结合而成的受精卵，可能要考虑并决定怎么处理多余的受精卵。这些胚胎归你和伴侣所有，你可以将其冷冻以供下次体外受精使用，或者采用其他胚胎处置方式（详见第203页）。

精子捐赠

精子捐赠是指男性捐赠通过射精获得的精液，使得不孕夫妇或者女性妊娠的过程，捐赠的精子可以用于体外受精（IVF）以及宫腔内人工授精（IUI）。捐赠精子通常从正规的精子库获取，但同时也可以从认识的人那里获取，比如朋友、兄弟或其他亲属。

使用捐赠的精子的人工授精已经问世近1个世纪了，这方面的报道可追溯到1945年。从20世纪80年代起，关于艾滋病以及精子捐赠者的选择等问题浮出水面。目前，精子捐赠已经发展为一个越来越规范的行业。

如今，由美国食品药品监督管理局（FDA）管辖的精子实验室可以提供充足的精子。在同意捐赠精子前，捐赠者必须接受药物、心理、基因以及传染病的检查。如果检测通过，他可以提供一份或多份精子样本，然后被冷冻、隔离至少180天。然后捐赠者再次接受传染病检查，只有当所有检查完成，结果均呈阴性时，精子才可以被解冻使用。

是否需要捐赠的精子？

如果遇到以下情况，人工授精时将使用捐赠的精子。

▸ 男性精子总量非常低（少精症）。

▸ 男性完全没有精子（无精子症）。

冷冻捐赠的卵细胞

几十年来，科学家们通过低温贮藏的方式成功冷冻精子。然而，直到最近，科学家们才实现用同样的技术冷冻卵母细胞而又不降低卵母细胞质量。所以所有用于体外受精的捐赠的卵母细胞都是"新鲜的"。

近几年来，卵母细胞的冷冻技术有了质的飞跃。卵母细胞根据需要可以被冷冻、储藏、运输或者解冻。体外受精中，使用新鲜捐赠的卵母细胞的情况比使用冷冻捐赠的卵母细胞的普遍。但是使用冷冻卵母细胞的受孕成功率越来越高，这项技术也逐渐获得大家认可。2010 年，美国有 18000 例使用捐赠的卵母细胞的体外受精，其中超过 9800 例使用了新鲜的捐赠的卵母细胞，其余的使用了冷冻的捐赠的卵母细胞。

体外受精使用冷冻的捐赠的卵母细胞有以下优势。

▶ 使用冷冻捐赠的卵母细胞时，你无须与捐赠者的月经周期同步，这样就无须应用激素药物，可以按照你的时间来进行胚胎移植。

▶ 当使用冷冻捐赠的卵母细胞时，你可以将发育出的胚胎数量控制在最小化范围内，这对于对多余的胚胎有道德和宗教顾虑的夫妇而言是很好的选择。

▶ 冷冻卵母细胞可以被运输到捐赠者匮乏的地区，或者为特定地区提供种族或民族的多样性。

▶ 因为不必为每一个移植周期进行供者的促排卵或取卵，冷冻卵母细胞的价格可能更便宜。

如果使用冷冻捐赠的卵母细胞的概率不断增加，将会影响捐赠卵母细胞的供应链。现在，卵母细胞捐赠项目通常由生殖诊所来管理。大型生殖机构可以帮助配对捐赠者与受捐赠者，并为双方提供药物支持。早在 20 世纪 80 年代左右，冷冻精子就经历了相似的转化过程。特定的项目不再局限于当地的捐赠者。公办的、私立的、经过认证的精子库成为主导。如果冷冻的捐赠的卵母细胞市场继续发展，卵母细胞捐赠者的挑选过程与精子捐赠者的挑选过程有可能趋同。

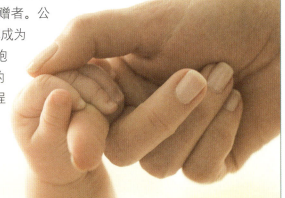

- 有其他严重的精子问题。
- 男性伴侣有射精障碍，如逆行射精。
- 男性伴侣有严重的遗传病或性传播疾病不希望传播给下一代。
- 没有男性伴侣。

某些情况下，那些使用自己精子尝试宫腔内人工授精和体外受精均失败的夫妇会选择使用捐赠的精子。对于无法使用自己的卵母细胞和精子，但是女性伴侣可以接受胚胎移植并孕育胚胎的夫妇，医师会推荐使用捐赠的精子和捐赠的卵母细胞进行体外受精，然后将胚胎移植入女性子宫内。同样，该技术也适用于单身女性或女同性恋夫妇。

通常，对于没有明显不孕问题，只是没有男性伴侣的单身女性或女同性恋夫妇，第一步就是尝试使用捐赠的精子来进行子宫内人工授精。但如果尝试过几次子宫内人工授精都没有成功或者存在降低成功率的因素，那么最好选用体外受精。

过去几十年中，随着卵母细胞胞质内单精子注射技术的不断完善，以及体外受精治疗成功率的不断提升，捐赠精子的角色已经发生了巨大改变。在卵母细胞胞质内单精子注射技术问世前，许多因男性因素不孕的夫妇只能选择捐赠的精子。因为为了确保体外受精的成功率，你需要成千上万的活跃精子。

如今，得益于卵母细胞胞质内单精子注射技术，你只需要给每枚卵母细胞配一枚精子。这就使部分不育男性有可能使用自己的精子。对于精子总量不足或精子存在形状及运动异常导致精子无法穿透卵母细胞的男性而言，可以增大体外受精的成功率。使用卵母细胞胞质内单精子注射技术的体外受精比正常体外受精或使用捐赠的精子的体外受精都要昂贵，但是可以让男性伴侣成为胎儿的遗传学父亲。

精子捐赠如何操作？

在宫腔内人工授精或体外受精过程中使用捐赠的精子并不会对原有过程造成大的改变，只是精子不再来自于你的伴侣，而是提前解冻处理好的冷冻精子。

供精人工授精

在供精人工授精中，捐赠的精子会在接近你的排卵日时被放入宫腔。医师会借助经阴道超声准确监测宫腔内人工授精的过程。

通常在这个环节会配合使用助孕药物，以促进卵巢排出更多成熟的卵母细胞，来增加怀孕成功的概率。你也可能需要服用药物来使子宫内膜变厚，从而为胚胎着床做好准备。

使用捐赠精子的体外受精

在体外受精中，当成功取卵后，准备好的捐赠精子会和卵母细胞在培养皿中结合。随后，受精卵将被移植入你的宫腔。

在某些情况下，卵母细胞胞质内单精子注射技术会用来帮助捐赠的精子与卵母细胞结合。这项技术可以增加受精的成功率，但是更昂贵。额外的费用一般不在保险范围内，因为通常捐赠的精子都是高质量精子，进行常规受精没有问题。

部分女性可能会担心，比起新鲜精子，使用解冻的冷冻精子会不会使成功率降低（所有匿名精子出于检查规定需求，都需要进行冷冻）。通常，使用冷冻精子并不会影响体外受精的成功率。但是冷冻精子在宫腔内人工授精过程中可能没有新鲜精子成功率高。这是因为冷冻会降低精子总量及运动能力。尽管在宫腔内人工授精时，医师会尽可能将精子放在很靠近卵母细胞的地方，但是精子仍然需要游向卵母细胞，并实现受精。当然，医师会在术前评估捐赠精子的运动能力。

捐赠的胚胎

一些生殖诊所允许夫妇将其多余的胚胎捐赠给其他有需要的家庭。这种捐赠对于那些有不可治愈不孕不育问题的夫妇以及因为胚胎原因复发性流产的夫妇是极大的福音。此外，该种胚胎移植对于那些有严重遗传病并且可能遗传给下一代的夫妇也非常适用。

从医学角度看，捐赠的胚胎会简化体外受精流程，因为省去了促排卵、取卵以及受精的环节。然而，从道德和法律角度讲，胚胎捐赠并不简单。

这种第三方辅助生殖比捐赠精子或卵母细胞更为复杂，也更加有争议。胎儿与夫妇任何一方都没有血缘关系，此外，胎儿可能是其他夫妇（供者）养育的孩子的同胞兄弟姐妹。

一些夫妇对胚胎捐赠这个概念不感兴趣。然而，有些人认为接受多余胚胎是一个机会，否则他们就会被"遗弃"，这对有特定宗教或道德观念的夫妇而言是个不错的选择。

捐赠的胚胎和捐赠的精子一样，需隔离6个月，接受各种筛查和检测。同时需要对捐赠者进行心理疏导，确保他们在心理上做好与胚胎分离的准备。最好也介入法律咨询，因为关于胚胎捐赠的法律还不是很健全。

代孕和妊娠载体

传统的代孕是指女性捐赠卵母细胞并提供子宫帮助另一对夫妇完成生育的过程。她可以通过宫腔内人工授精或其他辅助生殖技术来实现怀孕，代孕女性是胎儿的遗传学母亲。

妊娠载体是指同意帮助无法自己妊娠的夫妇来孕育胎儿的女性。不同于传统的代孕，妊娠载体不需要提供自己的卵母细胞，与胎儿没有任何基因关系，仅仅是胎儿的代孕妈妈。

在美国，体外受精过程中使用妊娠载体的病例不超过1%。但是该途径给无法自己孕育孩子的女性带来了福音。而传统的代孕已经逐步被淘汰。这是因为在一些著名的法律案件中，代孕女性请求孩子的监护权并且最终胜诉。出于法律诉讼的考虑，极少有生殖机构提供这项选择了。但是，代孕这个词还是很常见。媒体或公众提及妊娠载体时，常说成代孕。

是否需要妊娠载体？

在绝大多数生殖机构，只有当女性因为合理的医疗原因无法自己妊娠，或怀孕将对母体和婴儿造成极大风险的情况下，医师才会建议考虑妊娠载体。适用人群如下。

- 因宫颈癌或其他原因治疗已切除子宫的女性。
- 怀孕可能引发生命危险的女性，如患有原发性肺动脉高压的女性。
- 遭受过多次中晚期流产的女性。
- 患有宫颈功能不全、子宫先天畸形或子宫严重瘢痕的女性。
- 先天性子宫缺如的女性。

妊娠载体如何操作？

使用妊娠载体时，通常会借助体外受精技术。你通过促排卵、取卵来提供所需的卵母细胞，接着你的卵母细胞与伴侣的精子结合成胚胎，然后将胚胎移植入妊娠载体的子宫。

妊娠载体需要服用药物来帮助子宫做好胚胎着床的准备，并尽可能将其月经周期与你的促排卵周期协调。一旦怀孕成功，她需要做好一切健康怀孕的措施直到成功分娩孩子。

妊娠载体与生物学父母之间的关系因人而异。你可以与妊娠载体保持密切

非常规选择

第三方辅助生殖通常非常昂贵。一些夫妇无法支付如此昂贵的费用，但又迫切地渴望有自己的孩子。这就为私人在线捐赠（尤其是捐赠精子）、家庭助孕治疗及其他非常规生殖技术带来了市场。

只需在网上简单搜索，就可以发现许多关于提供免费或折扣的精子、捐赠的精子送货上门、家用人工授精器械以及自行人工授精操作指南等的信息。你还会发现精子捐赠者的广告，他们愿意将精液样本送货上门或约定在公共场合与你见面。

如果你非常渴望孩子，有可能会被这些非常规生殖技术所吸引。但是请注意，这会带来极大的健康及法律隐患，需要保持警惕。

如果你与授权的精子库合作或者与有执照的生殖专家合作，卫生条例和法律保护自行融入这个过程。如果你选择私下成交，那么你需要对捐赠者的筛选、检查全权负责，并需要查阅当地相关的法律条款。

许多生殖机构不建议选择这些非常规手段。最好与你的保健医师商讨决定，哪种选择更适合你。如果你无法承担特定费用，保健医师会尽可能帮你调整到能够接受的预算方案。

联系,在孩子出生时一同陪伴在产房里。或者在怀孕期间不必与妊娠载体有过多接触。具体安排必须提前与保健医师沟通确认,并请一位律师全程参与拟定妊娠合同。

挑选捐赠者

当你挑选卵母细胞捐赠者或精子捐赠者时,你需要考虑捐赠者的疾病史。你还需要考虑他的家族史、眼睛颜色、头发颜色、种族、民族、身高、体重、血型、受教育程度、职业及爱好等。如果捐赠者的卵母细胞或精子曾经被用于辅助生殖,那么请关注之前捐赠的结果如何。然而,出于个人隐私的考虑,并非所有生殖机构都愿意公开分享这些隐私信息。绝大多数夫妇愿意选择与自己相似的捐赠者——不管是身体特征还是生活方式。

血型及传染性疾病(如巨细胞病毒感染)的筛查也影响着捐赠者的挑选。这些因素相关的母胎之间不相容性会使怀孕过程变得复杂。保健医师需要确认三方的检查结果,包括夫妇双方和捐赠者。

卵母细胞捐赠者

卵母细胞捐赠者通常由卵母细胞捐赠项目或机构负责招募。许多大型生殖医疗机构拥有自己的卵母细胞捐赠项目,并为这些捐赠者提供医疗服务。如果你就诊的生殖诊所没有自己卵母细胞的捐赠项目,那么可以和独立的私立卵母细胞捐赠机构合作。这种私立机构通常不提供医疗检查及治疗。他们仅仅帮助有需求的夫妇实现捐赠者配对。一旦选定,捐赠者就要接受生殖机构的一系列检查与评估,检测合格才被授权捐赠卵母细胞。

为了保护捐赠者的个人隐私,诊所的卵母细胞捐赠项目通常只会透露捐赠者的少量信息。在一个特定区域捐赠者是有限的,所以透露完整个人信息会危害个人隐私。

相反,独立的私立卵母细胞捐赠机构则会提供全国范围内成百上千的卵母细胞捐赠者信息。提供的信息比生殖机构要丰富得多,甚至会包括照片。然而,如果选择与独立卵母细胞捐赠机构合作,你需要支付数千元的管理费,还要支付捐赠者前来取卵的路费、检查费、门诊费以及体外受精的相关费用。

精子捐赠者

严格的精子捐赠法律条款使生殖机构很难拥有自己的精子捐赠项目。许多生殖机构与独立的商业精子库合作。你可以在认证过的精子库查阅、寻找以及筛选在库的捐赠者,挑选自己中意的一位。精子库提供的捐赠者信息各不相同。一些可以免费提供基本数据(种族、身高、体重、眼睛颜色、宗教信仰),但是如果需要查看捐赠者照片或更细节的数据(如受教育程度、职业、爱好、手写字体以及声音),就需要支付费用。有些生殖机构可以帮助匹配外形与你相似甚至与你喜欢的名人相似。由于精子在全国范围内采集并冻存,所以匿名不是什么大问题。

妊娠载体

理想的妊娠载体是年龄介于 21~45 岁的健康女性,至少成功孕育过 1 个宝宝,但不得生育超过 5 次,如果是剖宫产不得超过 3 次。不同于卵母细胞和精子捐赠者,妊娠载体与胎儿的遗传学并无关联,因此头发颜色和身高就不那么重要了。当然,你更希望寻找健康、自我照料良好,并且居住环境对胎儿有益的,比如远离酒精及二手烟的妊娠载体。你的生殖机构会帮助你寻找捐赠者或给你介绍相关的组织机构。

认识的捐赠者

如果你希望认识的人提供卵母细胞、精子或做妊娠载体,需要考虑以下问题:你觉得可以向哪位朋友或家人寻求帮助?日后是否能习惯、适应这样特殊的关系?(如果姐妹是你孩子的遗传学母亲,她是否会干涉你对孩子的抚养)你的安排是否会给其他家庭成员造成压力、紧张或不安?

与匿名捐赠者一样,认识的捐赠者也需要接受一次彻底的医疗检查和筛查。这其中可能包含完整的体格检查、血液检查、药物检查、性传播疾病检查、心理测试等。如果你选择认识的捐赠者,需

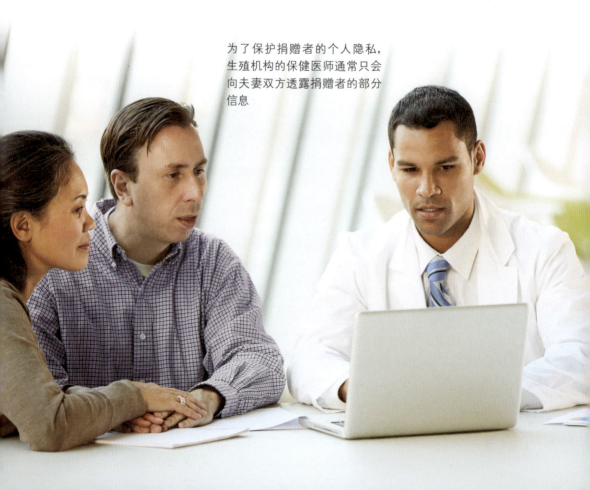

为了保护捐赠者的个人隐私,生殖机构的保健医师通常只会向夫妻双方透露捐赠者的部分信息

> ### 告诉你的孩子他（她）是通过捐赠卵母细胞与精子孕育的
>
> 如果你是通过卵母细胞或精子捐赠成为父母，到了一定时间就不得不面对一个不可回避的问题：你是否要和孩子分享受孕过程？是否选择告诉孩子以及具体透露多少信息完全是个私人问题，取决于夫妇俩的决定。
>
> 你的生长环境及个人经历可能会让你选择对孩子隐瞒所有信息。但另一方面，你又有很强烈的念头试图与孩子分享受孕故事。如果你们还没做好决定或者犹豫不定，那么需注意的是，与孩子分享受孕故事对他们的个人成长是有益的。捅破这层窗户纸总比某天孩子们通过其他渠道突然知道事实要好得多。而且这样也有助于缓解因为保守秘密而给家庭带来的压迫感。
>
> 另外，考虑到孩子将来对家族史的了解，也有必要公开事实。在每个生殖项目中，精子库或卵母细胞捐赠机构对捐赠者信息的公开有自己的规定，而这项规定在你决定对孩子公布事实时会产生效力。
>
> 除了与孩子分享这种经历，还涉及是否告知身边人。一般的原则是要么完全公开你接受捐赠的事实，要么就完全保密。选择性地告诉一些人而对其他人选择隐瞒，会带来意想不到的负面影响。
>
> 如果你们是作为夫妇共同面对问题，请事先商量，争取意见达成一致，双方都可以接受。如果你发现自己困扰纠结于一些问题，请从擅长处理该问题的家庭咨询专家那里寻求帮助。

要在治疗开始前进行检查。

费用与合同

第三方辅助生殖通常比较昂贵。你和伴侣需要承担体外受精或其他辅助生殖技术中的所有常规费用，以及和捐赠者的相关费用。

不管你选择认识的捐赠者还是匿名捐赠者，最好在事前就确定好报酬方案及相关文件。如果选择第三方辅助生殖，最好向法律咨询师寻求帮助。

捐赠的精子

捐赠精子的费用视精子库、捐赠者特点、提供的捐赠者个人信息以及精子如何准备——洗涤或未洗涤等情况而定。每小瓶价格在125~600美元（折合人民币833.875~4002.6元）。每次助孕通常需要一小瓶，此外，还需要为储存及运输费用做好预算。

捐赠的卵母细胞

相比于简单的捐精过程，捐卵过程中促排卵及取卵需要耗费大量时间，也会造成不便及不适。因此卵母细胞捐赠者需要获得相应补偿。绝大多数捐赠者会收到每周期大约 5000 美元（折合人民币 33355 元）的报酬，大多为 2500~8000 美元（折合人民币 16677.5~53368 元）不等，一般不会超过 10000 美元（折合人民币 66710 元）。

一些生殖机构会提供两种方式（通过和其他夫妇共享捐赠的卵母细胞）来降低捐卵费用。第一种选择称为共享捐赠计划或分割捐赠计划。在这种情况下，两三对夫妇与一位匿名卵母细胞捐赠者配对，他们在分享卵母细胞的同时，也分担捐卵费用。在大多数情况下，有足够的高质量卵母细胞可供使用。

第二种选择中没有匿名捐赠者，而是一位也试图通过体外受精怀孕的女性。如果她可以为其他夫妇提供卵母细胞，机构会降低她体外受精的费用。如果你和这样的体外受精患者合作，也可以在分享她卵母细胞的同时，降低你的费用。这种情况仅适用于拥有高质量卵母细胞，并且因为其他原因接受体外受精的年轻女性。

捐赠的胚胎

胚胎捐赠者通常不会因为捐赠获得任何酬劳，因为这样做会让人感觉不道德。

妊娠载体

妊娠载体通常会获得酬劳补偿，包括药物费用、保险费用、法律费用、交通费用、孕妇服装费用、减肥费用以及孕期维生素费用。除此之外，妊娠载体还会因为其耗费的时间、精力以及产生的不适收到补偿费用。这笔费用因你的居住地、妊娠载体、治疗过程以及其他因素而定。使用妊娠载体会给辅助生殖治疗带来数万元的额外费用。

如果你使用妊娠载体，就更加需要法律咨询了。你和妊娠载体需要分别与有生殖法律经验的律师进行沟通。这些专业人士可以帮助起草一份全面详尽的协议，商定所有可能性事件及并发情况。其中包括移植多少枚胚胎、妊娠载体需要代孕几个胎儿、面对高危妊娠时谁有权决定、终止妊娠谁可以陪伴以及如果发生流产怎么处理。

不同地区生殖法律的规定有差别。比如，在美国某些州，妊娠载体及其法定伴侣需要在出生证明上签字，随后进行类似收养的程序，对生物学父母进行认可。在其他地区，要求亲生父母先直接在出生证明上签字。聘用一位当地的、对相关法律熟悉的妊娠载体，可以有效避免日后的各种麻烦问题。

认识的捐赠者

与认识的捐赠者签署的费用协议和匿名捐赠者类似。许多认识的捐赠者并没有获取酬劳的打算，但是一般会在过程结束后收到来自不孕夫妇的贴心礼物。在某些情况下，这也成为夫妇向帮助提供卵母细胞或成为妊娠载体的姐妹或朋友提供财政支持的绝佳机会。

放松心情

第三方辅助生殖对某些夫妇而言是正确的选择,但不一定适合所有人。考虑清楚自己的处境,花点时间想明白这样做的后果。不要害怕与医疗专家沟通这个话题。

如果你周围没有通过第三方辅助生殖生儿育女的朋友,你可能觉得孤单无助。但事实上,有很多夫妇和你的处境一样。可以通过生殖网络论坛或者所在地区的援助组织,尝试与有相似经历的人取得联系。成功的父母通常乐于与他人分享经验,听听他们的经验有助于你做出最有利的决定。

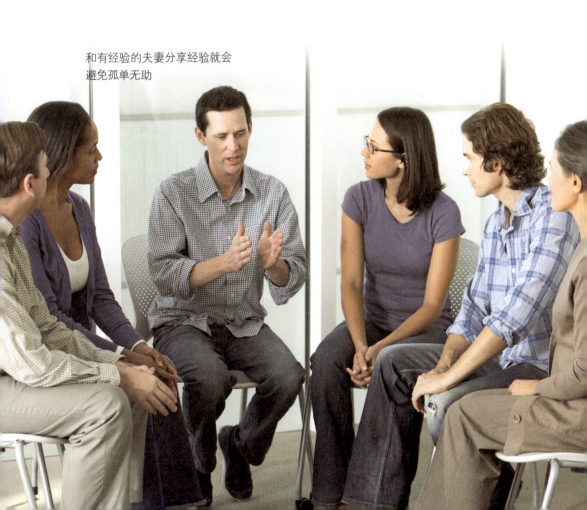

和有经验的夫妻分享经验就会避免孤单无助

阿什利和苏西的故事

阿什利： 当我 2 岁的时候，就诊断出患有原发性肺动脉高压（PPH），这是一种影响心脏和肺部功能的疾病。在我整个童年期及青少年期，这种病并没有带来实质性的麻烦。直到我 21 岁结婚时，才发现影响有多大。

患有原发性肺动脉高压的人无法怀孕，因为患有该病的女性一旦怀孕将面临 70% 的死亡风险。

显然，丈夫和我不愿意去触碰死亡的警戒线。但是，组建家庭对我们是如此重要。所以结婚 4 年之后，我们决定尝试收养。当我们正准备与收养机构联系时，妈妈带给我另一个希望。

苏西： 当时我正在看一个脱口秀节目，嘉宾是一位为其女儿担任代孕妈妈的女性，也就是说这位妈妈用自己的子宫为女儿孕育了后代。我就在想，我可不可以为阿什利做同样的事呢？

我不想给了他们希望后又无法做到，所以我先和医师进行了沟通。我问他："我这个想法是不是很疯狂？"

我的医师并不认为这是疯狂之举，连当地的妇产科医师也这么认为。于是我和女儿提到这个建议，让她好好考虑一下，并和丈夫好好沟通。我还告诉她，如果你们选择拒绝，我不会感到难过。但我也对她说："为什么不可以让我为你这么做呢？"

阿什利： 我告诉妈妈她太疯狂了，她已经快 50 岁了，我认为她年纪太大了。同时，我又感到兴奋。这似乎是场拉锯战。我担心丈夫无法接受由岳母来生育他的孩子。但是丈夫也渴望能拥有自己的亲生孩子。我们也知道这样的做法并不能百分之百成功，但是如果失败我们还可以尝试收养。于是我们同意了妈妈的想法。

我们住在爱荷华州，当地医师安排我们去见一位两小时车程外的生殖专家。专家说，妈妈接受的胚胎来自于我的卵母细胞与丈夫的精子，因此从严格意义讲，我们才是孩子的亲生父母，妈妈只是一个载体。

这个过程很漫长。花费了 9 个月才将胚胎移植到妈妈体内。我们进行了无数次门诊，需要通过许多传染病检查、心理评估与咨询。妈妈和我都要定期接受激素注射。对我而言，激素可以帮助促排卵，从而保证取卵时有足够的卵母细胞；对于妈妈来说，激素可以帮助她的子宫做好迎接胚胎着床以及孕育胎儿的准备。有些时候，这些前期准备使人比较疲惫，甚至会痛苦，但是所有的一切都是值得的：我们第一次尝试就顺利怀孕了。

苏西： 一切都很神奇。我感觉比 20 岁怀自己女儿时要疲惫，除此以外，整个过程并没有我想象中艰难。

可能我丈夫是最紧张的，要担心我们所有人。既担心我年龄太大无法承受怀孕的压力，怕我遇到问题；又担心阿什利用的促排卵药物，担心助孕失败女儿会伤心欲绝。

当然除此以外，还有社会层面的影响，那就是他 49 岁的妻子又怀孕了。在我们的社区里，人们都认识我们，也知道我们在做什么，但是出了小镇，人家也许会想：这对老夫妇究竟怎么了！

阿什利：当我们的女儿哈珀出生的时候，我爸爸妈妈、我和丈夫，4 个人都在产房里。整个过程太快了，我们到达分娩区，40 分钟不到，哈珀就出生了。我爸爸站在妈妈旁边，问了医师 3 次，究竟是女儿还是儿子。

整个过程太神奇了。我们等待了太长时间，直到成功时感觉就像一场梦，我满怀感激。

护士说："谁要第一个抱抱她？"我问妈妈："妈妈，你来抱吧？"妈妈说："我只想看她躺在你怀里。"

苏西：当哈珀 1 岁时，我们决定再试一次，但没有成功。因为移植后并没有成功怀孕。经历这一切却没能成功生育让人感到很沮丧。我们总说"做最坏的打算"，但当失败真正来临时，我们非常心痛。

阿什利：我们很沮丧，但是很快我们就又尝试了，这一次我们期待是双胎。这次怀孕很顺利，两个宝宝在哈珀 2 岁生日前两天出生了，这时我妈妈已经快 52 岁了。我想这可能是我们最后的孩子了，但是我不确定。看看这两个宝宝使我多么筋疲力尽！

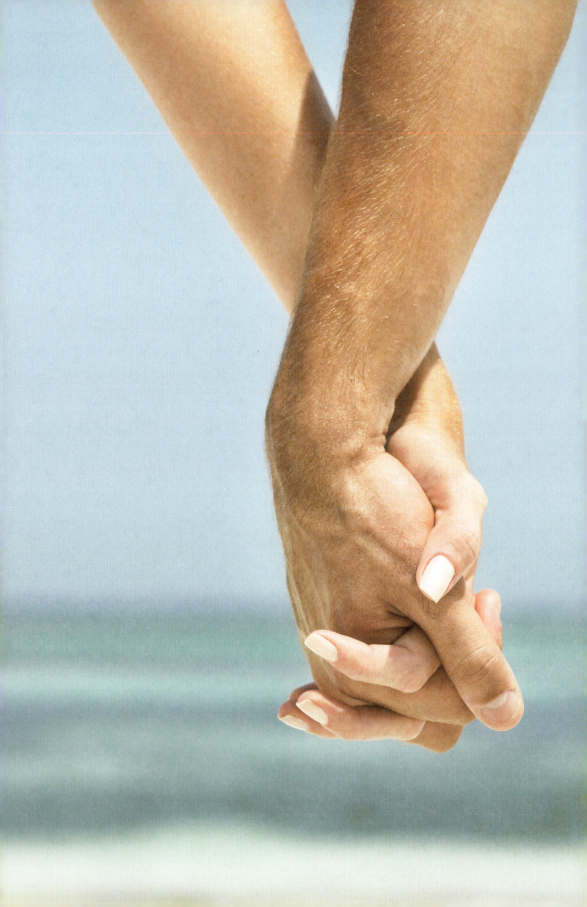

第十七章
应对与支持

如果你正在治疗不孕不育问题，那么不需要一系列研究，你就一定知道压力有多大。你可能每个月都要经历一次情绪起伏，从怀孕的期盼到发现怀孕失败的沮丧和愤怒。你可能还会感受到失去、否认、震惊、麻木、内疚和羞愧。

这些感觉都是正常的。不孕不育治疗是耗精力、耗情感、耗金钱的过程。更不用说耗时间了！但是，不能让不孕不育治疗吞噬你的整个生活。（请慢速重复最后一句话。）

那么如何做到呢？首先，学习更多压力的根源——关于生殖治疗的知识，从而理解自己为何会有这些感觉。尊重这些感觉并意识到它们是现实存在的。然后，尝试多种途径来协调这些感受，以求维持平衡。

另外，不要担心保健医师或其他人会知道你的感受，而应该积极地与他们沟通，以帮助缓解压力。记住每个人的情况都不同，解决问题的方法也不尽相同。保健医师提供的建议可能能够帮助绝大多数夫妇缓解压力，但该建议可能会使你抓狂。同样，朋友或家人说的一些话在其他情况下可能听起来很正常，但是当你面临不孕不育难题时，那些话听起来很刺耳。这很正常，尤其是当你拒绝与他们分享不孕难题的压力时。

此外，不要忽视了你生活中的其他部分，如与家人、朋友相处的时光以及你之所以成为你的本质。进行不孕治疗期间尽可能地保持常态。可以做一些自己感兴趣的事情让自己放轻松。

压力与不孕

研究发现，很多女性在治疗不孕问题时压力很大，像患了癌症或心脏疾病一样。然而，并不是只有女性感到压力。

对于备孕的夫妇来说，不孕与压力、

焦虑和沮丧有关。压力和焦虑几乎伴随着每个月的月经周期逐步上升，每个月到了早孕测试时间达到顶峰。这种压力顶峰会使你时而无比喜悦期待，时而无比沮丧，如坠深渊。

如果怀孕失败，下个月你又会经历压力循环，你无法得知压力什么时候消失，如何消失。有时，你甚至不知道问题出自哪里。整个过程充满不确定性和不可预知性，你根本无法控制。

在这个过程中心情大起大落很正常，给自己留一些空间，让自己哀伤、发誓、跺脚或者痛哭，允许自己发泄。现在人们普遍倾向于逃避不孕带来的压力，而不是积极面对。

压力来源

努力尝试生育一个孩子不是件小事。尝试抵制减少或隐藏你的感情冲动。有很多真正的不孕不育固有的原因导致了压力和焦虑。

身体不适

不孕问题的诊断及治疗可能会时间长、有侵入性、令人尴尬，并产生不适感。常规药物及治疗过程会造成身体疼痛、痉挛、疲惫、肿胀、肌肉紧张，以及食欲和情绪的改变。所有这些治疗的副作用都能把人折腾垮，尤其是治疗持续较长时间时。通常在不孕不育治疗过程中女性需要参与的更多，因此比男性的压力更大。

时间负担

不孕不育问题的治疗需要你和伴侣投入大量时间和精力来配合。从排卵测试到人工授精、定时的性生活，再到取卵和胚胎移植，需要耗费大量时间和精力。治疗过程就像是完成任务一样。

一项研究指出，夫妇在不孕不育治疗上的平均投入时间是125小时，有些夫妇可能超过160小时。当然，投入时间越长，压力也越大。

这可能是因为在不孕不育治疗上花费的大量时间会影响你们的日常生活。例如，你可能要拒绝闺蜜的午餐邀约，而

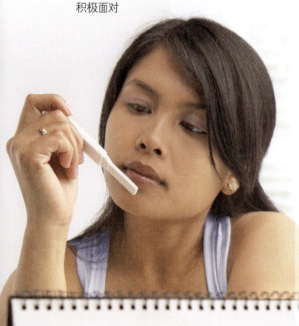

即使不孕，也要接受并积极面对

去和医师见面；你可能要错过心仪的健身课程或家庭晚餐聚会，来接受计划好的药物注射；你可能无法全身心投入工作，也无法接受出差的任务。所有这一切都会加大你的压力，让你除了关注生孩子其他任何事情都无法投入。

财务压力

不孕治疗可能要花费成千上万美元。一些夫妇要省出钱来争取生儿育女的一线生机。有些夫妇无法支付打算多尝试几次的费用。如果你也处于同样的境地，早孕测试结果阴性一定让你心里十分难受。

即使你能够支付治疗费用，了解每项治疗的费用后同样会感到压力很大。如果你和伴侣因为费用预算而争吵，则会进一步加大本来已经无法忍受的压力。

情感损失

很多人在年幼时就盼望着成家立业、生儿育女。但是当你发现自己无法自然生育时，无疑会打乱你的人生计划。

为人父母是很重要的社会角色，如果不能扮演这样的角色会对你造成极大困扰。

不孕是个很大的损失。当你发现自己无法怀孕时，你也会感到自己的计划和梦想也要搁浅了。而且你每个月都会体验这种损失感，尤其是在你特别渴望有自己的孩子时。有些夫妇在不孕不育治疗过程中还可能遭受流产的打击。

外界并不能感受这些损失给你带来的悲恸与哀伤。如果你失去一个亲朋好友，可能会收到哀悼卡片，但是人们还很少意识到不孕不育带来的伤感。即使能够理解其中的悲恸，人们也不知道该如何应对。

因此，不孕不育常会导致孤单感，尤其是你周围的朋友、亲戚、同事和邻居都围着孩子团团转时。

挫败感

如果你一直渴望能有个自己的孩子，那么现实中的不孕问题就会让你感觉自己是个十足的失败者。更严重的是，每个月你的这种感觉都会加深。无论你如何努力，都无法解决问题。如果你习惯于通过自身努力来实现梦想，那么不能自然生育将会让你发疯。

而且，不能自然而然地体会为人父母的感觉也会让人感到羞愧，你可能会觉得自己是有缺陷的。你会因无法为伴侣生儿育女而感到自责，你会觉得自己让两边父母及兄弟姐妹，甚至是让自己失望了。这些感觉会伤害自尊，带来更严重的沮丧和悲哀。

关系问题

如果你和父母采用不同的方式面对不孕不育压力，可能会产生分歧，这些会进一步加大你的压力。

通常，男性和女性面对不孕问题的反应有所不同。女性倾向于表达她们的情感，有时甚至是过度宣泄，以致他人无法接受。而男性则不愿意对此话题做过多论述，相反，他们可能将情感转化到工作中去，或者极力探求可行的治疗方案和措施。

当然，这两种倾向有可能互换。每对夫妇都是各不相同的。有时，男性可能抱怨得更多，而女性则更加安静，倾向于回避探讨这些问题。

不管情况如何，处理方式有分歧都会引发争执和矛盾。比如，你们可能收到朋友新生儿洗礼的邀请，如果有一方试图走出阴影，暂时抛开不孕的困扰，而另一方感觉不安，排斥参加类似活动，那么就可能产生争执。

不孕还会影响你们的性生活。当你过度关注生孩子时，性爱会变成一件琐事，而不是令人愉悦的过程。测排卵试纸和精液样本也显得不那么性感了。有些夫妇在助孕治疗过程中会失去性欲。性功能障碍也是常见的。这些情况会导致夫妇产生隔阂，进一步加大夫妇关系的压力。

对怀孕的过度追求也会影响你与他人的关系。如果你在不孕治疗上耗费太多精力和时间，那么陪伴家人和朋友的时间自然会减少。你也可能会本能地抗拒怀孕的亲戚或朋友，因为她们会带给你更大压力。你可能还会对发表伤害性评论或者反对治疗方案的家人朋友有意见。有这些变化会削弱大家对你的支持，成为另一大压力来源。

请记住，不孕确实是一件压力很大的事，身体上、精神上以及财政上的重压能压垮一切。认清这一点很重要，并尽可能地寻求帮助。

压力的表现

即使你感受不到压力或焦虑，你也可能体验到了不孕压力带来的生理影响，具体表现如下。
- 精神不振。
- 头痛。
- 易怒。
- 失眠或入睡困难。
- 注意力不集中。
- 过度悲伤。

如果你有以上症状，尤其是与医师预约门诊的当天，或当你知道今天要与怀孕的朋友见面，或者一次失败的治疗周期后，你可能需要关注一下应对措施了。

当你处于激素或者促排卵治疗过程中时，很难判断你的真实感受是什么以及原因是什么。试着评估自己的身体，并寻找压力的蛛丝马迹，然后就可以找到相应的应对措施。

何时寻求帮助

长期处于压力状态会影响你的身体健康，如果你始终无法停止想生孩子的事，你体内的压力应激系统始终处于激活状态，肾上腺素及皮质类固醇的水平持续维持高水平，心率与血压居高不下。这会引发更多的健康隐患。这时，就需要和咨询师探讨如何更好地应对压力了。

在接受助孕治疗的过程中也可能会感到沮丧，尤其是对于有抑郁症病史或有抑郁症家族史的夫妇。

如果你感觉自己的情绪已经无法控制，那么最好寻求帮助。情感高压在助孕治疗中极为常见，但是如果持续性高压已经影响你的正常生活，那么就必须及时寻求咨询。生殖机构会有妊娠咨询的心理专家，或者保健医师会推荐你找当地的其他咨询师。

如果出现下述症状，请务必寻求帮助。
- 你被怀孕的念头困扰。
- 你被不孕不育带来的愤怒感、罪恶感及羞愧感包围。
- 随时随地都处于情感高压，并非只在治疗期间感到压力。
- 绝大多数时间都感到沮丧或焦虑。
- 经常为了鸡毛蒜皮的小事感到愤怒或沮丧。
- 对正常生活失去兴趣或愉悦感。

如果感到压力极大或愤怒，你可能需要中断助孕治疗，喘口气。之后，可以再次整装待发。

性功能障碍

在助孕治疗过程中很容易发生性功能障碍问题，这不奇怪。

长期关注促使妊娠而不是性生活本身会逐渐吞噬你们对性生活的激情与愉悦感。每个月循规蹈矩地按照月经周期及药物指令进行性生活有害无益。

许多夫妇反映诊断及治疗期间的性生活变得具有机械性、目的性。如果你和伴侣因为争执不休而渐渐疏远，情感上的隔阂也会影响性生活。

基于以上原因，你在性爱过程中会感到性欲低、满意度低，越来越难达到性高潮。不孕不育还与勃起障碍有密切联系。这些由助孕治疗导致的和性相关的副作用通常令人尴尬与局促，尤其是当它们发生在受孕日需性交时或治疗需要采集精液样本时。

所幸的是，这些问题通常都是暂时的。绝大多数夫妇在治疗结束后性生活就恢复正常了。

然而，你还是需要和医师或咨询师

一起努力，尽可能在治疗期间避免这些问题出现。他们会采取措施帮助你们修复夫妇间的情感与性爱关系。

应对措施

尝试不同的应对措施以及解压策略，看哪种对自己有效。常用解压方法不一定适用于所有人，也不一定局限在旅游或瑜伽上。每对夫妇应对压力的方式都是不同的。

适度运动有助于改善心情，但是记住，剧烈运动对于生殖和受孕来说是一把"双刃剑"。

尝试多种应对措施，看看哪种最有效。如果你不喜欢某种方法，找出不喜欢的原因。记得吸取经验后继续前行。

最适合你的应对措施取决于你的压力来源。比如，如果你感到身体压力或不适，放松是最好的选择（详见11页）。如果你遇到人际关系问题，最好优先考虑和伴侣一起参与的解压方法。

总体而言，尽可能关注自己可以掌控的事情，并知道如何应对自己无法掌控的。其余的就都交给你的助孕治疗小组吧！

支持团队与咨询

很多证据显示，社会支持可以帮助排解因不孕不育导致的压力与焦虑。如果你有一大帮亲朋好友理解你、支持你，那就太好了。许多夫妇从其他也同样面临同样不孕问题的夫妇那里得到了很多支持和帮助。

一个包括专家和病友的支持团队可以帮助你排解孤独感，当你面临困难抉择或寻找新办法时，支持团队可以提供很多有价值的信息及亲身经历。

当你尝试加入支持团队时，并没有必要与一群陌生人分享你的个人性生活情况。你可以自己决定共享哪些信息。无论你选择共享还是不说，你都可以从那些理解你处境的人身上获得经验以及情感的支持。

医师可以给你推荐一个当地的组织，你也可以在当地找寻全国不孕不育协会组织的支持团体。

尽量不要因为一次见面就给团队定性。一开始都需要一些会面让彼此放轻松。可能你在确定一个适合自己的团队前要多尝试接触一些团队。最好和团队领导和其他成员保持联系，你会自然而然地与适合自己的组织更为亲近。

其他应对措施

绝大多数夫妇会依靠一系列综合措施来帮助自己应对不孕带来的压力。如果你已经发现适合自己的应对措施，那么继续保持就可以了。如果需要，再考虑加入其他措施。

阅读不孕不育相关书籍

对于某些人来说，知识就是力量。如果你也是这样的，那么就开始吧。如果你需要寻找一些可信的关于不孕的信息，咨询你的保健医师。

了解不孕的诊断及治疗细节会有助于你感觉到掌控力，为更好的选择做准备。了解相关知识还有助于你评价他人的建议，并向关心你的人介绍自己目前的处境和状况。

学会倾诉

与伴侣建立每周例会制度，例会可以定在周三晚餐时间，也可以定在周日骑行后的时间。借助这段时间来沟通进展以及彼此的想法。在重要的决定上一定要坚定信心，认真对待每一次就诊或计划。在不孕不育治疗这件事上，必须和伴侣保持步调一致。对不孕不育治疗持有不同意见的夫妇，每周开一次例会很重要。一次目的明确的例会可以给试图倾诉的一方绝佳的机会。你们可以进一步制定计划。对于不想讨论的一方而言，可以规定讨论的时间，而不用担心被喋喋不休的讨论困扰。

识别不同的应对方式

每个人应对困难处境的方式不同，因此夫妇双方要尊重对方的选择，并提供支持。

以不愿意讨论不孕话题的人为例。如果你的伴侣恰好是这样的，你可能会觉得他那张紧闭的嘴就是麻木不仁的信号。你会认为他不想谈这个话题是因为他并没有受到不孕不育问题的干扰。但是，如果你静下心来想想他选择的处理方式，你就会明白如果长时间谈论这个话题会让他觉得自己很失败。他更关注未来，所以对他而言重温上个月的治疗是件极其痛苦的事。

与其试图说服伴侣持有和你一样的应对态度，不如鼓励他按照他喜欢的方式来。可以真诚地共同商讨哪种方式对两个人都有利。不要指望伴侣在不接受指导的情况下就会按照你的需求来安慰你。有时你需要从其他人那里寻求安慰。别忘了，两个人最初建立关系的时候正是对方身上不同于自己的地方吸引了彼此。

如果你觉得确实有必要表达自己的感觉，可以通过支持团队、咨询师或好朋友来倾诉或宣泄。伴侣可能不是你长篇大论的最佳损友，但是他们会理解倾诉对你的重要性，也会欣然给予你和他人尽情交谈的足够时间。或许在散完步或享用完冰激凌之后，两人可以聚在一起，这时可以谈些其他的话题。

重燃浪漫的情怀

和伴侣做一些无关性爱的事。如果治疗结束后，发现并没有妊娠成功，至少你们还拥有彼此。因此双方互相依偎，享受二人时光很重要。

可以一起听一场音乐会，打网球，划船，在喜欢的餐厅订餐，在家里准备烛光晚餐，来一场说走就走的周边游，尽情打扑克，享用咖啡或者聊聊杂志。

当你们通过室外活动恢复两人的关系时，也就会恢复往日的性爱生活。丈夫记得给妻子一个吻，向她传达爱的讯息。即使受孕的可能性很小，也要保证每月至少一次性爱体验，记住这不是为了怀孕，而是保持亲密。

学会减压技巧

这些技巧包括冥想、想象以及深呼吸。如果定期训练，放松练习可以调整你的压力应激系统，降低心率，缓解肌肉紧张度，帮助你关注当下。你可以在瑜伽训练师的指导下进行练习，也可以通过网络课程或演示来自学。尝试多种途径，看哪种对你最有效，然后坚持训练。如需更多放松技巧的信息，请查看 11 页。

诚实面对家人和朋友

你的家人或朋友可能不太了解不孕不育问题，你需要和他们解释目前自己正经历的一切，这样他们才可以理解并鼓励、帮助你度过困难时期。

你无须隐瞒自己的诊断及治疗。告诉朋友和家人你想让他们知道的一切。接着，告诉他们自己的情绪以及他们可以为自己提供何种帮助。如果你需要建议或指导，不妨让他们知道自己的需求；如果你对某些话题比较敏感，或者你想倾诉一下，也务必让他们知道。

如果一位善意的朋友或家人并没有提供你需要的帮助，让她们知道。如果你感到这段关系让自己倍感压力，不妨保持一定距离。没有经历过不孕不育之痛的人有时会意识不到自己的话语及行为是带有伤害性的。

拒绝令人难受的场合

如果你觉得出席某些场合很痛苦，比如参加新生儿的洗礼，或者和朋友的孩子一起聚餐，那么就找个理由回避吧。如果你感觉到不适，请忠实于自己的感受。

如果是密友邀请你，情况可能会变

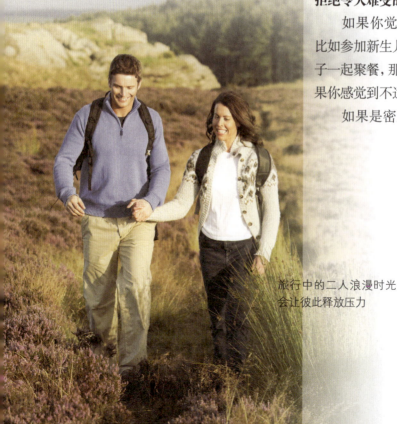

旅行中的二人浪漫时光
会让彼此释放压力

得较复杂。告诉她自己确实为她高兴,并告诉她自己正在努力面对不孕问题,不太适应与孩子相处。让她知道你可能要缺席一段时间,来处理自己的情绪问题,这并非是友谊的终结。

考虑下自己如何规避令人难受的场合而又不会伤害朋友情谊。如果你拒绝了一次洗礼或晚餐的邀请,不妨发出咖啡或电影的邀请。这样你就不会使自己处于被动尴尬的境地。

保持写日记习惯

记录自己的情感及经历,可以帮助你更好地应对压力。记录你的纠结与痛苦,也有助于观察自己的压力水平,克服这些之前没有意识到的问题。此外,你可以为自己写日记,或者与你的伴侣或者支持者分享重要的想法。

放松自我

如果你过分关注怀孕,你可能会担心自己的生活习惯和生活方式影响怀孕。你可能对饮食会特别谨慎,理论上这个想法没问题,但是很难长时间维持。你也没必要拒绝每一杯咖啡和酒。

善待自己

花一些时间去做自己喜欢的事情,尽可能地维持正常的生活节奏,接受你可能体验到的生活琐碎和不和谐的声音。相信自己,这种生活不会持续太长时间。

问题:压力是否会影响生殖治疗取得成功?

回答:如果你可以放松自己,就可能会怀孕。如果你停止对不孕的担忧,没准就能怀孕。

如果你从善意的家人、朋友或熟人那里听到这种建议,可能会好奇它的真实性。(你可能因为"并没有担心"而感到担心。)

事实上,单纯的压力不会导致不孕。还有证据显示适当的低压力可以提升受孕率。

那么压力是否会影响助孕治疗呢?压力是否会影响体外受精的成功率呢?很多研究试图寻找这两个问题的答案。一些研究表明,高压力值与低生育率有关,另外一部分研究指出,压力不会显著影响生育。

所以,没有人能够保证你尝试减压措施后就一定能提升受孕率。但是学会应对不孕带来的压力可以让你感觉更好,还可以改进你与伴侣之间的关系。

第五部分
特殊考虑

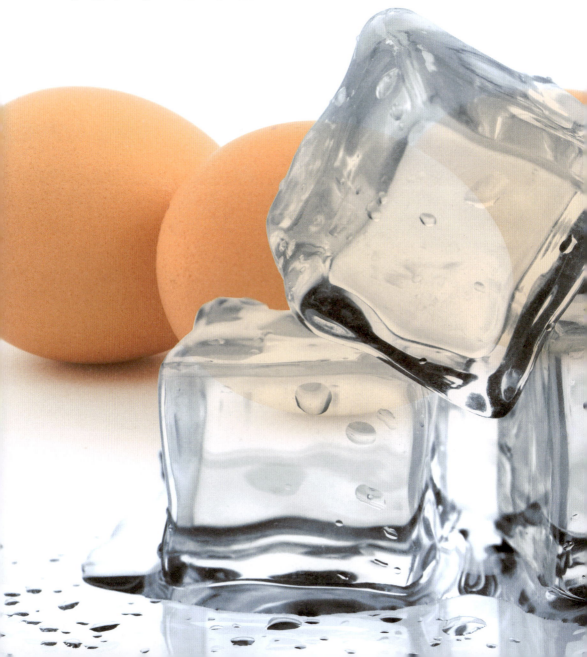

第十八章
生育力保存

在人的一生中，有时会经历危害生育力的事件。也许，你也曾有这样的经历。你原本希望有一天可以组建一个家庭，生一个甚至是几个孩子，但如果健康状况出了问题，比如患了癌症，你就会怀疑梦想是否还能实现。幸运的是，有一些保存生育力的方法，能使你未来为人父母的希望有机会变成现实。

如果你有严重的健康问题需要治疗，就不难发现一些疾病的治疗可能会导致不孕。某些癌症的治疗就是最常见的例子。幸运的是，在治疗开始前，会先采取一些手段来保存卵细胞和精子，使你们在疾病治疗后仍有成为生物学父母的可能。这就是所谓的生育力保存。

辅助生殖技术的发展，如胚胎冻存和体外受精，使生育力保存成为可能。不仅那些面临健康威胁的人选择生育力保存，那些希望先立业后成家的女性和还没有做好当母亲准备的女性，也越来越多地选择生育力保存。

生育力保存的原因

新发癌症是选择生育力保存的最常见的原因。因为癌症的治疗方式主要是放化疗，会不同程度损害生育力。治疗带来的生育力问题可能是暂时的也可能是永久的。可能在治疗后立即出现，也可能延迟出现。

癌症

癌症相关的不孕不育可能由手术切除病灶导致，如男性的睾丸癌、前列腺癌及女性的卵巢癌。不孕也可能由癌症治疗的副反应导致。放、化疗均可能引起不孕不育，影响程度取决于选用的药物及放疗的部位。

化疗

化疗对生育力的影响因素有很多：如药物种类、剂量、疾病的类型和分期以及给药途径（口服还是静脉给药）。

治疗癌症的药物多为烷化剂，包括

异环磷酰胺、丙巴卡肼、苯丁酸氮芥、环磷酰胺、白消安、卡莫司汀、洛莫司汀以及顺铂。其中顺铂是对生育力损伤最严重的。对于女性来说，用于治疗乳腺癌、白血病及淋巴瘤的环磷酰胺，是造成生育力损害的常见药物。有时药物不会完全破坏生育力，但会降低卵和精子的质量。

患者接受化疗时的年龄也是需要考虑的重要因素。年轻男性与较为年长的男性相比，精子质量受化疗药毒性的影响较小。女性也有类似情况。30 岁以下的女性化疗后发生不孕的概率要低于高龄的女性。

其他癌症用药

激素治疗可以被应用于某些癌症，包括男性前列腺癌和女性乳腺癌。激素治疗也会影响生育力。然而，这样的影响通常是可逆的。一旦治疗停止，生育力将会恢复。

一些用于癌症治疗的新型药物对于生育力的影响尚不明确，如癌症疫苗、免疫治疗及生物反应调节剂。

放疗

放疗对于生育力的损害不比化疗小。研究表明，睾丸接受小剂量的射线照射并不影响精子的质量。但男性如果因早期睾丸癌接受局部放疗或在骨髓移植或干细胞移植前接受全身放疗，则可能对生精功能产生不可逆的损害。

对于女性，放疗也可能比化疗对生育力的损害大。损害的程度与放射的部位、范围的大小、放射剂量及女性患者的年龄有关。放疗对于卵巢内的未成熟卵细胞危害尤其大。放疗对子宫也有损害，在接受放疗后如果成功妊娠，妊娠期胎儿生长受限及早产的风险都会升高。

其他药物

除了癌症，其他疾病及对疾病的治疗也可能影响生育力。用于治疗重型地中海贫血、再生障碍性贫血、范可尼贫血和骨髓增生性疾病的干细胞移植可能损害生育力。

在女性患者中，糖尿病、多发性硬化、甲状腺功能障碍、原发性肾上腺功能低下、重症肌无力、克罗恩病、红斑狼疮、自身免疫性血小板减少及类风湿性关节炎等自身免疫性疾病都与卵巢早衰有关。不孕也可能由染色体或基因异常相关疾病引起，如特纳综合征，X 染色体三体综合征及脆 X 综合征。

个人因素

有时，健康的女性，甚至一些男性，也会要求生育力保存。为什么？他们希望有朝一日可以拥有自己的孩子，但现在还没有做好准备，或觉得现在并不是一个合适的时间。如果你也是这样，那你可能会担心当你完成了学业、事业及生活的其他方面都步入正轨，你的身体却不在最佳状态了，到那时再尝试怀孕，可能就太晚了。为了提高以后获得自己孩子的机会，女性可以采取一些措施来存卵。同样的，男性也可以保存精子。

因为个人因素要求生育力保存对于

女性来说有更重要的意义。因为男性可以持续地产生精子，而女性卵细胞的数量和质量是随着年龄的增长显著下降的。这就导致随着年龄的增长，怀孕越来越难。35 岁以上女性发生不孕的概率显著升高，99% 的 45 岁以上女性存在不孕问题，而男性的生育力可以维持至更高的年龄。

如果女性在年轻的时候进行了生育力保存，那么将打破上述规律。她将在之后的很长一段时间里拥有成为生物学母亲的机会，因为在任何年龄子宫都能对激素治疗有正常的反应。

咨询专科医师

如果你正面临生育力损害的风险并考虑进行生育力的保存，那么第一步，你应该去咨询生殖专科医师。在开始阶段，生殖专科医师可以帮助你了解自身状况和可能面临的选择。他们可以通过答疑解惑来缓解你的紧张情绪，并且对随后的治疗方案给予建议和指导。

研究显示，女性癌症患者与男性患者相比更不愿意接受生育力保存的相关信息。如果你想将来拥有一个自己的孩子，就要主动与你的医师沟通。

如果你就诊的医院没有生殖内分泌专科医师，妇产科医师和肿瘤医师也会回答你关于生育力保存的问题或向你推荐附近的有生殖内分泌专科医师的医院。生殖医师将与你现在的医师共同确定你的愿望和需求。

对于因个人因素要求推迟生育的人来说，生殖专科医师会综合考虑现有的治疗方案和重要因素。

女性的选择

希望保存生育力的女性可以有比男性更多的选择。如果考虑保存生育力，你的选择取决于个人情况，包括疾病类型、推荐的治疗方案，及治疗是否必须立即进行。在治疗前与你的医师共同讨论可选的方案。某些情况下，可以尝试的选择不止一种。

要记住，许多生育力保存的过程需要一些后续的操作才能成功怀孕，如宫腔内人工授精或 IVF-ET。这些操作细节在第十四章及第十五章中曾经讨论过。

更为重要的是，要记住即使不借助辅助生育技术，你仍有自然妊娠的机会。一些夫妇已经打破常规成功怀孕，尽管药物治疗已经威胁了她们的生育力。

胚胎冻存

胚胎冻存是最常见且最成功的保存女性生育力的方法。其过程包括培养和冻存可供日后移植的胚胎。研究显示，90% 的胚胎能够经受住冻存和解冻的过程。不同的生殖中心解冻移植成功率相差很大，一些可以进行多胚胎移植的中心成功率可以达到 60% 以上。实际上，冻存 20 年的胚胎仍可以成功妊娠。

过程

胚胎冻存的过程从女性促排卵开始，经过促排卵药物的治疗，同时发育多个卵泡，可以得到多个成熟的卵细胞。对于大多数女性来说，这个过程可能需要大约2周时间，在这段时间里，通过阴道超声监测及血液检查激素的情况来评估卵泡的发育。一旦监测到卵泡成熟，则行取卵术，并将取得的卵细胞与精子结合受精成为胚胎后冻存。更多胚胎冻存的内容参见第十五章。

需要考虑的问题

尽管胚胎冻存已经成为最常用的保存生育力的方法，但仍有不足之处。已经确定的是，一些促排卵药物可以升高女性的雌激素水平，这对一些雌激素依赖的肿瘤有不利影响。考虑到这个问题，医师们采用了较为温和的促排卵方案，如芳香化酶抑制剂等降雌激素的药物，并且肿瘤医师也认为即使是雌激素依赖的乳腺癌患者，也可以接受短时间的促排卵。生育力保存过程中能达到的最高雌激素水平也仍低于正常妊娠的雌激素水平。

一些女性还存在精源的问题。对于没有男性伴侣或者不愿意接受赠精的女性，胚胎冻存就不是一个理想的选择。那些有男性伴侣的女性，如果让他们在并未商议好共同抚育孩子的时候突然做这样的决定，在感情上也是很难接受的。在接受疾病治疗的过程中讨论这件事也是很有压力的。

卵巢组织保存

研究中心一直在寻找保存生育力的不同方法，一种已知的方法是卵巢组织冻存。在这个过程中，全部或部分卵巢组织通过微创手术的方式被移除。切下的卵巢组织被切成小条并冷冻储存起来。在一名女性的全部治疗结束后，这些组织可能被解冻并移植回体内。通常是移植到输卵管附近，偶尔也会移植到腹部皮肤甚至前臂皮肤内。

研究显示，移植后的卵巢组织可以形成新的血供并且产生激素，但是这些移植的卵巢组织仅能维持几个月活性。在少数情况下，这些移植的卵巢组织可以排卵，并通过取卵后在实验室受精。

到目前为止，这个方法的活产率极低，但研究者们仍在继续这个项目的研究，看是否能通过改进来提高成功率。研究者已经能够在实验室中将未成熟卵细胞在体外培养至能够受精的完全成熟卵细胞。

对于卵巢起源的癌症或可能转移至卵巢的癌症，卵巢冻存并不是合适的选择。而且，由于移除卵巢组织要通过手术来完成，卵巢冻存对于要通过手术来治疗疾病的患者也不适合。大部分生殖中心不希望患者接受多次手术。

卵母细胞冻存

生育力保存的另一种方法是卵母细胞冻存，甚至比胚胎冻存更为常见。促排卵及取卵的过程与胚胎冻存相似。不同之处在于得到的卵母细胞被直接冻存，并不经过受精。

需要考虑的问题

卵母细胞冻存与胚胎冻存相比有明显优势。最重要的是，不需要男性伴侣或供精者。也可以避免成功妊娠之后剩余胚胎的处理问题。

不足的方面是，人类的卵细胞并不像胚胎那样可以很好地耐受冷冻。尽管有相似之处，但人类的卵细胞和鸡蛋是不同的。相同之处在于，它们都很大，不只包含与精子相同量的DNA，还包含胚胎早期发育需要的许多其他物质。由于卵细胞的主要成分是水，在冰晶形成的过程中很容易受到破坏。帮助细胞分裂的结构（纺锤体）也可能在冻存过程中遭到破坏。

所以，就像鸡蛋本身冻起来很困难，但是鸡蛋做成的蛋糕和饼干就很容易冻存一样，人类卵母细胞的冻存和解冻就比胚胎冻存困难得多。

然而，随着技术的发展和进步，在不远的将来，卵母细胞冻存后的复苏率可能会与胚胎冻存复苏率相近。

放疗防护

卵巢放疗可能导致不孕。所以，因为癌症或其他疾病需要盆腹腔放疗的女性，应该选择放疗防护，又称为性腺防护。在这个过程中，小块的铅护具被放置在卵巢的位置以减少放射的剂量。

放疗防护对于一些女性有效，但也有局限性。当需要放疗的部位距离卵巢较远时，防护较为有效。同时，需要专家评估以确保防护不会影响病灶接受足够的放疗剂量。

卵巢移位

一些确诊癌症的女性在治疗过程中只接受放疗而不做化疗。另有一些在放疗过程中需要添加化疗药物辅助治疗，但这些药物不损害卵巢功能。这样的患者有做生育力保存手术的条件，如卵巢移位术或者卵巢固定术。

过程

在这个过程中，手术改变卵巢在盆腔中的位置，使它们远离盆腔放疗区域。术后，患者的卵巢将永远保持在新位置，除非以后出现不孕相关问题，否则不会再把卵巢移回原位。卵巢移位术适用于需要放疗的妇科肿瘤患者，以及脊柱肿瘤、结直肠癌、肛门癌患者。

卵巢移位术可以行开腹手术，但相比之下腹腔镜手术并发症少、恢复快，是更好的选择。这意味着术后可以更早地进行放疗。腹腔镜术后1~2天就可以接受放疗。事实上，手术和放疗之间间隔时间越短，卵巢移动回放疗区域的机会就越低。

经过适当的处理，卵巢移位术可

以减少卵巢95%的放射暴露剂量。并且，研究显示，40岁以下的癌症患者，有60%~89%在卵巢移位后卵巢功能完全不受影响。如果手术并没有成功保护卵巢功能，可能是由于散射的放射线影响了移位的卵巢，或者血管损伤影响了卵巢的血供，或者放射剂量过大。

需要考虑的问题

相比保存生育力的其他方法，卵巢移位是有缺点的。该手术不适用于40岁以上的女性。高龄女性已经存在卵巢衰竭的风险，而卵巢移位术增加了这个风险。卵巢移位术也可能引起卵巢功能异常，从而导致卵巢囊肿的发生。并且，由于卵巢被移至盆腔的较高位置，医师在盆腔检查中发现卵巢癌的概率降低。

宫颈锥切术和广泛宫颈切除术

对于宫颈癌的患者，手术去除病灶是最常见的治疗方法。治疗过程导致的不孕，取决于病灶的位置和癌症的分期，以及去除多少组织。病灶较小且局限的患者，有条件进行生育力保存，特别是癌症早期。目的在于尽量保留完整的子宫使患者有怀孕的机会。

过程

宫颈锥切术是从宫颈上去除一大块包含肿瘤病灶的锥形组织，术后子宫是完整的，宫颈也得以保留。故而能够作为极早期宫颈癌女性的普遍选择。类似的术式称为广泛宫颈切除，术者将在手术中去除部分或全部的宫颈及宫旁组织。

广泛宫颈切除也是保存生育力的一种方法。有研究显示，宫颈广泛切除术后，不孕发生率为14%~41%。在术后妊娠的患者中，2/3能成功分娩。肿瘤复发率与广泛子宫切除术后相近。

需要考虑的问题

广泛宫颈切除术后有一些潜在的副反应，包括慢性阴道排液、阴道不规则出血、闭经、痛经以及再造的宫颈口糜烂。广泛宫颈切除和宫颈锥切术均能导致宫颈狭窄。手术也影响了女性形成宫颈黏液栓的功能，孕期宫颈不能保持闭合，使孕妇和胎儿面临感染和早产的风险。

推荐锥切术后的女性于术后2~3个月后再行试孕，广泛宫颈切除术后则需要等待6~12个月。由于术后妊娠期出现并发症的风险极高，建议寻求母胎医学专科医师的帮助。广泛宫颈切除术后妊娠的患者，分娩方式均为剖宫产。因为如阴道试产可能导致手术再造的宫颈发生撕裂，导致大量出血。

男性的选择

如果一名男性出现了影响生育力的健康问题，他可以通过两种方式保存生育力：精子冻存或性腺防护。这里的性腺防护指的是保护睾丸不受放疗的伤害。

精子冻存

与冻存女性的卵母细胞相似，男性的精子可以被冷冻储存在精子库以备将

> ### 儿童和青少年的生育力保存
>
> 　　患有严重疾病的儿童和青少年可能需要接受损害生育力的治疗。有时，这些孩子的父母可能会咨询是否可以进行生育力保存。对于已经度过青春期的青少年，可以考虑常规的生育力保存方式，如卵母细胞冻存和精子冻存。对于尚未性成熟的儿童，现存的方法都是实验性的。已有一些关于儿童卵巢组织冻存并在后来移植回去的报道。同样的，睾丸冻存也已经被应用于年轻男性。

来使用。精子冻存便于操作、技术成熟，因此，对于年轻的男性，通常建议在肿瘤治疗前先行精子冻存。一些男性可能正面临生育力损害的问题，但他们现在并不确定自己是否想要一个孩子。如果冻存了精子，就可以不必现在就做这个决定了。精液样本可以储存几年甚至几十年，解冻后仍能得到有生育功能的精子。如果样本不被使用，则可以选择销毁或捐献给科学研究。

过程

　　手淫是最常用的获得精液样本的方法。精子库会为此提供一个私密的房间。通常会建议患者提供 3 份精液样本，取样间隔 48 小时。研究显示，间隔 2 天以上再次取样可能提高样本的精子计数。但如果十分必要的话，也可以缩短取样间隔时间。在取样之前，要求禁欲 2~5 天（任何能够引起射精的行为均应禁止），但不要超过 5 天。

　　对于面临癌症治疗的男性，需要尽快采集精液样本以便尽早开始治疗。在接受任何可能影响精子质量的治疗前（如放疗和化疗）采集样本是十分必要的。一次治疗就可以对精子的 DNA 造成影响。

　　如果患者无法或不愿意通过手淫的方式获得精液样本，可以用一种特殊的无毒的避孕套在性生活过程中留取标本。市面上出售的避孕套因为含有化学杀精剂，不能用来储存精液样本。

　　对于射精障碍的患者，有一些其他的选择。一种是阴茎振动刺激，就是在阴茎头部放置一个振动器导致射精。另一种是电刺激射精，在直肠中置入探头释放电脉冲来引起射精。还有一种可以直接从睾丸中获得精子的方法，称为睾丸穿刺活检术，可以在门诊手术室局麻下操作。

　　采集的精液样本在实验室评估并冻存。生殖医师会根据检查的结果向患者提供保存方式的建议，方式的选择取决于冻存的精液量及双方是否存在其他不孕因素。在你做好生育准备时，可以解冻精液，通过宫腔内人工授精的方式输入女性伴侣体内，或用于体外受精。大体上，解冻精子的妊娠率与新鲜精子无显著差异，但周期妊娠率新鲜精子高于

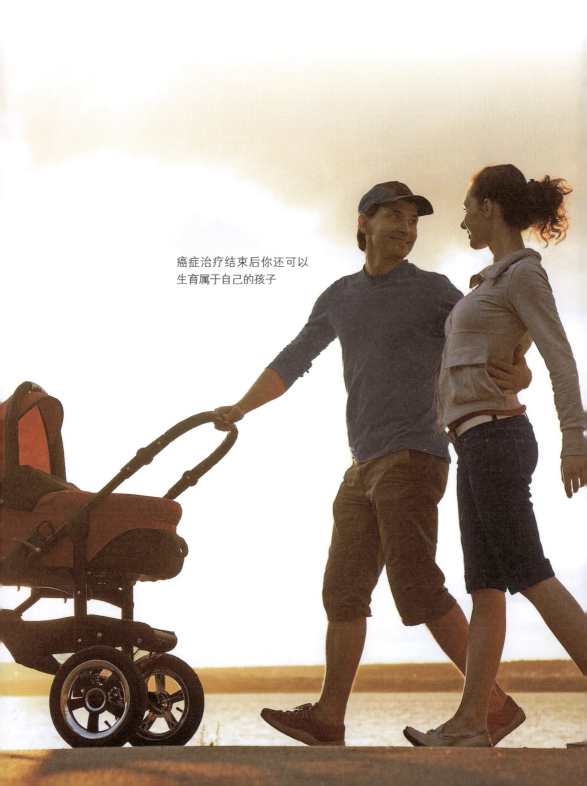

癌症治疗结束后你还可以生育属于自己的孩子

解冻精子。

在辅助生育技术刚刚起步时候，只有计数正常的精子可以在精子库保存。随着技术的进步，有了卵浆内单精子显微注射技术（ICSI），可以将单个精子注射入单个卵母细胞内使其受精。这样即使重度少、弱精患者也可以选择冻存精子。

需要考虑的问题

与胚胎冻存和卵母细胞冻存相似，精子冻存是很昂贵的。然而，这比女性生育力保存需要的花费要少得多，因为在过程中不需要用药且实验室操作费用较低。如果你担心费用问题，可以比较不同的中心给出的方案，在其中选择经济上可以负担的方案。许多精子库也有对癌症患者提供资金支持的项目。

放疗防护

需要接受盆腔放疗的男性癌症患者，如睾丸癌患者，建议采用性腺防护以保存生育力。护具减少了睾丸接受的放射量。在其他一些需要盆腔放疗的疾病治疗中，也应该进行性腺防护，如前列腺癌、膀胱癌及某些类型的结肠癌。

展望

如果你正在面临危害生育力的疾病，比如癌症，在完成疾病的治疗后，你仍可以有自己的孩子。可能方式与你的计划不同，但如果能转变思路，你会发现可以有很多选择。

如果你因为没有做好为人父母的准备而考虑生育力保存，也可以放心，因为随时都可以得到这方面的帮助。

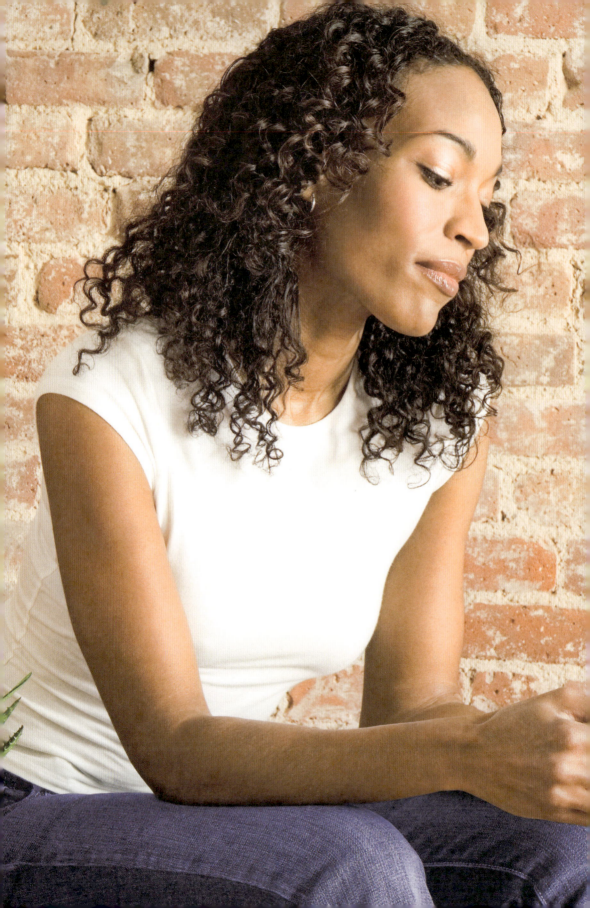

第十九章
特殊情况

也许你是一名单身女性或男性，但却十分希望能有一个自己的孩子。又或者你是同性伴侣中的一员，渴望拥有一个完整的家庭。这样的人不在少数。现如今，家庭的模式不是一成不变的。可以有多种形式和变化，任何一种形式的家庭都可以养育孩子。同时，现代医学的进展也为单身人士和同性伴侣打开了这扇门，这在过去是完全不可能的。

不考虑特殊情况，你能否成功地养育孩子与家庭结构和性取向关系很小，而与你在养育过程中和孩子的关系有关。你孩子的情感、身体及精神健康都与你身为父母的能力、安全感、经济情况及社交圈是否稳定有密切的关系。

选择成为单身父母

近30年来，美国单亲家庭的孩子不断增加。其中一些因为离异或丧偶，而另一些是希望自己独立抚养孩子而做出了这个决定。

自愿做单身父母的人通常会在年龄较大的时候才为人父母。美国的高龄单身父母数量在增加。35岁及以上的单身母亲增多，而青春期的单身母亲数量在减少。实际上，在2010年，美国30岁以上分娩的女性中，有1/5为未婚女性。单身父亲的数据更难获得，但有证据指出这一数字呈升高趋势。

作为单身父母，你会和其他的新手爸妈有一样的快乐和烦恼，无论他们已婚还是未婚。但是独自抚养一个新生儿确实是个挑战，做父母的所有责任都落在你一个人的肩上，你的体力、精神、情感及经济来源都会经受考验。

需要考虑的问题

如果你考虑成为一名单身父亲（母亲），关于是否适合做这个选择，你会问自己许多问题。这样很好。花一些时间深入地了解自己的希望和恐惧，会对你做出这个可能改变人生的决定有很大帮助。在怀孕之前，还需要回顾一下这些重要的问题。

- 你是否考虑过独自抚养孩子的优缺点？花时间想想自己抚养孩子的好处和坏处。与其他单身父母聊聊他们现在的情况会使你对单身父母生活的构想更接近现实。例如，作为单身父母，你可以按照自己的价值观和原则来养育孩子而不需要向另一半妥协。但是，当你在抚养孩子过程遇到难以抉择的情况时，也没有另一半可以商量。
- 你有独自抚养孩子的经济能力吗？对于单身父母来说，怀孕及抚养孩子的费用是需要好好考虑的。一旦孩子出生，你和孩子的全部开销都要由你自己负责。你要确定自己了解这些花费，并评估你的生活和工作是否稳定，是否足以负担这些费用。
- 你是否有稳定的社交圈？作为单身父母，你和孩子难免有时会需要他人的帮助。所以稳定的社交圈是必要的。这个圈子可能由朋友、兄弟姐妹及其他家庭成员组成，也可能包括其他单身父母。列出生活中所有可能向你提供帮助的人。花时间了解你的邻居，加入宗教团体或参加专门对单身父母开放的团体。
- 你评估过你现在的状况吗？过去，你可能梦想过结婚生子。你能接受放弃这样的梦想继续生活吗？你好好想过自己真的想要成为单身父母吗？是什么事情让你做出这样的选择？
- 你准备好接受其他人可能的质疑了吗？

可能其他人会批判你做单身父母的决定，或者他们不理解你为什么要走出这一步。对这样的批判保持积极自信的态度对你和孩子都有好处。

生殖选择

无论你是单身人士还是同性伴侣之一，拥有孩子是触手可及的事。你选择的途径与你的个人情况有关。以下是可以考虑的选项。

没有男性伴侣的女性

作为一名单身女性或是女同性恋伴侣之一，你可以选择通过供精的宫腔内人工授精来怀孕。供精和人工授精的具体信息可以在第十六章中找到。

许多女性选择精子库，那里的精液样本来自匿名的供精者，这些供精者都经过了筛查和检验，排除了能够通过人工授精传染的疾病。另一些女性选择朋友或者家庭成员作为精液的供者，供精者也需要在特定的生殖中心进行上述筛查。

一些女性尝试自己在家中进行人工授精。我们不推荐这样做，并且有必要指出，自己找供精者并在家进行人工授精可能引起一系列的法律、情感及医学上的纠纷（见246页）。

建立监护权

新手爸妈都不能接受自己不能照顾孩子的现实,但是未雨绸缪是聪明的选择。通过法律文件确认一旦你死亡谁会抚养和照顾你的孩子是非常重要的步骤。为意外的情况制定计划也是一个好主意,比如因为意外、疾病或其他改变生活的事件导致暂时或永久性丧失照顾孩子的能力。这样的情况与每对父母都有关,尤其会令没有伴侣可以托付的单身父母感到担忧。

和律师一起拟定一份法律文件,委托值得信任的人在你发生意外的情况下做你孩子的监护人。建议你在孩子出生不久就拟定这个文件。

由生殖医师来进行宫腔内人工授精有一些优点。生殖专科医师可以在以下方面帮助你。

- 找到合适的供精者。想要了解供精者的身高和虹膜颜色等显而易见的优点是很容易的。而想要了解供精者的血型及是否感染巨细胞病毒等对于健康妊娠是很重要的隐性条件,需要通过生殖医学中心的专业技术。
- 确定其他的因素。缺乏男性伴侣并不是怀孕后唯一需要关心的问题。在投入时间和金钱尝试怀孕前需要确定是否有其他潜在的障碍,比如身体健康等问题。
- 监测排卵。最简单的利用供精怀孕的方法是监测排卵,就像第六章中描述的那样。一旦监测到自己进入了排卵期,医师就可以在医院里为你做宫腔内人工授精手术。
- 提高成功率。为了提高受孕率,医师可能会建议你应用一些药物。这些药物可以促使多个卵排出,从而提高成

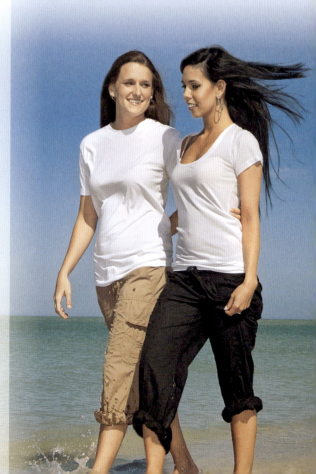

对单身女性或女同性恋伴侣来说,想要为人父母就必须考虑赠精及人工授精

功率。
- 治疗方式的选择。单身女性和女同性恋伴侣常常高龄时才生育孩子，那时生育力降低就成了一个问题。如果人工授精未能得到你希望的结果，别灰心。根据你的身体状况，医师会向你推荐药物、手术或辅助生育技术。这些选择在第十四章和第十五章有详细的描述。

没有女性伴侣的男性

单身男性或男同性恋伴侣抚养孩子是一件很复杂的事，但也不是完全没有可能的。这需要供卵和代孕者。许多向生殖中心寻求帮助的男性需要与供卵者和代孕代理人共同进行这个过程。代孕代理人会建议你和两个不同的人合作：一个匿名的供卵者和一个代孕者。

与同时供卵和代孕的代孕母亲不同，这里所说的代孕者和她怀的孩子之间也没有遗传关系。如果能明确地区分供卵者和代孕者，可以避免潜在的情感和法律方面的问题。在这个方案中，你的精子将与供卵者的卵细胞结合，形成的胚胎将被移植到另一名女性，也就是代孕者的子宫内。第十五章详细介绍了体外受精操作。对供卵者和代孕者的具体处理办法也在第十六章中有详细描述。

尽管通过代理机构使用匿名供卵者的赠卵是常规办法，你仍可以选择熟识的供卵者，如亲戚或朋友。如果你想做这样的选择，要确定已经考虑清楚法律、情感及医疗上的各种问题。

有两种选择代孕者的方法。你可以选择有妊娠期护理的专业代孕机构，也可以自己选择代孕者。自行选择的代孕者通常是朋友或家人，这可能减少了花费，但也意味着要独自承担经济、孕期管理、法律及医疗等所有问题。所以，选择自行寻找代孕者的人较少。

同性伴侣

在美国，同性父母的数量在逐渐增

选择认识的供者

因为某些原因，你可能考虑请认识的人当供卵者或供精者，可能是朋友或亲属。做这件事之前，应确定你自己完全了解潜在的风险。特别是，与利用匿名供者不同，利用认识的供者可能带来关于父母权利的法律及情感问题。如果同认识的供者合作，你应该同时拥有一名熟悉生殖领域法律的代理人。

单身女性或女性同性伴侣可以在没有医学中心介入的情况下在家中进行人工授精。如果你考虑这个选择，要警惕这样的供者是不需要通过 FDA 的检验和筛查的。在美国，所有在精子库登记的匿名供精者都必须经过筛查和检验感染性疾病，如艾滋病，乙型肝炎、丙型肝炎。大多数精子库还会对供精候选人的遗传特点、医学及心理状况进行筛查。有的生殖中心也可以为认识的供者提供医学检查和筛查。

出生证明上写谁的名字?

单身父母或夫妻经常面对这样的情况时才想到这个问题。供者和代孕者都被考虑在这个复杂的法律关系内,包括父母权利。美国各州的法律关于把谁写在出生证明上的规定有差别。因为这个原因,求助于了解生殖方面法律法规的代理人十分必要,包括你所在的州、供者及代孕者所在的州以及婴儿出生的州的不同规定。代理人也能为你讲解成为孩子的合法父母或监护人所必需的步骤。

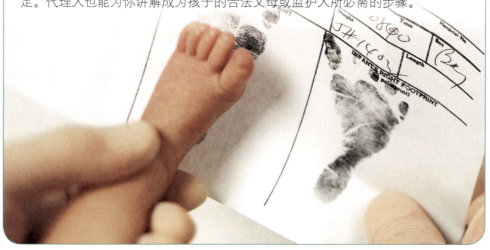

加。2010年,美国的一项人口普查显示,共有646464个由同性伴侣组成的家庭。其中至少有115000个家庭拥有一个或者多个孩子。

自己养育孩子的单身同性恋者也为数不少。综上所述,据统计美国有近200万孩子是由同性伴侣或单身的同性恋者养育的。大部分是他们与之前的伴侣生育的孩子。但越来越多的同性恋者决定自己怀孕生子或收养孩子。

一对同性伴侣想要孩子,要面临一些与众不同的抉择。其中一些是与情感相关的:比如,女同性恋伴侣中两人谁来怀孕。或者你们计划一人一个但不同时怀孕。男性同性恋中两人谁来提供精子也是一个问题。答案其实很简单,主要是看你们中的哪一个更愿意成为怀孕的妈妈或者供精者。因为这件事发生争执的伴侣并不多见。

以下是一些专为同性伴侣提供的选择和建议。

女同性恋伴侣

作为女同性恋伴侣,在你们的怀孕之路上有一些常规事项。

▸ 你们可以选择一方的男性亲属作为供精者,比如兄弟,然后让另一方做怀孕母亲,这样你们两个人就都跟这个孩子有血缘关系。

▸ 你们可以在多次妊娠中都选择同一个

供精者。供精精源可以冻存在生殖中心，冻存10年甚至更长时间，解冻后仍然可以保持活性。当你或你的伴侣准备再次怀孕时，用同一供精者的精源可以保证你的孩子们之间是有血缘关系的，无论他们是你俩谁生的。

- 如果你需要通过 IVF-ET 助孕，就要由一方供卵，另一方怀孕。供卵与赠精结合成胚胎并移植入另一方的子宫。第十五章中有关于体外受精的信息。
- 你们两人也可以用同一个供精者的精源同时受孕。谁先受孕成功就作为怀孕母亲。但是这样就可能有两个孕妇同时需要照顾，所以并不推荐这种做法。

男性同性恋伴侣

如果你们是想组建家庭的伴侣，有以下选择。

- 一些生殖中心在 IVF-ET 过程中可能用你们两个人的精子分别和同一供卵者的卵细胞结合。这样形成的胚胎都与供卵者有血缘关系，但两组胚胎分别与伴侣中的一方有关系。之后，这样的两个胚胎将会被移植入一名代孕者的子宫，希望能够得到两个孩子。如果只有一个孩子出生，那就需要用 DNA 检查来鉴定谁是孩子的父亲。
- 你们可以选择一方的女性亲属，如姐妹来作为供卵者，另一方提供精子。这样双方就都与孩子有血缘关系。
- 你们可以在多次妊娠中都选择同一名供卵者。冻存的卵母细胞可以在生殖中心保存10年甚至以上的时间。当你和伴侣准备再生育一个孩子时，用同一供卵者的卵细胞可以保证无论卵细胞是与谁的精子结合的，你的孩子们之间是有血缘关系的。

文化和宗教的考虑

对于一些人来说，由于宗教文化的原因，借助辅助生殖技术来完成生育是困难的。

在假设自己不能选择不孕治疗之前，请先跟家庭医师聊聊。大部分医师都对文化和宗教方面的问题很敏感，他们会帮助你放松心情，缓解那些可能会影响你的焦虑情绪。辅助生殖技术在不断发展并将继续发展下去，可能会出现你完全没听过的方法可以解决你的问题。

其实，在尊重特殊的文化和宗教规则的同时达成你的目标是可能的。

关于体外受精的问题

体外受精的过程包括女性促排卵并获得多个卵细胞，在体外与精子结合受精。由于宗教的原因导致一部分人不能做这样的选择。针对这种情况，可以做一些其他的尝试，比如将精子和卵细胞放在一个胶囊中然后置入阴道内，使精卵在体内受精，但这种做法还没有被广泛接受。

对另一些人来说，关键的问题在于体外受精过程中形成了多个胚胎，其中一些将被冻存，他们最关心的问题是剩下的胚胎如何处理。如果你也有这方面的问题，你需要和医师讨论可能的处理方式。医师可以只将一部分卵细胞受精，获得 2~3 个胚胎，然后同时移植。剩下的卵母细胞冻存，以备将来必要时使用。这种方法在一些国家应用比较广泛，但美国应用比较少。

性生活的限制

一对正统犹太夫妻如果正在备孕，可能会感到很困扰，因为按照犹太教的要求，在月经期及其后的 7 天内是禁止同房的。

如果这对夫妻没有不孕问题，并且妻子的月经周期规律，而且在 25~28 天内，这个限制就不成问题。但是，有 20% 的育龄女性月经周期只有 21~25 天，如果是这样，怀孕就困难了。因为排卵期是受孕率最高的，但如果你的月经周期短，排卵期就正好在禁止同房的那几天。

幸运的是，解决这个问题也很简单。生殖医师可以通过一些药物使你的月经周期延长，排卵期推后。

精液采集

对于怀孕困难的夫妇，双方都应该进行不孕不育相关的检查。男方需要进行精液检查。这对那些有特殊宗教背景的男性是特别困难的。最常见的获得精液标本的方式是在医院的取精室中以手淫的方式获得。而手淫在一些宗教中是被禁止的，比如犹太教，是禁止在阴道之外射精的。

针对这种特殊的情况，在生殖医师许可的情况下，可以在家中利用能保存精子的特殊避孕套在性生活时采集标本。

梅丽莎的故事

我出生在几代都是独生子女的家庭，年轻时我却并没有以成家为第一目标。那时，我不想要孩子。我想要一份事业，一心追寻我的梦想。

后来，当我30多岁的时候，我结婚了，并且观念也转变了。我和我的丈夫开始讨论要个孩子。不幸的是，我经受了一次打击。由于一个可疑癌症的大囊肿，我切除了一侧卵巢。

医师告诉我，如果我想自然怀孕，那就要抓紧时间了。我的丈夫也希望我能早日怀孕，由于他曾经做过输精管切除术，就去做了输精管吻合术。可惜，我们的婚姻还是失败了，9个月后，我们离婚了。

我又全心投入到工作中。这时，我已经36岁了。我并没有放弃组建家庭的想法，但我知道对于我来说，想要一个完整的家庭，时间已经很紧迫了。

后来有一天我的前夫打电话给我。告诉我在他做输精管吻合的时候，为了防止手术效果不佳，术中储存了一些精子。现在他不想继续付冻存精子的费用了。他说他知道我一定会是一个好妈妈，如果我需要随时可以用这些精子来受孕。"你想要吗？"他问。

经过深思熟虑，我决定接受他的建议。我继续付费冻存这些精子直到我42岁。如果那时我还没有找到合适的伴侣，那我将用冻存的精子做试管婴儿。

然而，我的身体情况却给我定了另一份时间表。血液检查提示我的激素水平已经不容乐观了。我的医师告诉我，如果我想通过试管婴儿受孕，就不应该再等了。我决定做试管婴儿，但是又出现了另一个困境：我的医师了解到我要用的精子来自我的前夫而不是现在的伴侣，拒绝给我做试管婴儿。我被告知需要用匿名供精者的精子。

用匿名供精者的精子让我感到很不舒服，并且没有时间谈恋爱找伴侣也让我很沮丧。所以我联系了另一家生殖中心，向他们讲述了我的故事。经过了一些争议，他们同意用我前夫的精子给我做试管婴儿了。我喜出望外。我要有自己的孩子了！但同时，情况也很复杂，因为这家生殖中心距离我家有40多公里。我和我的前夫都必须去做血液检查、心理评估等。

于是我迎来了我的第一个体外受精周期，我是一个人去的，而且所有的事情都是一个人完成。我在生殖中心附近的酒店里住了3周。当我按照要求给自己打针时，我哭了，因为实在太疼了，也因为感到害怕和孤独。我觉得快要坚持不下去了，但同时也感到被赋予了权利。我想，如果我想要一个孩子，我就一定能成功。

如果说我移植的时候情绪特别激动，那跟我得知自己失败了的时候的情绪简直没法比。我哭了好几天。我移植了3个胚胎，一个都没有成功，我失去了它们。我感觉就像是流产了一样。

6个月之后，我开始再次尝试。但是又失败了。我经历了你能想象的各种情绪——从开始的不在意，到后来甚至想过是不是上帝厌恶我。

我决定不再尝试。但随后我接到了医师的电话。他说我可以再试试其他的方法，是目前的新研究，正在招募志愿者，而我现在 38 岁，正好可以加入高龄组。他告诉我这个方法叫作"辅助孵化"，并会在移植前给我使用甾体类激素来减轻机体对胚胎的排斥。开始的时候我稍有犹豫，但很快就决定加入。

这次的感觉很不同。我很放松，不那么焦虑了。我觉得，无论这次能不能成功，我都尽力了。

夏日的某一天，我的医师再次给我移植了 3 个胚胎，术后我开车回了家。在我前两次移植的时候，我每天都查一次早孕试纸。但这次，我一直等到复诊的时候才查，但我得到了好消息：我怀孕了！

37 天后，我做了第一次超声检查。上帝保佑，我竟然怀了双胎。我喜极而泣，但随后我的内心充满了恐惧。我一个人怎么搞得定 2 个孩子呢？我很想知道我该如何解决所有问题。

因为我希望在我的生殖医师在场的情况下分娩，怀孕 7 个月的时候我搬到了医院附近的一套公寓。日子过得很艰难。现在我不只是孤独，还很胖很丑。有时我会怀疑自己的决定是否正确。但当我第一眼看到我的龙凤胎，迈克尔和玛丽亚时，喜悦代替了一切。我知道我做了正确的选择。

这并不意味着生活就能变得容易。我觉得既然我已经独自撑过了试管婴儿的过程，我也有做好单身母亲的能力。但我以前从未照顾过新生儿，更别说给两个孩子喂奶和换尿布了。我能在男人主导的商业帝国中所向披靡，却不能照顾好孩子。幸运的是，我的护士超级棒，并把她们知道的全都教给了我。

尽管我爱我的孩子们，作为他们的母亲我感到很幸福，但我们的路依然难行。尽管我有保姆，一位单身母亲照顾两个孩子也仍然是一个挑战。有时我会为把孩子带到这个世界却不让他们拥有爸爸而感到内疚。但最终，我仍然觉得自己做了对的选择。

但是，我要提醒那些打算用认识的供精者的女性，尽量不要这样选择。这是一件很复杂的事情。我经常不知道是该感谢还是该怨恨。我的前夫帮助我得到了这两个可爱的孩子。但是既然他对他们没有法律权利，他也不需要负任何责任。当我不堪重负的时候，我会怨恨他什么也不需要做。

大多数时间，我还是心怀感激。感激我有了自己的孩子，更加感激他们是双胎。我的孩子们不像我一样是独生子女，他们还拥有彼此。

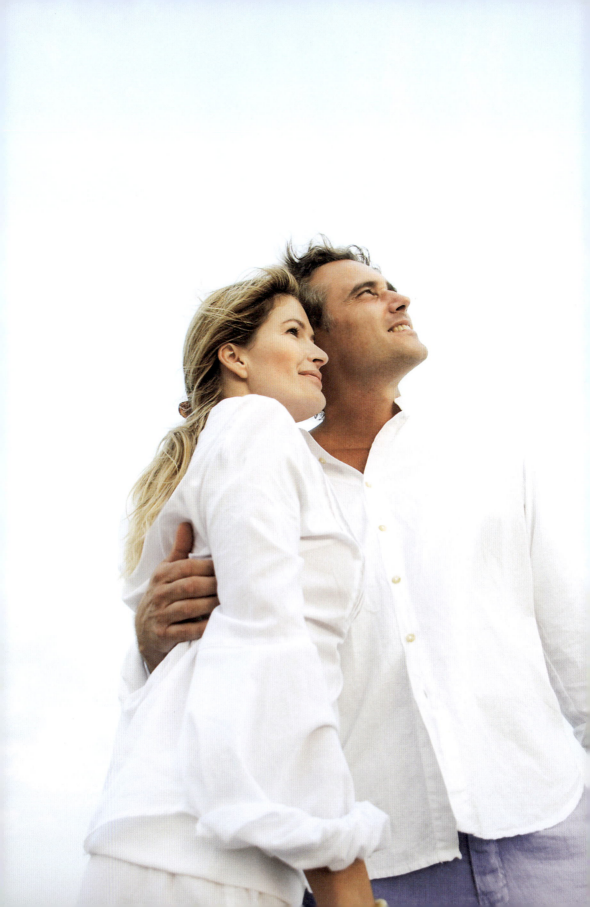

第二十章

其他的选择

如果你正在进行不孕不育的治疗，你可能已经考虑过你准备为怀孕投入多少时间、精力和金钱。你可能已经给自己定了限额，并希望在达到限额前能得到好结果。但是即使你的花费已经达到或者超过你定的限额，也很难决定停止治疗或者重新考虑你的选择。

只要用心了解，你就会发现许多人已经走在你前面，他们的经验可能会鼓励你做出新的选择。你可能感到这条漫长而痛苦的路已经走到尽头了，但这正是令人兴奋的新篇章的开始。

领养是替代怀孕的一个办法，能带来满足感、人生意义和生活中的愉悦感。要记住没有自己的孩子并不意味着你无法享受天伦之乐。

何时考虑替代选择

在很长一段时间里，支持你在这条路上走下去的是一线希望，但当你真的到了该停下来的时候，这一线希望反而会成为阻碍。当你面临这样的选择时，暂停治疗并且给自己一些呼吸的空间，不失为一个好的选择。当你一心只想成为父母的时候，这不是一个容易的决定。但是你会惊喜地发现，停止治疗，即使是暂时的，也能卸下你肩头的重担。你可以深呼吸，放慢脚步，做回原来的自己。

做任何决定前，都有必要给自己一些悲伤的时间。立即做决定会让你压力很大，可以尝试让自己充分地感受失落、失望和愤怒的情绪后再做出决定。

当处在情绪波动期的时候，你会发现你后悔之前的很多选择。如果我早一点试孕会怎样？如果我早一点结婚会怎样？与其回顾这些过去的选择，不如专注于当下并继续为未来而奋斗。能得到一位有不孕症治疗相关知识的精神健康专家的指引是非常难得的。个人和婚姻咨询也对走出悲伤和做出决定有帮助。

最终，当以下的一种或多种情况出现时，你会决定停止不孕治疗。

- 生理因素：你可能不再有可供生育的卵细胞或者精子，或者医师会告诉你即使进一步治疗，你的成功率仍然极低。走入死胡同可能非常痛苦，但也可以使你获得释然和自由，并在新的方向开始新的生活。
- 情感因素：处理不孕症带来的情绪起伏是非常消耗精力的。当你筋疲力尽的时候，你的脑海中就会有一个声音告诉你该停下来了。或者你会被微小的线索提示，比如你会发现跟医师预约下一次治疗变得很困难，或者你发现你在以一种新的眼光看待朋友最近领养孩子的事情。
- 身体状态因素：在试孕的过程中，你可能已经经历了复杂甚至痛苦的治疗过程。药物和手术的多重压力可能会使你的身体不堪重负。这时身体就会发出信号，告诉你是时候停下来休息了。
- 经济因素：虽然你不能给生育孩子定一个价位，但是经济问题还是要考虑的。你的直觉要求治疗时不考虑经济因素，但你会发现钱很快就花完了。在这样的情况发生之前，你应该给自己一个机会重新评估。治疗带来的巨大花费会不会使领养、退休计划和其他的生活目标变得更难了呢？你不想自己将来后悔，并希望能更加认真地考虑自己在其他方面的愿望和需求。

夫妻双方的决定

在做这个重大决定之前，夫妻双方应该先分别考虑自己的想法和感受。分别把你们支持或反对这个决定的原因写下来，这会对你们有所帮助。继续不孕不育治疗的优点和缺点都是什么？如果停下来呢？能不能考虑其他的选择，比如领养或者过没有孩子的生活？

一旦你自己已经想好，夫妻双方就可以坐下来坦诚地表达自己的想法。深思熟虑之后的谈话比较容易在考虑双方感受的情况下达成共识。有时，你们需要第三方的指引，比如咨询师、牧师或者信任的朋友，这样可以更加客观地评估你们的情况。

如果你们的意见不统一怎么办？通常都是男性先决定停止治疗，虽然也有相反的情况。以此类推，你们中的一个希望收养孩子，但另一方却不能接受。观念不同可能会导致挫败、内疚或怨恨的情绪产生。这时，沟通尤为重要，直到商定一个双方都能接受的计划。记住，任何决定都不是永久的。试试看总是可以的。

比如，试试接受没有孩子的生活。这并不意味着你们以后就不能再选择继续治疗不孕不育或者领养孩子了。

领养

在花了这么多时间、金钱和希望之后，突然改变想法去接受领养一个孩子会让你感到恐惧。通常情况下，要意识到自己是想要成为父母而不仅仅是想要怀孕,是需要一个过程的。当你意识到这个问题,领养就不是迫于无奈的选择,而是令人振奋的机会。终于跨过不孕不育治疗直接大踏步地向这个新的方向迈进,是一种解脱。

需要考虑的问题

决定要不要领养以及如何进行这个过程取决于多种因素和个人选择。以下列出了一些关键问题。

- 你们夫妻二人都能接受领养吗?
- 你们能够负担领养的费用吗?
- 你是想领养一个婴儿还是一个年龄稍大一点的孩子?你觉得几岁比较合适?
- 你是否更愿意领养有兄弟姐妹关系的几个孩子而不是只领养一个孩子?
- 你能接受领养一个不同民族或种族的孩子吗?如果你能接受,你的亲戚和邻居也能热情、自然地对待这个孩子吗?
- 你能接受领养一个不同国家的孩子吗,还是你更愿意领养一个本国的孩子呢?
- 你愿意领养需要特殊照顾或者需要治疗疾病的孩子吗?
- 你更想要领养男孩还是女孩?
- 你愿意让孩子的生母了解你们的信息并且你们也了解她的信息吗?还是你希望做匿名的处理。
- 如果你愿意向孩子的生母公开信息,你希望在多大程度上参与她怀孕的过程以及之后怎么相处?
- 你能接受一个机构评估你的婚姻状况、病史、经济状况、职业状况及家庭生活吗?
- 找到合适的孩子需要的时间是不确定的,你准备好面对这样的等待了吗?

选择领养的资源

如果你认为领养是你以后可能做出的选择,请和家庭医师、生殖专科医师、

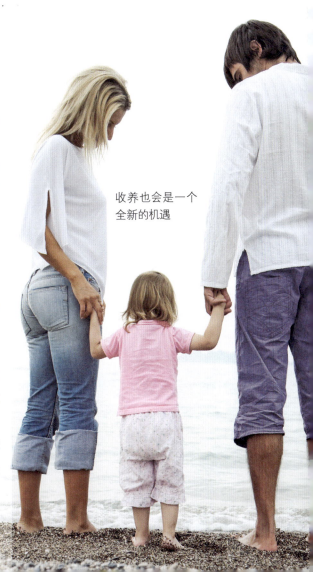

收养也会是一个全新的机遇

宗教领袖或者领养过孩子的朋友们谈谈，通过谈话可以了解向你的社区开放的领养资源和代理机构。当地的医疗中心以及宗教组织可能会向打算领养孩子的家庭提供教育计划。直接联系领养代理机构也是一种选择。许多代理中心会免费向你提供信息和建议，也会有一些概括描述领养具体过程的会议，但不是义务的。

如果你已经决定领养了，可以通过以下几种途径。

- 公立领养机构。这些机构通常是美国各州寄养计划的一部分。他们会根据你的家庭情况选择一个合适的、已经离开原来家庭的孩子。
- 正规的私立领养机构。私立的领养机构包括公益组织和营利性组织。他们的收费都比公立机构贵很多，但是更容易为你找到合适的婴儿而不是年龄较大的孩子。
- 非法的领养机构及企业。因为不是正规的领养机构，非法的领养机构缺乏监管，并且不受州郡为保护领养者和生父母制定的规则限制。
- 独立领养。独立领养是指与领养律师合作，联系一名待领养孩子的生母并建立领养关系。在美国，不是每个州都允许这种形式的领养。
- 跨国领养。跨国领养意味着领养一个其他国家的孩子来美国与你共同生活。这种形式的领养通常需要许多文件以及越洋的旅程。另外，也会有很多变数。一个国家可能本来允许跨国领养但很快又禁止了。不论怎样，跨国领养还是比国内的私人机构领养要快。

在选择领养资源的同时，你需要决定是选择非公开的还是公开的领养。非公开的领养是匿名的，与孩子的生母之间没有任何联系也不交换个人信息。相反的，公开的领养意味着在孩子的生母怀孕期间甚至分娩后仍有联系。通常情况下，公开领养关系中孩子的生母可以在众多领养家庭中做出选择。

最近的研究显示，在国内领养中，私人机构和公立机构的领养人中分别有68%和39%会和孩子的生母联系。而绝大多数的跨国领养是非公开的。

如何开始这个过程

不论你是想在国内领养还是跨国领养，你都必须通过家庭调查。一部分筛查的过程是要公开你的背景、经济条件、职业情况和身心健康情况。社工还会通过家访的形式对你进行面试。

家庭调查的目的有两方面。一方面是评估你是否有足够的能力和意愿为孩子提供一个稳定的、充满爱和支持的成长环境；另一方面，也能让领养机构充分了解你的为人以便为你寻找最适合你家庭的孩子。多数领养机构都能够进行家庭调查，你也可以和独立的家庭调查机构合作。整个调查可能要持续2~10个月。

许多机构还会要求你在接受调查之前或者在接受调查期间参加教育课程。课程的内容涵盖了关于领养的重要问题，并能帮助你决定哪种性格特征的孩子最适合你。当家庭调查完成后，领养机构会开始为你选择合适的孩子。

论坛和互助小组

当你决定领养时，与了解这方面知识的人沟通是有好处的。许多在线的论坛及互助小组把有需要的人聚集到一起分享信息以及提供指导。当地的互助小组都会设置固定的时间让准备领养的父母与领养后的父母见面。与他人分享领养过程中的喜悦和挑战，可以使这个经历显得不那么沉重。

没有孩子的生活

如果你已经决定要停止不孕不育的治疗了，同时也觉得领养并不是一个合适的选择。这时你会感到孤独。不要孩子的想法会让一些夫妇感到不正常或是与社会脱节。但无论是什么情况，你都不用担心。

无孩成年女性的数量在稳定增长，不论是主动的还是被动的。根据 2010 年佩尤研究中心的研究显示，20% 的女性在生育年龄没有生育，这个数字在 20 世纪 70 年代是 10%。这一趋势已经延伸至已婚夫妇，他们中选择无子女生活的已经越来越普遍了。

无子女生活的传说和现实

如果你考虑不要孩子，在你前进的路上可能会面对很多恐惧。没有孩子对你的精神和情感健康的影响有多大？会不会影响你的婚姻？你会如何重新定义你的生活目标？等你老了身边却没有孩子怎么办？

有一些对于无子女生活的错误印象。其中一个就是你会一直不快乐。现在，你的情绪和身体可能仍在从不孕不育治疗带来的消耗中恢复着，也仍然有需要为人父母的压力。当你放开这些希望并拥抱新生活时，你会感受到全新的、正面的情绪并且对未来充满希望。

其他对无子女生活的误解如下。

- 不要孩子的人是自私的。一项对于无子女的成人的研究否定了这个言论。实际上，很多没有孩子的人通过做老师、义工以及志愿者来帮助他人。

- 没有孩子的生活是毫无意义的。要使一个人能够完全接受无子女的生活是需要一定时间的。能够跨出这一步的人会感到无子女的生活是令人满意而且充实的。对于一些夫妻来说，追求新的事业、学业和个人目标是更重要的，孩子并不是必需的。

- 面对其他人的孩子会感觉很痛苦。生活中有一些时刻会让你为没有孩子而感到悲伤。比如，当家里有亲属宣布自己怀孕或者同事的孩子出现在单位的时候都可能让你感到很失落。但这种情绪会随着时间的流逝而减少和减弱，取而代之的是与其他孩子相处而得到的收获和喜悦。

- 没有孩子的人到中年或老年的时候会感到孤独和不愉快。这样的误传已经被研究结果推翻了。事实上,没有孩子的中老年人的生活并不比有孩子的同龄人更孤独、忧愁和不满。

▶ 没有孩子的婚姻是不幸福的婚姻。与不孕不育的抗争会使婚姻关系变得紧张,但是一旦你能接受和拥抱没有孩子的生活,你会发现你的婚姻更牢固了。你们共同面对困境的经历成为更加紧密的连接纽带,并且你有更多的时间投入于经营你们的关系之中。

没有孩子的好处

站在现在的角度,你可能很难理解不要孩子有什么好处。你可能已经为成为父母而倾尽所有。但当你走出悲痛放眼未来时,你会对现有的一切心怀感激。许多路在你面前,总有一些是给没有孩子的人走的。

没有孩子你会有更多的时间投入于建立其他的关系。没有孩子的夫妻有更多时间彼此沟通以丰富和加深感情。同样的,你有更多的时间巩固与家人和朋友的关系。

没有孩子的生活也让你能在工作上投入更多。所以,你会发现收入增加了,机会增加了。你可以旅行、接受继续教育或投入新的兴趣爱好中。有更多的时间关注政治和社会事件也是没有孩子的另一个优势。

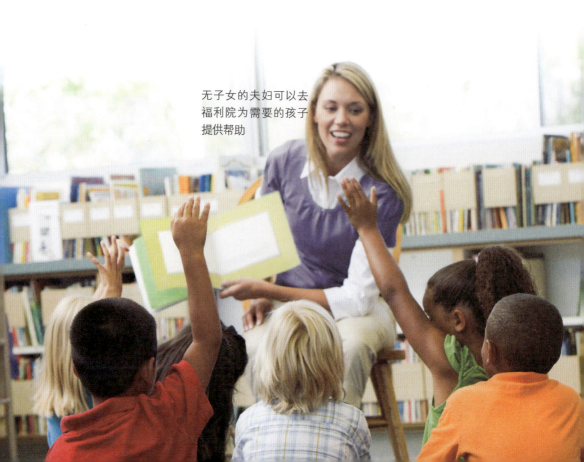

无子女的夫妇可以去福利院为需要的孩子提供帮助

与孩子相处的其他方式

无子女的生活并不意味着生活中没有孩子。还有很多方式可以与孩子相处及互相影响，这个过程中不但可以对孩子产生正面的影响，同时也补偿了你想抚育孩子的天性。有以下几种方式。

- 做朋友或家人孩子的教父或教母。
- 花时间陪伴你的侄子或侄女。如果你愿意，可以给他们赞助教育基金。
- 通过"大哥哥大姐姐"这样的组织成为有需要的孩子的导师。
- 在你做礼拜的地方教授宗教课程或赞助与孩子有关的活动。
- 申请做社区体育队的教练。
- 通过课外课程或社区组织给当地的小学生做辅导。
- 去儿童医院做志愿者。
- 通过收容所和儿童福利院为需要的孩子和家庭提供帮助。
- 做短期或长期的养父母。

寻找支持

当你考虑你面前的这些选择时，跟那些为相同的问题挣扎的人或已经走向新生活的人接触会对你有所帮助。在线论坛和互助小组可以作为寻求安慰、反馈和分享信息的资源。为还在治疗不孕不育的夫妇建立的组织，如 Resolve.org 网站，也可以给考虑无子女生活的家庭提供指导和鼓励。而且，你所在地的社区也会开放一些专为无子女的夫妇和个人开放的互助小组。

走向新生活有时会令人感到气馁，但能收获丰厚的回报。当你面对复杂矛盾的情绪时，要对自己宽容一些。要知道无论你选择了什么路线，最后都能重新获得充满意义和激动人心的未来。

索引

A

AMH（抗米勒管激素）	160
阿那曲唑（瑞宁得）	172
阿什利和苏西的故事	220-221
癌症	
促排卵药物与癌症	174
生育力保护与癌症	233-234
治疗，男性不育与癌症	146-147
爱德华综合征	113
安布尔的故事	74-75

B

BPA（双酚 A）	16-17
白百破疫苗	40
白细胞精子症	140
饱和脂肪	49
暴露，男性不孕与暴露	145-146
避孕	33-34
勃起障碍	147-148
不明原因不孕	135
不全流产	95
不射精症	147-149
不孕的原因	121

C

财务压力	225
长效避孕	34
超促排卵	188-190
超声	
用于确认排卵	72
第 5 周超声	75
男性问题	142
流产与超声	95
阴囊超声	164
超声官腔造影	160-161
成功	
辅助生育技术（ART）的成功	201-203
受孕时机	77-78
IVF 的成功	185-186
压力与成功	231
持续吸烟	
流产	15
孕前准备与吸烟	15-16
精子质量与吸烟	51
重燃浪漫情怀	229
出生缺陷，IVF 与出生缺陷	198
垂体功能障碍	
男性不育与垂体功能障碍	146
垂体瘤	123
雌激素	57，66，196
促甲状腺激素（TSH）	162
促性腺激素（HMG，FSH+LH）	172-173
促性腺激素释放激素(GnRH)	108，123，188
催乳素	122-123，162-163
催乳素升高	122-123

D

大麻	16
代孕	213-214
代孕者	
花费和合同	217-218
定义	214
如何操作	214-215
对代孕者的需要	214-215
与代孕者的关系	214-215
选择代孕者	215-216
单身男性及男同性恋伴侣与代孕者	247
单不饱和脂肪	24
单角子宫	132
单卵双胎	62

单亲			诊断	125
	选择做单亲父母	243-244	症状	125
	监护权与单亲父母	245	治疗	125-126
	需要考虑的问题	243-244	多胎	
	没有女性伴侣的男性	246	IVF与多胎	195-196
	没有男性伴侣的女性	244-245	四胎	62
蛋白质			三胎	62
	豆类	27	双胎	62-63
	方向	25-27	**E**	
	计划	26-27	恶心、呕吐	
	需求	27	作为急诊症状	90
	来源	26	作为妊娠征兆	86
	也见于饮食		二甲双胍（格华止）	173
道恩的故事		18-19	**F**	
低出生体重，IVF与低出生体重		198	乏力，作为妊娠征兆	85
			反式脂肪	23
低密度脂蛋白		23	芳香化酶抑制剂	172
第三方辅助生殖			放疗	234
	优点	207	放疗防护	237，241
	合同	217	放松技巧	11
	花费和合同	214，217-218	费用	
			IVF的费用	203-204
	定义	207	药物和手术的费用	169-170
	赠卵	207，208-210	第三方生殖的费用	214
	赠胚	213	分泌期	66
	供者选择	215-216	风险	
	供精	210-213	异位妊娠	99
	合作	218	女性年龄相关的风险	111-113
	代孕母亲/代孕者	213-215	遗传性疾病相关的风险	43
冻存的胚胎		197，203	宫腔内人工授精风险	178
窦卵泡数（AFC）		160	IVF风险	197-198
独立领养		256	辅助措施、营养品	34-36，50
多部位妊娠		101	妇产科医师（OB-GYNs）	154
多囊卵巢综合征（PCOS）			复发性妊娠丢失	
	芳香化酶抑制剂与多囊卵巢综合征	172	复发性妊娠丢失的原因	97-98
			定义	97
	定义	125	评估	97-98

希望	98
妊娠成功	97
治疗	98-99
富于同情的移植，胚胎	203
腹部或盆腔手术史	128
腹腔镜	162，165
附睾	142
附睾，附睾梗阻	180
附睾穿刺取精	192
附睾炎	50
附属腺体	56
辅助孵化	199
辅助生育技术（ART）	
辅助孵化	199
定义	183
配子输卵管内移植（GIFT）	183，199
植入前遗传学诊断（PGD）	199-201
植入前遗传学筛查（PGS）	199-201
辅助生育技术的成功	201-203
受精卵输卵管内移植（ZIFT）	183，199
也见于体外受精胚胎移植（IVF）	

G

GIFT（配子输卵管内移植）	183-184，199
钙	36
感染	
男性不育与感染	144
精子健康与感染	51
感染性流产	95
高密度脂蛋白，胆固醇	23
高催乳素血症	174
高血压	40，41，113
睾丸	56
睾丸穿刺取精	192
睾丸活检	143
睾丸活检取精	192，239
睾丸损伤	145-146

睾丸炎	51-52
个人史	156
工作条件	157
弓形子宫	132
宫颈	
宫颈与胚胎移植	195
宫颈的问题	97
宫颈变化	
干涩	69
黏稠	69
白色浓稠	70
多而拉丝	69
也见于受孕时机	
宫颈黏液	69-70
宫颈狭窄和闭锁	134
宫颈锥切和广泛宫颈切除	
定义	238
需要考虑的问题	238
过程	238
宫内节育器（IUD）	34
宫腔镜	162
宫腔内人工授精（IUI）	
术后	177
定义	174-175
供精人工授精	212
有效性	176
促排卵药物与 IUI	175-176
如何操作	176-177
图例	176
风险	178
也见于手术操作	
关系问题	225-226

H

HCG（人绒毛膜促性腺激素）	61，87，100，173，177
合成代谢类固醇	52
合子输卵管内移植（ZIFT）	183，199

何时该到医院就诊			恢复，流产的恢复	96-97
阴道出血	89-90		**I**	
急诊症状	90		IVF 过程中的卵	
流产和异位妊娠	90-01		发育监测	185
孕前	33，77-78		卵泡液	190
也见于就医			取卵	190-192
后倾子宫	131		IVF 中的胚胎	
互助小组			移植后的胚胎	196-197
领养	257		囊胚移植	195，196
应对技巧	228		富于同情心的移植	203
护士健康研究			丢弃胚胎	203
碳水化合物	22		处理仪式	203
定义	21		捐赠胚胎	203
脂肪摄入	23		额外的胚胎	203
蛋白质摄入	25-27		胚胎冻存	197
全脂乳制品	27-30		优质胚胎	194
化疗	233-234		多胎与胚胎	196
怀孕			移植胚胎数量	195
咖啡因与怀孕	28		风险	197-198
怀孕的机会	3-4		胚胎选择	183-184
受精	59		移植的时机	194
着床	60-61		胚胎移植	194-195
多胎	61-62		IVF 周期	
排卵	57-59		平均费用	202
妊娠	61-62		取消周期	190
过程	55-63		定义	187
生殖器官	55-57		移植胚胎数	195
成功妊娠	79		**J**	
黄体功能不全	127		积极的自我对话	11
黄体期	66		基础体温	68-69，72，86
黄体生成素（LH）	4，12		基因检测	
激素生产调节中的 LH	108		基因检测的讨论	41
排卵期的 LH	66		男性问题	143
LH 的生产	58		夫妻一方的筛查	42
LH 峰	72，159		基于人群的筛查	42
合成 LH	125		基因筛查的原因	41-42
尿 LH 测试	70-71		遗传病风险与基因筛查	43

激素变化	73
激素测定	
女性激素测定	162-163
男性激素测定	164
就诊专科医师时的激素测定	142
激素失衡	
原发性性腺功能减退	144-146
继发性性腺功能减退	146-147
稽留流产	94，95
急诊症状	90
继发性性腺功能减退	146-147，174
家庭平衡	200
家用早孕试纸	
准确性	89
后续的血液检查	89
指南	87
尿 HCG 与家用早孕试纸	87
结果，解读	87-89
家族史	157
甲状腺功能减退	122，174
甲状腺功能亢进	122
甲状腺疾病	122
简的故事	118-119
健康的体重	
孕前准备与健康体重	4-6
精子健康与健康体重	48-49
也见于体重	
健身计划	8-9
渐进式肌肉放松	11
戒烟	15
经阴道超声引导下穿刺	190-192
精神分裂症风险	116
精索静脉曲张	
定义	140
手术治疗精索静脉曲张	180
精液	

精液分析	137，163-164
精液内容	81
精液液化	139
精液质量，性生活频率与精液质量	79-81
精液量	139
精子	
取精	192
精子发育	45
供精	210-213
受精	59
健康的精子，产生健康的精子	45-53
图例	47
受孕时机	66-70
少精	139
运动（活力）	47,139
精子问题	138-140
精子的产生	45-46
精子数量	46-47
形状（形态学）	139
结构	47
含 X 染色体的精子	80
精子 DNA 破坏	115
精子库	214
精子采集，宗教和文化的考虑	248-249
精子冻存	
定义	238-239
需要考虑的问题	241
精子冻存过程	239-241
精子分类	80
精子计数	
同房频率与精子计数	79
总数	139
无精	139-140
精子健康	
老化	115
酒精与精子健康	52

四角裤与三角裤	53	也见于代孕	
饮食与精子健康	49	**K**	
运动与精子健康	49-50	咖啡因	28-29
生育力与精子健康	45-47	卡尔曼综合征	146，174
水果蔬菜与精子健康	49	抗精子抗体	165
热水浴与精子健康	52	抗精子抗体实验	143
提升精子健康	48-51	抗米勒管激素（AMH）	160
感染与精子健康	51	抗抑郁药	35
氧化应激与精子健康	115	克里斯汀和克里斯的故事	104-105
软性毒品与精子健康	52	克罗米芬（氯米芬、雪兰芬）	18-19，74，104，166，171-172
饱和脂肪与精子健康	49		
压力与精子健康	51		
营养品与精子健康	50	克氏征	113，146，149
烟草与精子健康	51		
体重与精子健康	48	跨国领养	256
精子缺陷	98	扩宫和刮宫（D&C）	74,75
精子输送管道	56	**L**	
酒精		来曲唑（弗隆）	172
流产	94	丽莎和斯科特的故事	166-167
孕前准备	14-15	冷冻捐赠的卵母细胞	211
精子健康	52	领养	254
孕前需要的知识	14	领养机构	256
就医		论坛和互助小组	257
为生育力保存而就医	235	如何开始领养过程	256-257
生育力检查	158	独立领养机构	256
共同就诊	154	跨国领养	256
病史	156-157	需要考虑的问题	255
体格检查	157-158	资源，选择	255
要做什么	155-158	也见于替代选择	
何时决定	153-154	流产	74，75，93-97
选择哪个医师	153-155	年龄与流产	111-112
捐赠者		需要就医的情况	90-91
卵母细胞捐赠者	215	流产原因	94
认识的捐赠者	216，218，246	多倍体	97
		完全流产	95
供者的选择	215-217	定义	91，93
精子捐赠者	215	期待治疗	95-96
没有男性伴侣的女性	245-246		

就医	95	卵巢过度刺激综合征	197-198
不全流产	95	卵巢损失	41
难免流产	95	卵巢移位	237-238
IVF与流产	198	卵巢组织保存	236
日本习俗	103	卵浆内单精子显微注射技术（ICSI）	142，192-193，212-213
男性年龄与流产	115-116		
药物治疗	96	卵母细胞冻存	237
预防流产	94	卵母细胞成熟及释放药物	188-190
恢复	96-97	卵泡	57，66
症状和体征	93-94	卵泡刺激素（FSH）	4，57，66，108，123
手术治疗	96		
症状	91	雌二醇	159-160
治疗	95-96	合成FSH	188
流产类型	95	检验	159-160
流感疫苗	38-40	卵泡期	66
卵		**M**	
出生时的卵	107-108	曼德拉草根	31
卵的耗竭	107-108	慢性疾病	40
受精	59	没有男性伴侣的女性	244-246
冻存	117	没有女性伴侣的男性	246
透明带	59	泌尿生殖系统感染	51
卵存活时间	67	免疫接种	
黄体期的卵	66	指导免疫接种	38-39
卵成熟	108	流感疫苗	38-40
输卵管内的运动	58	免疫接种概述	37-38
卵巢储备	108	孕期免疫接种	38-40
卵排出	58	百白破疫苗	40
生存能力	58	米勒管发育不良	130-131
卵巢	55，169，196	牡蛎	31
卵巢储备	108	**N**	
卵巢储备测定		男同性恋伴侣	248
抗米勒管激素（AMH）	160	男性	
窦卵泡（AFC）	160	男性在婴儿性别决定中的作用	59
定义	159	男性不育	137-150
FSH和雌二醇	159-160	男性伴侣的病史	156
IVF与卵巢储备测定	187	男性生育力	
卵巢打孔	125	年龄与男性生育力	114-115

年龄相关风险	115-116
男性生育力评估	138
妊娠率与男性生育力	114-115
也见于精子健康	
男性生殖器官	**56-57**
男性问题	**137-150**
不射精症	147
染色体缺陷	149
射精问题	147-149
男性问题的评估	137-138
激素紊乱	144-147
尿道下裂	143
不孕评估	150
白细胞精子症	137
逆行射精	139-140，147-149
专科医师	142-143
精子	138-140
输精管畸形	141-143
结构和解剖问题	140-144
肿瘤	143
隐睾	141
精索静脉曲张	140-141
难免流产	**95**
囊胚	**60**
囊肿	**125**
内分泌异常	**98**
内胚层	**61**
逆行射精	**140，147**
尿道下裂	**143**
尿频	
作为急诊症状	90
作为妊娠征兆	86
女同性恋伴侣	**247-248**
女性生殖时限	**107-108**
女性生殖器官	**55-56**
女性问题	**121-135**

宫颈狭窄及梗阻	134-135
先天性畸形	130-132
催乳素升高	122-123
子宫内膜异位症	128-130
输卵管损伤/梗阻	128
下丘脑功能异常	123-125
黄体功能不全	127
排卵和激素问题	121-127
多囊卵巢综合征（PCOS）	125-126
原发性卵巢功能不全（POI）	126-127
结构和解剖学问题	127-135
甲状腺	122
不明原因不孕	135
子宫新生物	133
年龄	
唐氏综合征风险	113
异位妊娠风险	111
年龄对怀孕的影响	107-119
欧洲生育研究	110-111
女性生育	108-113
寻求帮助	117-118
男性生育	114-116
流产	94，112
规律的月经周期	112
年龄相关的妊娠风险	111-113
死产与年龄的关系	113
凝血功能异常	**98**
P	
PCOS（多囊卵巢综合征）	125
PGD（植入前遗传学诊断）	199-200
PGS（植入前遗传学筛查）	80，199-200
PID（盆腔炎性疾病）	100，128
POI（原发性卵巢功能不全）	126
帕尼西汀（百可舒）	35
帕托综合征	113
排卵	
定义	57

卵生存能力	58-59		异位妊娠	91，99，100-101
排卵异常	125		多部位妊娠	101-102
组织	121-127		免疫接种后的妊娠	38-39
正常排卵	65		葡萄胎	94
提前排卵，预防提前排卵的药物	188		妊娠率	81
排卵过程	57-58		何时公布怀孕的消息	88
排卵的症状和体征	65		**妊娠并发症**	
排卵测试	72，158-159		年龄与妊娠并发症	111-113
排卵期	66		IVF 与妊娠并发症	197-198
排卵预测试剂盒	14，70-71		**妊娠的确定**	
胚胎冻存			去医院	89-91
定义	235-236		早期症状和体征	85-86
需要考虑的问题	236		疲劳	85
过程	236		厌食和对食物的渴望	86
配子输卵管内移植（GIFT）	183-184，199		头疼和头晕	86
盆腔检查	95		尿频	86
盆腔炎性疾病（PID）	99，128		情绪波动	86
平角裤与三角裤	53		恶心	85
葡萄胎	94		基础体温升高	86
Q			轻度的阴道出血和腹痛	85
期待疗法	95-96		乳房变胀，变软	85
气短	90		早孕测试	87-89
情绪波动，作为妊娠征兆	86		**妊娠丢失**	
情绪失落	225		痛苦的经历	102
R			情绪恢复	102
染色体改变	97		身体恢复	102
染色体检查	98		复发性流产	97-98
染色体异常			流产的高危因素	111-113
男性不育中的染色体异常	149		也见于流产	
风险因素	112-113		**妊娠准备**	
认识的供者	216，218，246		酒精、烟草及其他有毒物质与妊娠准备	14-17
妊娠			避孕与妊娠准备	33-34
年龄对妊娠的影响	107-119		慢性病与妊娠准备	40-41
生化妊娠	94		饮食与妊娠准备	17
受孕与妊娠	61-62		运动与妊娠准备	6-7
			基因检测	41-43

免疫接种	37-40	调整	3-19
生活方式调整	3-19	IVF 成功与生活方式	186
药物和营养品	34-36	病史中的生活方式	157
睡眠与妊娠准备	12-14	生育力	
压力与妊娠准备	8-12	运动员与生育力	7
维生素与妊娠准备	36-37	碳水化合物与生育力	22-23
体重与妊娠准备	4-6	生育力降低	109
绒毛膜促性腺激素	66	欧洲年龄研究	110-111
融合障碍	131-132	女性年龄与生育力	108-111
日本习俗，流产与日本习俗	103	男性	45-53，114-115
日历法，受孕时机的计算	67-68	大麻与生育力	16
乳房胀痛，作为妊娠征兆	85	夜班与生育力	12-14
乳制品	27，30	最佳的生育年龄	3，4
软性毒品		历年生育率	109-110
流产与软性毒品	94	精子健康与生育力	45-47
妊娠与软性毒品	16	压力与生育力	9-10
精子健康与软性毒品	52	寻求帮助的时机	117
润滑油	81	生育力保存	
S		儿童及青少年	239
腮腺炎性睾丸炎	144	宫颈锥切及广泛宫颈切除	238
三胎	62	定义	233
沙利度胺（反应停）	34	胚胎冻存	235-236
膳食脂肪		卵母细胞冻存	237
劣质脂肪	25	男性的选择	238-241
饮食的选择	24-25	女性的选择	235-238
优质脂肪	25	卵巢组织	236
单不饱和膳食脂肪	24	卵巢移位	237-238
精子健康与膳食脂肪	49-50	放疗防护	237，241
小窍门	25	生育力保存的原因	233-235
反式脂肪与膳食脂肪	23-24	专科医师，因生育力保存而就诊	235
也见于饮食		精子冻存	238-241
射精问题	147-149	生育力监测仪	
射精管	142	准确性	72
射精管梗阻	180	定义	71
射精后尿液分析	142-143	应用	71-72
生化妊娠	94	生育力检查	
生活方式			

定义	158
生育力	158-164
激素	162-163，164
男性生育力检查	163-164
卵巢储备	159-160
排卵	158-159
保持乐观心态	164
阴囊超声	164
精液分析	137，163
子宫和输卵管	160-162
女性生育力检查	158-163
你不需要的生育力检查	165
生殖内分泌专家	155
生殖器官	
女性生殖器官	55-56
男性生殖器官	56-57
生殖细胞异常	146
生殖专科医师	154-155
失败，挫败感	225
食品	
咖啡因	28-29
碳水化合物	22-23
乳制品	27-30
膳食脂肪	23-25
生育力研究	21-22
关注健康与食品	31
饮食史	31
蛋白质	25-26
视觉化	11
手术操作	
子宫内膜异位症手术	179-180
生育力相关的手术	174-181
男科手术	180
附睾或射精管梗阻手术	180
输卵管梗阻手术	178-179
输卵管复通手术	179
应用	178

精索静脉曲张的手术	180
输精管吻合术	180
妇科手术	178-180
手术治疗，流产的手术治疗	96
受精	
怀孕与受精	59-60
IVF	193-194
受精卵	60
受孕时机	
年龄与受孕时机	78，108
各种方法	70
平均受孕时机	79
日历法	67-68
宫颈黏液变化	69-70
成功的要素	78-79
受孕时机长度	66，80
长度变化	66
根据体温计算	68-69
输精管	142
输精管吻合术	180-181
输精管异常	142
输卵管	
输卵管收缩	105
定义	55-56
异位妊娠的输卵管	99-100
排卵	58
图例	55
输卵管检查	160-162
输卵管复通	179
输卵管积水	129
输卵管损伤/梗阻	
输卵管积水	128
炎症	128
盆腹腔手术史	128
输卵管妊娠史	128
重度子宫内膜异位症	128
输卵管手术操作	178

也见于女性问题	
蔬菜	49
水果	49
睡眠	
生育力与睡眠	12-14
高质量睡眠的秘诀	13
健康与睡眠	12
缺乏睡眠	12-14
孕前准备与睡眠	12-14
双酚 A（双酚基丙烷）	16-17
双角子宫	131
双胎	62
双子宫	131-132
死产	112
四胎	62
塑料，塑料中的化学物质	16-17
缩宫素	81
T	
胎盘，开始形成胎盘	60-61
碳水化合物	
血糖与碳水化合物	22-23
定义	22
生育与碳水化合物	23
也见于节食	
唐氏综合征	113
糖尿病	113
特定精子功能检测	143
特纳综合征	113
体格检查	157-158
体外受精（IVF）	
尝试	196
花费	202-203
文化和宗教的考虑	248-249
现行的做法	185-186
供精 IVF	212-213
取卵	190-192
胚胎选择	194

胚胎移植	194-196
多余的胚胎	203
受精	193-194
冻存的胚胎与 IVF	197
温和的方法	189
IVF 的历史	184-185
如何操作	187-199
输卵管积水与 IVF	129
图例	191
不孕原因与 IVF	186
卵浆内单精子显微注射技术（ICSI）	193-194
IVF 投入	175
IVF 作为最终手段	185
生活方式因素与 IVF	186
丽莎和斯科特的故事	166-167
母亲年龄与 IVF	186
流产与 IVF	198
多胎与 IVF	198
卵巢刺激药物	188
PCOS 与 IVF	125
妊娠期并发症与 IVF	198
退款计划	202
IVF 的角色	185
取精和取卵	192-193
成功率，成功率的解读	201
超促排卵	187-190
IVF 检验	187
也见于 IVF 周期	
体温	
基础体温	68-69
监测体温	68
解读，绘图	68
判断同房时机	69
精子健康与体温	52
体重	
BMI 与体重	4-6
运动与体重	7

体重的重要性	4-6	体外受精（IVF）	248-249
低体重	6	无精症	139-140
男性不孕与体重	146	无子女的生活	
体重管理	6	无子女生活的优点	258
男性生育力与体重	6	参与孩子们的生活	259
孕前准备过程中的体重	4-6	传说和现实	257-258
IVF 成功与体重	187	统计	257
精子健康与体重	48	**X**	
体重指数（BMI）		X 染色体	80
体重指数的定义	5	X 线	16
体重指数的重要性	4	吸烟	
精子健康与体重指数	48	IVF 成功率与吸烟	186
替代选择		下腹痛，作为急诊症状	90
领养	254-257	下丘脑垂体性腺轴	123
没有孩子的生活	257-259	下丘脑功能障碍	123-125
夫妻双方的决定	254	先天性畸形	
决定的要素	254	宫颈畸形	134
互助小组	259	融合异常	131-132
何时需要考虑替代选择	253-254	米勒管发育不全	130-131
铁	36	先兆流产	95
同性伴侣		显微取精（MESA）	192
男同性恋伴侣	248	写日记	231
女同性恋伴侣	247	性别决定	59
概述	247	性功能障碍	227-228
头疼、头晕，作为妊娠的征兆	86	性交后试验	165
头晕目眩		性生活	
作为急诊症状	90	禁欲期	81
作为妊娠征兆	86	易成功的性生活频率	79
唾液监测排卵	73	性生活中的润滑剂	52
W		根据体温判断同房时间	69
外胚层	61	姿势	81
完全流产	95	常规	81
维生素	36	性爱与压力	10
温和刺激	189	性生活史	157
文化和宗教的考虑		性生活限制	249
性生活限制	249	胸痛	90
收集精液样本	249		

雄激素水平，提高的雄激素水平	125		勃起障碍	147-148
			促排卵药物	170-174
血色素沉着症	144		促性腺激素	172-173
血糖	22		人绒毛膜促性腺激素（HCG）	60，87，100，173
血糖指数	22			
血液检查			男性不育与药物治疗	145
作为早孕试纸的后续检查	89		二甲双胍（格华止）	173
为 IVF 而做的血液检查	187		促进卵泡成熟和释放的药物	188-190
流产	95		卵巢刺激的药物	188
复发性妊娠丢失	98		孕前药物	34-36
血孕酮水平	72		预防过早排卵的药物	188
Y			特殊情况的用药	173-174
			精子健康与药物治疗	52-53
Y 染色体	80，149		叶酸	36
压力			遗传咨询师	43
产生压力的原因	224-226		胰岛素	22
生育力与压力	9-10		胰高血糖素	22
生育成功与压力	231		以人群为基础的筛查	42
不孕与压力	223-228		异卵双胎	61-63
IVF 与压力	198		异位妊娠	
管理技巧	10-11，51，230		年龄与异位妊娠	111-112
孕前准备中的压力	8-12		定义	91，99
放松技巧与压力	11		情绪恢复	102
性爱与压力	10		输卵管损伤/梗阻与异位妊娠	128
睡眠与压力	13		再次怀孕与异位妊娠	101-102
精子质量与压力	45-53		图例	99
压力的表现	226		IVF 与异位妊娠	197-198
何时寻求帮助	227		身体恢复	102
你的身体与压力	8-9		风险因素	99-100
厌食，作为妊娠的征兆	86		异位妊娠的症状和体征	91，100
氧化应激	115		治疗	100
药物治疗			异维甲酸（异维 A 酸，口服异维甲酸）	34
芳香化酶抑制剂	172			
癌症与药物治疗	174，234		疫苗	37
克罗米芬（氯米芬、雪兰芬）	18-19,74，104,166,171-172		阴道	55
			阴道出血	
花费	170		就诊	89-90

移植后出血	89-90		探讨	126-127
轻度的阴道出血，作为妊娠的征兆	85		POI 的原因	126
			定义	126
阴道干涩	69		症状	126
饮食			月经史	157
咖啡因	28-29		月经周期	
碳水化合物	22-23		平均长度	65
乳制品	27-30		受孕时机	66-70
膳食脂肪	23-25		卵泡期	66
饮食与怀孕	21-31		黄体期	66
生育研究与饮食	21-22		排卵期	66
关注健康与饮食	31		各分期，对月经周期各分期的理解	65-66
孕前饮食	17		帮助追踪月经周期的产品	70-73
蛋白质	25-27		追踪月经周期	65
精子健康与饮食	49-50		孕期维生素	
隐睾	141，144		出生体重与维生素	37
婴儿的性别			维生素的选择	36-37
决定因素	59		维生素的重要性	36-37
影响因素	80		处方药与 OTC 药物	37
应对			孕前就诊	33，77-78
诚实的应对	230		孕前计划	77-78
应对的重要性	223		孕酮	66，192
写日记	231		运动	
重燃浪漫	229-230		健身计划	8-9
学习不孕的知识	228-229		开始运动	7
自我保护	231		适度运动	6-7
减压技巧	230		孕前准备的运动	6-8
应对风格，应对意识	228-230		精子健康与运动	49-50
互助小组和咨询	228		体重与运动	6
学会倾诉	229		运动员，生育力和运动员	7
应对技巧	228-231		**Z**	
有创性产前检查	94		早产，IVF 与早产	198
有毒物质	16-17，53		早计划	77-78
有氧运动	8		早期胚胎停育	94
有益于生育力的食物	31		早期的症状和体征	85-86
原发性性腺功能减退	144-146，174		赠卵	
原发性卵巢功能不全（POI）				

匿名供者	209
费用和合同	217
选择供者	215-216
冻存的赠卵	211
如何操作	207-210
认识的供者	209
月经周期抑制与供卵	210
赠卵的需求	208
单身男性及男同性恋伴侣与赠卵	246
与孩子聊天	217
使用赠卵	207
子宫对赠卵的反应	208
赠精	
在赠精人工授精中使用	212
可行性	210
费用和合同	217
定义	210
选择供者	215
如何操作	212
赠精 IVF	212-213
赠精的需求	212
与孩子谈及赠精	27
赠精人工授精	212
赠胚	
复杂性和争论	213
费用和合同	217
定义	213
使用赠胚	207
脂肪 见 膳食脂肪	
植入前遗传学诊断（PGD）	199-200
植入前遗传学诊断（PGS）	80，199-200
中草药的准备，有益于生育的食品	31
中胚层	61
肿瘤	
男性不育与肿瘤	143-144
垂体肿瘤	123

周期	
年龄与周期	111
月经来潮	65
周期不规律	123
推迟周期	85
也见于月经	
昼夜节律变化	12
着床	60-61
着床出血	89-90
子宫	
定义	55
子宫造影检查	98
检查子宫腔	98
子宫异常	97
子宫对赠卵的反应	208
后倾子宫	131
子宫肌瘤	133
子宫内膜活检	165
子宫内膜异位症	
定义	128
不孕与子宫内膜异位症	128-130
疼痛与子宫内膜异位症	130
重度子宫内膜异位症	128
子宫内膜异位症的手术操作	179
子宫输卵管检查	
定义	160
子宫输卵管造影	160-161
宫腔镜	162
腹腔镜	162
超声子宫造影	161
子宫输卵管造影（HSG）	160-161
子宫息肉	133
子宫新生物	133
自闭症风险	116
自身免疫病	234
纵隔子宫	131-132
组织检查	95